临床常见疾病健康教育手册

儿科分册

总主编 丁炎明

主　编 于　果　张大双

编　者（以姓氏笔画为序）

于　果　王　欢　王　硕　王会娟
王若凡　石晶晶　曲建楠　刘　平
刘　阳　芦　静　李春华　李盼盼
李恩芹　杨　慧　张　萌　张大双
张大华　张何影　陈　铮　陈志霞
周燕霞　郝　源　姜　然　贾玉静
钱晶京　徐　丹　郭　法　蒙景雯

人民卫生出版社

图书在版编目（CIP）数据

临床常见疾病健康教育手册．儿科分册/于果,张大双主编.—北京:人民卫生出版社,2017

ISBN 978-7-117-23403-0

Ⅰ.①临…　Ⅱ.①于…②张…　Ⅲ.①小儿疾病-常见病-诊疗　Ⅳ.①R4

中国版本图书馆 CIP 数据核字(2017)第 145912 号

| 人卫智网 | www.ipmph.com | 医学教育、学术、考试、健康,购书智慧智能综合服务平台 |
| 人卫官网 | www.pmph.com | 人卫官方资讯发布平台 |

临床常见疾病健康教育手册
儿科分册

主　　编：于　果　张大双
出版发行：人民卫生出版社（中继线 010-59780011）
地　　址：北京市朝阳区潘家园南里 19 号
邮　　编：100021
E - mail：pmph @ pmph.com
购书热线：010-59787592　010-59787584　010-65264830
印　　刷：天津安泰印刷有限公司
经　　销：新华书店
开　　本：850×1168　1/32　印张：10
字　　数：251 千字
版　　次：2017 年 7 月第 1 版　2017 年 7 月第 1 版第 1 次印刷
标准书号：ISBN 978-7-117-23403-0/R·23404
定　　价：32.00 元
打击盗版举报电话：010-59787491　E-mail：WQ @ pmph.com
（凡属印装质量问题请与本社市场营销中心联系退换）

前 言

　　健康教育是通过有计划、有组织、有系统的社会和教育活动，促使人们自觉地采纳有益于健康的行为和生活方式，消除或减轻影响健康的危险因素，预防疾病，促进健康，提高生活质量。本手册的核心是教育患儿及家长树立健康意识、促使其改变不健康的行为生活方式，养成良好的行为生活方式，以降低或消除影响健康的危险因素，体现健康教育的价值。

　　北京大学第一医院儿科成立于建院初期，自1945年开始按照西医学（美国）现代儿科方式开展儿科医教研工作，从而成为我国最早建立起来的现代儿科之一。诸福棠教授为第一任儿科主任，经过几代人的探索，目前已成为基础扎实、梯队健全、技术力量雄厚、医教研全面发展的学科。伴随着儿科医疗的发展，儿科护理水平经过数十年不懈努力，已经形成了具有先进的护理理念，扎实的技术力量，雄厚的学术型护理团队，在临床护理水平梯队，护理服务方面得到同事、同行的认可。儿科疾病知识健康宣教是促进小儿健康成长、防治小儿疾病等专科护理工作中重要的组成部分。儿科护士作为卫生专业技术人员，其工作质量与患儿的身体健康和生命安全有着密切的关系，在构建当前和谐医患关系中担负着重要的作用。

　　本健康教育手册共8章含78节，结合国内外最新儿科护理动态，较系统、全面地介绍了儿科各系统（儿内科——新生儿、心血管系统、泌尿系统、血液系统、神经系统、新生儿重症疾病、儿童重症疾病、儿外科疾病）患儿的疾病知识、用药指导、出院指导等最新观点，对于临床护士而言具有实用性、技术性、科学性等特点，是指导和规范临床护理实践的实用性护理指南。随着当前优质护理服务的深入发展，临床护理的工作内涵不断丰富，服务领域不断拓展，更需要临床的护理工作者不断提高专业技术和服务能力。本册健康教育手册紧密结合临床，贯穿优质护理服务观念，秉承询证护理的原则，帮助儿科护士尽快适应当前的优质护理服务模式，尽快掌握在新护理模式下的儿科护理健康宣教知识和沟通技巧，是新形势下儿科临床护理工作者必备的工具书。

由于编者的经验、水平和时间等诸多原因，书中难免有不足之处，恳请广大读者对本书中存在的问题和不足之处提出批评和意见。

丁炎明

2017 年 3 月

目 录

第一章

新生儿疾病健康教育

第一节　新生儿黄疸

【概述】

新生儿黄疸（neonatal jaundice）是指由于新生儿体内胆红素的聚积引起皮肤或其他器官黄染的现象，分为生理性黄疸和病理性黄疸。

【临床表现】

除皮肤不同程度的黄染外，还因发病原因不同而伴有相应的临床表现。

1. 生理性黄疸　由于新生儿胆红素代谢特点，即出生后胆红素的生成过多，而代谢和排泄能力低下，致使血液中的胆红素水平升高，约50%~60%的足月儿和80%的早产儿出现暂时性的、轻度的黄疸过程，称为生理性黄疸。其特点为：

（1）足月儿生理性黄疸多于生后2~3日出现，4~5日达高峰，黄疸程度轻重不一，轻者仅限于面颈部，重者可延及躯干、四肢，粪便色黄，尿色不黄，一般无不适症状，也可有轻度嗜睡或食欲减退，黄疸持续7~10日消退。

（2）早产儿多于生后3~5日出现黄疸，5~7日达高峰。早产儿由于血浆白蛋白偏低，肝脏代谢功能不成熟，黄疸程度较重，消退也较慢，可延长到2~4周。

2. 病理性黄疸 新生儿黄疸出现下列情况之一时需考虑为病理性黄疸。

（1）黄疸出现早：生后 24 小时内出现。

（2）程度重：足月儿血清胆红素浓度 > 220.6μmol/L（12.9mg/dl），早产儿>256.5μmol/L（15mg/dl）。

（3）血清结合胆红素增高>26μmol/L（1.5mg/dl）。

（4）进展快：血清胆红素每日上升>85μmol/L（5mg/dl）。

（5）黄疸持续时间较长，超过 2~4 周，或呈进行性加重或退而复现。

【检查指导】

1. 检查项目 胆红素检测、脑干听觉诱发电位和闪光视觉诱发电位。

2. 检查目的及注意事项

（1）胆红素检测

1）目的：做出对患儿黄疸的诊断及鉴别诊断。

2）注意事项：可采取静脉血或微量血方法测定血清胆红素浓度。经皮测胆红素仪为无创的检测方法，操作便捷，经皮胆红素值与微量血胆红素值相关性良好，由于此法受测定部位皮肤厚薄与肤色的影响，可能会误导黄疸情况，可作为筛查用，一旦达到一定的界限值（12.9mg/dl），需检测血清胆红素。操作时注意三查八对，固定好患儿，采集足够血量，24 小时内光疗过的患儿不采用经皮胆红素测定。静脉血液标本及时送检，待结果回报后及时通知医生，给予患儿相应处理。

（2）脑干听觉诱发电位、闪光视觉诱发电位

1）目的：评价听觉、视觉传导神经通道功能状态，早期预测胆红素毒性所致的脑损伤。

2）注意事项：检查前给予患儿适当镇静。

【用药指导】

1. 白蛋白

（1）用药目的：促进游离胆红素转化为结合胆红素，减少胆红素脑病的发生。

（2）用药方法：1g/kg 或血浆每次 10~20ml/kg。

（3）不良反应：使用过程中可能出现寒战、发热、恶心、弥散性荨麻疹等不适反应。

（4）用药注意事项：白蛋白心衰者禁用，贫血者慎用。输注速度不宜过快。

2. 苯巴比妥

（1）用药目的：酶诱导作用，可以促使肝葡萄糖醛酸转移酶活性增高。

（2）用药方法：5mg/（kg·d），分 2~3 次口服，共 4~5 日。

（3）不良反应：会出现腹泻、恶心、呕吐、呼吸困难、皮疹等不良反应。

（4）用药注意事项：苯巴比妥不适用于急重症患儿。

3. 丙种球蛋白

（1）用药目的：阻断溶血的过程，减少胆红素的形成。

（2）用药方法：1g/kg，6~8 小时内静滴。

（3）不良反应：会出现荨麻疹、咳嗽、发热，严重者出现过敏性休克等副作用。

（4）用药注意事项：对确诊及高度怀疑溶血者应尽早使用免疫球蛋白。

4. 维生素 B_2

（1）用药目的：蓝光可分解体内维生素 B_2，光疗超过 24 小时可引起维生素 B_2 减少，因此，光疗时应补充维生素 B_2。

（2）用药方法：光疗时每日 3 次，每次 5mg；光疗后每日 1 次，连服 3 日。

【出院指导】

1. 对患儿的疾病情况进行相应的讲解，使患儿家长了解病情，并取得其配合。

2. 指导患儿家长对患儿的黄疸情况观察，在自然光线下，观察皮肤黄染是否加重，与成人正常肤色参照，以便及早发现问题，及早就诊。

3. 若发生胆红素脑病者，注意后遗症的表现，如手足徐动、眼球运动障碍、听觉障碍、牙釉质发育不良等，嘱患儿家长应及早对患儿进行康复治疗。

4. 向患儿家长宣传育儿保健常识，介绍喂养知识，讲解母乳喂养的优点，母乳热量高，所含蛋白质、脂肪、碳水化合物都适合小儿的消化及需要，母乳内还有维生素、酶及抗体，直接哺乳可减少细菌感染的机会，随着婴儿消化功能的成熟逐步有计划添加辅食。注意保暖、预防感染、按计划定时进行预防接种等。

第二节　新生儿低血糖

【概述】

新生儿低血糖（neonatal hypoglycemia）指血糖值低于正常同年龄婴儿的最低血糖值，常发生于早产儿、足月小样儿、糖尿病母亲的婴儿，在新生儿缺氧窒息、硬肿症、感染、败血症中多见。严重的低血糖持续或反复发作可引起中枢神经的损害。目前低血糖的诊断界限值主张不论胎龄和日龄，低于2.2mmol/L，即诊断为低血糖症，而低于2.6mmol/L为临床需要处理的界限值。

【临床表现】

症状和体征常为非特异性，多出现在生后数小时至1周内，或因伴发其他疾病过程而被掩盖。

1. 主要表现 反应差、阵发性发绀、震颤、惊厥、呼吸暂停、嗜睡、拒乳等，有的出现多汗、面色苍白及反应低下等。

2. 低血糖脑病 低血糖会导致中枢神经系统损伤，严重时可出现延髓生命中枢功能障碍的症状。

【检查指导】

1. 检查项目 血糖测定、血液学检验、尿常规、头颅 CT 或 MRI、脑电图、头颅或胰腺 B 超、视听诱发电位。

2. 检查目的及注意事项

（1）血糖测定

1）目的：高危儿应在生后 3 小时内，反复监测血糖；以后每隔 3 小时复查，直至血糖浓度稳定。

2）注意事项：准备采集末梢血用物，注意三查八对，用物准备齐全。频繁给予患儿采末梢血测血糖时，注意穿刺点位置需经常更换和消毒，防止局部皮肤感染。

（2）血液学检验

1）目的：代谢相关检查（如葡萄糖，乳酸，氨基酸，酮体等）激素相关检查（胰岛素，C 肽，生长激素，皮质醇等）查找低血糖原因。

2）注意事项：静脉采血时注意三查八对，掌握正确的采血方法，固定好患儿，采集足够血量。

（3）尿液检查

1）目的：酮体，代谢筛查查找低血糖原因。

2）注意事项：注意三查八对，采集足够尿量。

（4）影像学检查

1）目的：头颅 CT 或 MRI，脑电图，头颅或胰腺 B 超，视听诱发电位主要目的是查找病因，判断低血糖导致脑损伤的程度。

2）注意事项：行头颅 CT 或 MRI 和视听诱发电位前给予患儿适当镇静，外出检查要有专人陪同。

【用药指导】

10%葡萄糖注射液

（1）用药目的：维持血糖稳定。

（2）用药方法

1）无症状低血糖：提倡尽早经口喂糖水及喂奶，缩短间隔时间（1~2小时），短期内（30分钟）血糖不恢复者需要静脉注射10%葡萄糖：6~8mg/（kg·min），1~2小时后根据血糖调节输糖速度，血糖正常稳定24小时后可停用。

2）有症状低血糖：可先静推10%葡萄糖（无惊厥者2ml/kg，有惊厥者4ml/kg，早产儿2ml/kg），速度为1ml/min静推，血糖正常24小时后可逐渐减慢输液速度，直至停用。

（3）药物不良反应：高血糖（血糖>7mmol/L）。

（4）用药注意事项：如患儿24小时持续静脉输注高渗葡萄糖溶液，护士应勤观察，避免输液外渗给患儿造成损伤。

【出院指导】

1. 出院途中做好保暖，防止受凉感冒。

2. 居室环境要求　室温保持24~26℃，每天定时通风（避免风直接对着患儿及产妇）。保持室内空气流通，可以用空调对室内温度进行调节。

3. 保暖　每天测量体温，保持体温在36~37℃，注意保持全身及下肢温暖即可，避免包裹太多或太少。

4. 喂养　首选母乳。告知患儿家长母乳喂养的优点及重要性、母乳的保存方法。母乳热量高，所含蛋白质、脂肪、碳水化合物都适合小儿的消化及需要，母乳内还有维生素、酶及抗体，直接哺乳可减少细菌感染的机会，且方便、温度适宜。若母乳量较多或母亲外出，可将母乳保留在专用的母乳保鲜袋内置冰箱内保存。冷藏可保存24小时，冷冻可保存3个月。食用时解冻加温即可。无母乳或母乳不足的早产儿坚持吃早产儿配方奶，足月儿可选择各种适合年龄段的配方奶粉，新生儿易发生溢乳或呕吐，吃奶后应给患儿拍嗝，并取右侧卧位。

5. 皮肤护理　如条件允许每天给宝宝洗澡，洗澡前注意提高室内温度至28~30℃，防止受凉感冒。勿让宝宝穿着过紧或过硬材质的衣服，勤换尿布，保持脐部清洁干燥，如有渗出用75%乙醇消毒，如双眼有脓性分泌物可使用清洁毛巾擦拭，必要时到医院就诊。

6. 口腔护理　每天应保持口腔清洁并注意喂养及食具的消毒。患儿吃奶后可用白开水擦拭口腔黏膜，注意不要擦拭过深以引起恶心呕吐。

7. 及时添加辅食，一般生后半个月至1个月开始添加鱼肝油（维生素 AD 滴剂每日一粒）。在医生的指导下补充钙剂，防止佝偻病的发生。出院后两周及生后42日到儿科门诊接受专业医生的指导。

8. 按时预防接种。

9. 定期随访　对有中枢神经系统后遗症的患儿，在医生的指导下进行功能锻炼康复治疗。

第三节　新生儿缺氧缺血性脑病

【概述】

新生儿缺氧缺血性脑病（hypoxic-ischemic encephalopathy, HIE）是由于各种围生期因素引起的缺氧和脑血流减少或暂停而导致胎儿和新生儿的脑损伤。本病不仅严重威胁着新生儿的生命，并且是新生儿期病残儿中最常见的病因之一。

【临床表现】

1. 不同程度的意识障碍　轻型仅有激惹或嗜睡；重型意识减退、昏迷。轻度脑病表现为过度警觉，易激惹，刺激可引起局部惊跳，但肌张力正常，过度活跃的伸展反射，心动过速，胃肠蠕动减少，瞳孔扩大，此期无惊厥表现。

2. 脑水肿表现 前囟饱满、骨缝分离、头围增大。

3. 惊厥 多见于中、重型病例，惊厥可为不典型局灶或多灶性，阵挛型和强直性肌阵挛型。发作次数不等，多在生后24小时发作，24小时以内发作者后遗症发病率明显增加；肌张力增高或减低，可出现癫痫。

4. 原始反射异常 如拥抱反射过分活跃、减弱或消失；吸吮反射减弱或消失。

5. 重症病例出现中枢性呼吸衰竭，有呼吸节律不齐、呼吸暂停以及眼球震颤、瞳孔改变等脑干损伤表现。HIE的临床症状以意识状态、肌张力变化和惊厥最重要，是区别脑病严重程度和后遗症的主要指标。

【检查指导】

1. 检查项目 生化指标测定、胸部X线检查、头颅CT检查、颅脑超声检查、磁共振成像（MRI）、脑电图（EEG）检查。

2. 检查目的及注意事项

（1）生化指标测定

1）目的：神经烯醇化酶（NSE），S-100蛋白（S-100）和脑型肌酸磷酸激酶（CK-BB）存在于神经组织的不同部位，新生儿缺氧缺血性脑病后6~72小时它们在血液和脑脊液中的升高和脑损害程度呈正相关，能敏感的作为HIE早期诊断和评估预后的标志物。

2）注意事项：静脉采血时注意三查八对，固定好患儿，采集足够血量。

（2）胸部X线检查

1）目的：了解是否伴有吸入性肺炎。

2）注意事项：检查时患儿需安静配合，必要时给予患儿镇静。

（3）头颅CT检查

1）目的：有助于了解患儿颅内出血的范围和类型，对于新生儿缺氧缺血性脑病的诊断仅作参考。

2）注意事项：最适宜的检查时间为生后 2~5 日，检查时患儿需安静配合，必要时镇静，需有家属陪同。

（4）颅脑超声检查

1）目的：对新生儿缺氧缺血性脑病有特异性诊断价值。

2）注意事项：检查时患儿需安静配合，无需镇静，需有家属陪同。

（5）磁共振成像（MRI）

1）目的：不仅能检出急性期 HIE 的存在，分布和严重性，而且能帮助判断预后，还能发现髓鞘形成是否延迟或异常，以判断神经发育情况。磁共振弥散加权成像（MRI-DWI）对显示脑梗死具有较高的敏感性和特异性。

2）注意事项：检查时患儿需安静配合，必要时镇静，需有家属陪同。

（6）脑电图（EEG）检查

1）目的：可客观地反映脑损害严重的程度、判断预后，以及有助于惊厥的诊断。

2）注意事项：检查时患儿需安静配合，需有家属陪同。

【用药指导】

1. 苯巴比妥

（1）用药目的：控制惊厥。

（2）用药方法：负荷量 20mg/kg，若不能控制惊厥，1 小时后可重复 10mg/kg。12~24 小时后给维持量，每日 3~5mg/kg。

（3）不良反应：某些儿童应用本药可出现反常的兴奋、镇静、昏睡、错位兴奋，胃肠道不适，共济失调和皮疹。

（4）用药注意事项：用药后监测血药浓度。观察患儿呼吸，有无呼吸抑制。

2. 呋塞米

（1）用药目的：降颅内压。

（2）用药方法：每次 0.5～1mg/kg，静脉注射。

（3）不良反应：水、电解质紊乱，尤其是大剂量或长期应用时，如休克、低钾血症、低氯血症、低氯性碱中毒、低钠血症、低钙血症以及与此有关的口渴、乏力、肌肉酸痛、心律失常等。

（4）用药注意事项：注意输液速度不宜过快，观察尿量，准确记录患儿的出入量，密切观察患儿神经系统表现。

3. 20% 甘露醇

（1）用药目的：颅内压增高严重时可用 20% 甘露醇降低颅内压。

（2）用药方法：每次 0.25～0.5g/kg，静脉注射，4～6 小时/次，连用 3～5 日。

（3）不良反应：长期大量应用可产生肾小管的损害，并发生血尿。

（4）用药注意事项：尿少者慎用。温度较低时可析出结晶，可用热水摇溶后静脉推注，注射时不可漏出血管。

【出院指导】

1. 一般在出院前 2～3 日，向患儿家长说明新生儿居室的条件，室温保持 24～26℃，湿度保持在 50%～60%。每天定时通风，保持空气新鲜流通，保持适中的温度和湿度。

2. 向患儿家长说明早期干预能促进患儿智力发育，改善预后，避免或降低后遗症的发生。出院后应注意观察患儿面色、哭声、呼吸、是否有抽搐以及患儿每日吃奶量、大小便、活动等，有异常立即门诊就诊。

3. 告知患儿家长早期给予患儿动作训练和感知刺激，母亲应多怀抱患儿，给予患儿看五颜六色的玩具，听轻音乐。向患儿家长耐心细致地解答病情以取得理解，恢复期指导患儿家长掌握康复干预的措施。新生儿期的干预内容：视觉刺激（看红球、人脸）；听觉刺激（听音乐、说话声）；触觉刺激（抚触、按摩、前庭运动）。婴儿期干预内容：运动训练（扒、抬头、爬、转头）；语言训练、感知能力和社交能力训练。

4. 定期评估　新生儿期 NBNA、婴幼儿 Gesell 发育评估等。

第四节　新生儿肺炎

【概述】

新生儿肺炎（pneumonia of neonatal）是新生儿期感染性疾病中最常见的疾病，发病率高、死亡率也较高。以弥漫性肺部病变及不典型的临床表现为特点，需及早诊断和正确处理。大多数新生儿肺炎是生后感染引起的，称晚发型肺炎，主要是家庭中与新生儿密切接触的成员由于感冒或呼吸道感染后通过飞沫传染给新生儿的，少数是在宫内或分娩过程中感染的。

【临床表现】

出生前感染的新生儿出生时常有窒息史，症状出现较早；产时感染性肺炎要经过一定的潜伏期；产后感染性肺炎则多在生后 5~7 日内发病。

1. 患儿一般症状不典型，主要表现为反应差、哭声弱、拒奶、口吐白沫、呼吸浅促、发绀、呼吸不规则、体温不稳定。

2. 病情严重者出现点头样呼吸或呼吸暂停，肺部体征不明显，有的表现为双肺呼吸音粗。金黄色葡萄球菌肺炎易并发休克、化脓性脑膜炎、脓胸、肺脓肿、骨髓炎等，病情常较严重。

【检查指导】

1. 检查项目　血常规检查、X 线检查。

2. 检查目的及注意事项

（1）血常规检查

1）目的：明确病因，以便实施治疗计划。

2）注意事项：检查前操作人员做好三查八对，准备好检查用物，严格消毒隔离制度，掌握正确的采集血标本方法，摆正患儿体位，进行采血。

（2）X 线检查

1）目的：通过 X 线检查显示肺部阴影的位置、大小、形态。

2）注意事项：检查时患儿需安静配合，必要时给予患儿镇静。

【用药指导】

1. 抗生素

（1）目的：控制感染。

（2）方法：遵医嘱选择有效抗生素进行口服或静脉用药。

（3）不良反应：少数情况下发生过敏反应、毒性反应。

（4）注意事项：输液前做药物皮试，输液过程中注意患儿有无过敏反应，注意控制输液速度，加强巡视，防止输液外渗。

2. 支持治疗

（1）目的：纠正循环障碍及水、电解质、酸碱平衡紊乱，保证充足的营养供应。

（2）方法：遵医嘱每日进行静脉输液，输液总量为 60～100ml/kg。

（3）不良反应：心力衰竭、肺水肿、输液外渗等。

（4）注意事项：输液速度应慢，以免发生心力衰竭及肺水肿，输液时加强巡视，防止输液外渗，患儿静脉补液过程中，应注意患儿出入量的变化，遵循静脉补液原则。

【出院指导】

1. 居室环境要求室温在 22~24℃，夏季可将空调温度设定在 28℃。保证室内湿度达到 50%~60%。定时开窗通风，保证室内空气清新。

2. 每日测量体温 1~2 次，测量时间为 5 分钟，测量部位为宝宝腋下或肩胛后，请勿在宝宝吃奶后及哭闹时测量体温，以减少误差。冬季注意保暖。维持宝宝体温在 36~37.2℃。

3. 皮肤护理　每日可给予宝宝沐浴，室温在 26~28℃，水温在 39~41℃，沐浴前将宝宝的双耳反折以防洗澡水进入双耳引发中耳炎。

4. 指导家长在喂养过程中，若宝宝出现呛咳或发绀时，要暂停进食，观察宝宝面色及呼吸，待症状缓解后，可继续进食，喂奶结束后给予宝宝轻拍背部减少呕吐的情况。

5. 注意大小便和睡眠情况，减少人员探望，避免交叉感染。

6. 新生儿由于身体功能尚未发育完善，因此出院后随时观察宝宝的精神反应、面色、呼吸，如有异常及时门诊就诊。

第五节　新生儿惊厥

【概述】

新生儿惊厥（convulsion of neonatal）是中枢神经系统疾病或功能失常的一种临床表现，是新生儿期常见急症之一，其临床表现很不典型。若惊厥反复发作或持续时间长，往往导致脑水肿、脑损伤、呼吸衰竭，甚至威胁生命。加强病情观察与护理，及时发现症状并立即控制，防止病情恶化。

【临床表现】

新生儿惊厥临床发作缺乏特征性，而为不典型的、多变的、各种各样的发作表现，传统的新生儿惊厥临床发作类型主要有下列几种：

1. 微小发作又称轻微发作　是指不出现肢体的强直或阵挛性抽搐的几种临床发作形式。临床表现包括斜视、短暂而固定的凝视、眼球震颤及转动、眨眼、瞳孔散大、面部肌肉抽搐、咀嚼、吸吮、吞咽动作，或伴流涎。

2. 阵挛性发作　是由肌群有节律的抽动而造成，分为局限性和多灶性阵挛性发作。

3. 强直性发作　是以轴性或附属肌群的屈曲或伸展为特征。强直性发作可以是全面性或局限性发作。

4. 肌阵挛发作　是以单一的、反复的、快速的肌肉抽搐为特征。分局限性和全面性发作形式。

【检查指导】

1. 检查项目　脑电图、头颅 B 超、头颅 CT、头颅 MRI、正电子断层扫描（PET）、单光子发射计算机扫描（SPECT）。

2. 检查目的及注意事项

（1）脑电图

1）目的：确定及评价惊厥发作，为早期诊断和及时治疗提供可靠的信息。

2）注意事项：病室环境安静整洁，患儿头部避免进行留置针穿刺，做脑电图前根据要求给予患儿头部备皮。

（2）头颅 B 超、头颅 CT、头颅 MRI

1）目的：可客观的反映脑损害严重的程度、判断预后，以及有助于惊厥的诊断。

2）注意事项：检查时需要患儿安静配合，尽可能在两顿奶之间进行，哭闹时予以安抚。

【用药指导】

1. 苯巴比妥

（1）用药目的：控制惊厥。

（2）用药方法：负荷量 20mg/kg，若不能控制惊厥，1 小时后可重复 10mg/kg。12~24 小时后给维持量，每日 3~5mg/kg。

（3）不良反应：某些儿童应用本药可出现反常的兴奋、镇静、昏睡、错位兴奋，胃肠道不适，共济失调和皮疹。

（4）用药注意事项：用药后监测血药浓度。观察患儿呼吸，有无呼吸抑制。

2. 地西泮

（1）用药目的：止惊。

（2）用药方法：每次 0.3~0.5mg/kg，静脉注射。

（3）不良反应：地西泮可以影响胆红素与白蛋白的结合，故新生儿黄疸明显时禁用。

（4）用药注意事项：根据患儿体重精确计算药量，静脉推注时要缓慢。地西泮对呼吸和心血管系统有抑制作用，故与苯巴比妥合用时应十分慎重，以 1mg/min 的速度推注切忌快速静脉推注。

3. 20%甘露醇

（1）用药目的：反复惊厥发作者或发作呈惊厥持续状态者，常有继发性脑水肿，应加用 20%甘露醇减轻脑水肿。

（2）用药方法：每次 0.25~0.5g/kg，静脉注射，4~6 小时/次，连用 3~5 日。

（3）不良反应：长期大量应用可产生肾小管的损害，并发生血尿。

（4）用药注意事项：尿少者慎用。温度较低时可析出结晶，可用热水摇溶后静脉推注，注射时不可漏出血管。

【出院指导】

1. 耐心细致地与患儿家属沟通，向患儿家长详细交代患儿病情及转归、预后，解释惊厥的病因和诱因。

2. 经常和患儿家长交流，解除其焦虑，建立战胜疾病的信心，配合治疗，提高抢救成功率，减少神经系统等后遗症的发生。

3. 嘱患儿家长应按时规律给予患儿服药，切不可擅自停药。定期复查，抽搐发作形式有变化随时门诊就诊。

第六节　新生儿窒息

【概述】

新生儿窒息（asphyxia of neonatal）是指由于产前、产时或产后的各种病因，使胎儿缺氧而发生宫内窘迫或娩出过程中引起的呼吸、循环障碍，导致生后 1 分钟内无自主呼吸或未能建立规律呼吸，以低氧血症、高碳酸血症和酸中毒为主要病理生理改变的疾病。它是新生儿最常见的疾病，也是引起伤残和死亡的主要原因之一，需对患儿进行争分夺秒的抢救及细心的护理。

【临床表现】

Apgar 评分是一种简易的、临床上评价新生儿状况和复苏是否有效的可靠指标。通过对生后 1 分钟内新生儿的呼吸、心率、皮肤颜色、肌张力及对刺激的反应五项指标评分，以区别新生儿窒息程度，五项指标每项 2 分，共 10 分，评分越高，表明窒息程度越轻。8~10 分无窒息、4~7 分为轻度窒息、0~3 分为重度窒息。5 分钟评分仍低于 6 分者神经系统受损可能性较大。应当指出：近年来，国内外学者认为，单独的 Apgar 评分不应作为评估低氧或产时窒息以及神经系统预后的唯一指标，尤其是早产儿或有其他严重疾病时（表 1-1）。

表 1-1　新生儿 Apgar 评分标准

体征	出生后一分钟内		
	0 分	1 分	2 分
心跳次数/分	0	<100	≥100
呼吸	无	呼吸浅表哭声弱	呼吸佳哭声响
肌张力	松弛	四肢屈曲	四肢活动好
弹足底或	无	反应有些动作	反应好
皮肤颜色	紫或白	躯干红	四肢紫全身红
总分			

1. 心血管系统　轻症时有心脏传导系统及心肌损害，严重者出现心源性休克、心力衰竭等。

2. 呼吸系统　易发生羊水或胎粪吸入综合征，肺出血和持续肺动脉高，低体重儿常见肺透明膜病及呼吸暂停等。

3. 泌尿系统　较多见，急性肾衰竭时有少尿、蛋白尿、血尿素氮增高；肾静脉栓塞时可见血尿。

4. 中枢神经系统　缺氧缺血性脑病、颅内出血。

5. 代谢方面　酸中毒、低血糖或高血糖、低钠血症、低钙血症。

6. 消化系统　应激性溃疡、坏死性小肠结肠炎、高胆红素血症等。

【检查指导】

1. 检查项目　血气分析、脑电图、头颅 B 超。

2. 检查目的及注意事项

（1）血气分析

1）目的：可提示呼吸性酸中毒或代谢性酸中毒。当血气 pH≤7.25 时提示胎儿有严重缺氧，需要立即实施抢救。

2）注意事项：操作前护理人员做好三查八对，准备好采血用物，严格消毒隔离制度，掌握正确的动脉采血方法，摆正患儿体位，进行动脉穿刺。动脉穿刺后按压5分钟以上，防止血肿发生。

（2）脑电图

1）目的：评价脑功能损伤的程度，为早期诊断和及时治疗提供可靠的信息。

2）注意事项：病室环境安静整洁，患儿头部避免进行留置针穿刺，做脑电图前根据要求给予患儿头部备皮。

（3）头颅B超

1）目的：可客观的反映脑损害严重的程度、查看有无颅内出血，判断预后。

2）注意事项：检查时需要患儿安静配合，尽可能在两顿奶之间进行，哭闹时予以安抚。

【用药指导】

盐酸肾上腺素

（1）用药目的：应用盐酸肾上腺素，对心脏发挥正性的变时、变力作用，舒张支气管平滑肌。

（2）用药方法

1）一次性静脉注射：1：10000盐酸肾上腺素每次0.1～0.3ml/kg静脉注射，5分钟/次。

2）气管内给药：1：10000盐酸肾上腺素0.5～1ml/kg。

（3）不良反应：高血糖、心动过速、恶心、面色苍白、震颤、心律不齐、心肌氧耗量增加、肾和内脏血流量减少。

（4）注意事项：静脉注射1：10000盐酸肾上腺素后应追加2ml生理盐水，气管内滴入后应用球囊加压给氧以利于药液弥散。

【出院指导】

1. 维持宝宝的体温在36～37.2℃；室温：在22～24℃；夏季可将空调温度设定在28℃。保证室内湿度达到50%～60%。

2. 每日测量体温 1~2 次；测量时间为 5 分钟，测量部位为宝宝腋下或肩胛后，请勿在宝宝吃奶后及哭闹后测量体温，以减少误差。冬季注意保暖。

3. 皮肤护理　每日可给予宝宝沐浴，室温在 26~28℃，水温在 39~41℃，沐浴前将宝宝的双耳反折以防洗澡水进入双耳引发中耳炎。

4. 新生儿由于身体机能尚未发育完善，因此出院后随时观察宝宝的精神反应、面色、呼吸，必要时给予宝宝吸氧，如有异常及时门诊就诊。

5. 注意患儿大小便和睡眠情况，减少人员探望，避免交叉感染。

6. 指导患儿家长给予患儿喂养时，若患儿出现呛咳或发绀时，要暂停进食，观察患儿面色及呼吸，待症状缓解后，继续进食。

7. 指导患儿家长掌握恢复期康复护理的方法，坚持定期随访。

第七节　新生儿坏死性小肠结肠炎

【概述】

新生儿坏死性小肠结肠炎（necrotizing enterocolitis of Neonatal，NEC）为一种获得性疾病，肠黏膜甚至肠深层因多种原因缺血缺氧导致坏死。主要在早产儿或患病的新生儿中发生，以腹胀、呕吐、便血为主要症状，最常发生在回肠远端和结肠近端，小肠很少受累，腹部 X 线平片以部分肠壁囊样积气为特点，本症是新生儿消化系统极为严重的疾病。

【临床表现】

男婴多于女婴，以散发病例为主，无明显季节性。出生后胎粪正常，常在生后 2~3 周内发病，以 2~10 日为高峰。在新生儿腹泻流行时新生儿坏死性小肠结肠炎也可呈小流行，流行时无性别、年龄和季节的差别。

1. 腹胀和肠鸣音减弱　患儿先有胃排空延迟、胃潴留，随后出现腹胀。轻者仅有腹胀，严重病例症状迅速加重，腹胀如鼓，肠鸣音减弱，甚至消失，早产儿 NEC 腹胀不典型。腹胀和肠鸣音减弱是 NEC 较早出现的症状，对高危患儿要随时观察腹胀和肠鸣音次数的变化。

2. 呕吐　患儿常出现呕吐，呕吐物可呈咖啡样或带胆汁。部分患儿无呕吐，但胃内可抽出含咖啡渣样或胆汁样胃内容物。

3. 腹泻和血便　开始时为水样便，每天 5~6 次至 10 余次不等，1~2 日后为血样便，可为鲜血、果酱样或黑便。有些患儿可无腹泻和肉眼血便，仅有大便隐血呈阳性。

4. 全身症状　新生儿坏死性小肠结肠炎患儿常有反应差、精神萎靡、拒食，严重患儿可出现面色苍白或青灰、四肢厥冷、休克、酸中毒、黄疸加重。早产儿易发生反复呼吸暂停、心率减慢。体温正常或有低热，或体温不升。

【检查指导】

1. 检查项目　腹部 X 线检查、便常规、血培养、血常规。

2. 检查目的及注意事项

（1）腹部 X 线检查

1）目的：对有些腹胀、呕吐的患儿，X 线检查仅有胃肠道动力性肠梗阻改变，并无肠壁积气者，并不能排除本症的轻型早期症状，应严密随访，重复 X 线检查；位置固定的扩张肠段提示坏死性小肠结肠炎的存在，坏死性小肠结肠炎的 X 线诊断为肠壁积气和门静脉积气，气腹提示肠穿孔，需要急诊外科手术治疗。最重要的是需要不断重新评估患儿（如至少 6 小时/次）和连续的腹部 X 线检查。

2）注意事项：需要有家长陪同，使患者功能位。

（2）便常规

1）目的：检查结果是否有潜在出血。

2）注意事项：采集带血丝或者黏液部分的大便并及时送检。

（3）血常规、血培养

1）目的：明确病因，以便实施治疗计划。

2）注意事项：检查前操作人员做好三查八对，准备好检查用物，严格消毒隔离制度，摆正患儿体位于床单位上，进行相关检查。

【用药指导】

1. 抗生素

（1）用药目的：控制感染。

（2）用药方法：遵医嘱选择有效抗生素进行静脉用药。

（3）不良反应：少数情况下发生过敏反应、毒性反应。

（4）注意事项：输液前做药物皮试，输液过程中注意患儿有无过敏反应，注意控制输液速度，加强巡视，防止输液外渗。

2. 肠外营养

（1）用药目的：长时间禁食，需要营养支持。

（2）用药方法：肠外营养支持，通过静脉匀速输入营养液。

（3）不良反应：营养液为高渗液体，外周输注营养液容易引起外渗，严重者造成局部组织坏死。

（4）用药注意事项：在征得患儿家属同意后给予患儿放置中心静脉导管。患儿静脉输液过程中，护士应加强巡视，严格记录患儿出入量，注意患儿穿刺部位皮肤情况，防止输液外渗。

【出院指导】

1. 病因预防　针对相应病因采取预防措施，加强对高危儿的监护和观察，预防肠道感染。

2. 合理喂养　加强对早产儿、小于胎龄儿及低出生体重儿的喂养，喂养以少量多次，合理配制奶的浓度，鼓励母乳喂养；在母婴分离情况下，鼓励母亲用挤出的母乳进行喂养，每次哺喂前需加热均匀。

3. 早期症状观察　注意患儿腹部情况，有无食欲下降、呕吐，及时发现胃潴留、腹胀等症状，观察大便性状，是否有腹泻、便血等。

4. 出院随访　电话随访、两周后门诊复查。

第八节　新生儿颅内出血

【概述】

新生儿颅内出血（neonatal intracranial hemorrhage）主要是因缺氧、产伤、早产引起，以早产儿多见，病死率高，预后较差。新生儿颅内出血是新生儿期最严重的脑损伤性疾病。

【临床表现】

1. 颅内出血的症状和体征与出血部位及出血量有关。一般生后 1~2 日内出现。常见症状

（1）意识形态改变：如激惹、过度兴奋或表情淡漠、嗜睡、昏迷等。

（2）眼部症状：如凝视、斜视、眼球上转困难、震颤等。

（3）颅内压增高表现：如脑性尖叫、前囟隆起、惊厥等。

（4）呼吸改变：出现呼吸增快、减慢、不规则或呼吸暂停等。

（5）肌张力改变：早期增高以后减低。

（6）瞳孔：不对称，对光反应差。

（7）其他：黄疸和贫血。

2. 各类型颅内出血的特点

（1）硬膜下出血：多见于产伤引起的颅内出血，以足月巨大儿多见，生后 24 小时可出现惊厥、偏瘫和斜视等神经系统症状。

（2）原发性蛛网膜下腔出血：典型症状是在生后第 2 日发作惊厥，发作间歇情况良好，大多数预后良好，个别病例可因粘连而出现脑积水后遗症。少量出血者可无症状；大量出血者常于短期内死亡。

（3）脑室周围-脑室内出血：常见于早产儿，24～72 小时出现症状。

（4）小脑出血：多发生在胎龄<32 周的早产儿，常合并肺透明膜病、肺出血，临床症状不典型，大多数有频繁呼吸暂停、心动过缓，最后因呼吸衰竭而死亡。

【检查指导】

1. 检查项目　脑脊液检查、CT 和 B 超等。

2. 检查目的及注意事项

（1）脑脊液检查

1）目的：明确脑脊液细胞数及颅内压。

2）注意事项：检查前操作人员做好三查八对，准备好检查用物，严格消毒隔离制度，摆正患儿体位，进行相关检查。

（2）CT 和 B 超

1）目的：明确出血位置，有助于判断预后。

2）注意事项：需有家属陪同，需要患儿保持安静配合。

【用药指导】

1. 维生素 K_1

（1）用药目的：止血。

（2）用药方法：静脉推注或肌注 1mg/kg。

（3）不良反应：可有过敏、休克和呼吸、心跳骤停的表现。

（4）用药注意事项：静脉给药须缓慢注入；肌内注射部位可发生疼痛和肿胀，严格按照可肌注部位肌注，以免发生危险。

2. 苯巴比妥

（1）用药目的：控制惊厥。

（2）用药方法：负荷量 20mg/kg，若不能控制惊厥，1 小时后可重复 10mg/kg。12～24 小时后给维持量，每日 3～5mg/kg。

（3）不良反应：某些儿童应用本药可出现反常的兴奋、镇静、昏睡、错位兴奋，胃肠道不适，共济失调和皮疹。

（4）用药注意事项：用药后监测血药浓度。观察患儿呼吸，有无呼吸抑制。

3. 呋塞米（速尿）

（1）用药目的：降颅内压，减轻脑水肿。

（2）用药方法：每次 0.5～1mg/kg，静脉注射。

（3）不良反应：水、电解质紊乱，尤其是大剂量或长期应用时，如休克、低钾血症、低氯血症、低氯性碱中毒、低钠血症、低钙血症以及与此有关的口渴、乏力、肌肉酸痛、心律失常等。

（4）用药注意事项：注意输液速度不宜过快，观察尿量，准确记录患儿的出入量，密切观察患儿神经系统表现。对脑水肿者应限制液体入量在 60～80ml/（kg·d）。

【出院指导】

1. 耐心细致地解答病情，介绍有关的医学知识，减轻家长的恐惧心理，取得家长理解和配合。

2. 鼓励坚持治疗和随访，有后遗症时，教会家长对患儿进行功能训练，增强战胜疾病的自信心。

3. 加强围生期保健工作，减少异常分娩所致的产伤和窒息。

第九节　新生儿腹泻

【概述】

新生儿腹泻（neonatal diarrhea）或称腹泻病，是由多病原、多因素引起的以大便次数增多及性状改变为特点的一组消化道综合征。

【临床表现】

病程在 2 周以内为急性腹泻，病程 2 周至 2 个月为迁延性腹泻，病程超过 2 个月为慢性腹泻。

1. 腹泻共同的临床表现

（1）轻型腹泻：多由饮食因素或肠道外感染引起。起病可急可缓，以胃肠道症状为主，食欲减退，偶有恶心、呕吐或溢乳。大便次数增多及性状改变。一般无脱水及全身中毒症状，多数在数日内痊愈。

（2）重型腹泻：多为肠道内感染所致，起病常比较急，除有较重的胃肠道症状外，还有明显的脱水、电解质紊乱及全身中毒症状，如发热、烦躁、精神萎靡、嗜睡甚至昏迷、休克。

2. 几种常见类型肠炎的临床表现

（1）轮状病毒肠炎：起病急，常伴有发热和上呼吸道感染症状，病初即出现呕吐，大便次数多、量多，呈黄色或淡黄色，水样或蛋花汤样，无腥臭味，常并发脱水、酸中毒。

（2）产毒性细菌引起的肠炎：轻症仅大便次数稍增，性状轻微改变。重症腹泻频繁，量多，呈水样或蛋花汤样，混有黏液，镜检无白细胞。常伴呕吐，严重者可伴有发热、脱水、电解质和酸碱平衡紊乱。

（3）侵袭性细菌性肠炎：起病急，高热甚至可以发生惊厥。腹泻频繁，大便呈黏液状，带脓血，有腥臭味。大便镜检

25

有大量白细胞及数量不等的红细胞。粪便细菌培养可找到相应的致病菌。

（4）出血性大肠杆菌肠炎：开始为黄色水样便，后转为血水便，有特殊臭味，伴腹痛，大便镜检有大量红细胞，一般无白细胞。

（5）抗生素诱发的肠炎

1）金黄色葡萄球菌肠炎患儿大便的典型性状为暗绿色，量多，带黏液，少数为血便。大便镜检有大量脓细胞和成簇的 G^+ 球菌，培养有葡萄球菌生长，凝固酶阳性。

2）真菌性肠炎多为白色念珠菌所致，常并发于其他感染。大便次数增多，黄色稀便，泡沫较多带黏液，有时可见豆腐渣样细块（菌落）。大便镜检有真菌孢子体和菌丝。

3）迁延性腹泻和慢性腹泻：与营养不良和急性期治疗不彻底有关。以人工喂养儿、营养不良儿多见。

4）生理性腹泻：大便除次数增多外，无其他症状，食欲好，生长发育正常。

【检查指导】

1. 检查项目　血常规、大便培养、血液生化检查。

2. 检查目的及注意事项

（1）血常规

1）目的：白细胞总数及中性粒细胞增多提示细菌感染，寄生虫感染或过敏性病变者嗜酸性粒细胞增多。

2）注意事项：操作前护理人员做好三查八对，准备好采血用物，严格消毒隔离制度，掌握正确的采集血标本的原则，摆正患儿体位，进行采血。

（2）大便培养

1）目的：可检出致病菌。

2）注意事项：取足量及特殊性质大便。

（3）血液生化检查

1）目的：血钠测定提示脱水性质，血钾浓度反映体内缺钾的程度。

2）注意事项：操作前护理人员做好三查八对，准备好采血用物，严格消毒隔离制度，掌握正确的采集血标本原则，摆正患儿体位，进行采血。

【用药指导】

1. 静脉或口服补液

（1）用药目的：纠正水、电解质紊乱和酸碱失衡。

（2）用药方法：根据患儿病情遵医嘱口服或者静脉补液。

（3）不良反应：脱水加重或水肿。

（4）用药注意事项：新生儿口服补液困难，需及时建立静脉通路。严格记录患儿出入量，观察大便性状，监测体重。监控输液速度，根据病情随时调整。

2. 抗生素

（1）用药目的：控制感染。

（2）用药方法：遵医嘱选择有效抗生素进行口服或静脉用药。

（3）不良反应：少数情况下发生过敏反应、胃肠道菌群紊乱。

（4）用药注意事项：用药前做药物皮试，用药过程中注意患儿有无过敏反应。避免长期用药，以免发生肠道菌群失调或二重感染。

3. 微生态调节剂

（1）用药目的：补充肠道正常益生菌群，恢复微生态平衡，重建肠道天然生物屏障保护作用。

（2）用药方法：根据医嘱选择适当的微生态制剂。

（3）不良反应：便秘、腹泻。

（4）用药注意事项：制剂需冷藏，严禁置于高温环境，保持活菌数量，否则失效。急性腹泻期不要作为常规应用。

4. 肠黏膜保护剂

（1）用药目的：吸附病原体和毒素，维持肠细胞的吸收和分泌功能，增强肠黏膜的屏障作用，阻止病原微生物的侵入。

（2）用药方法：空腹时用温水冲服，口服前摇匀，剂量为每日1袋，分3次服用。

（3）不良反应：便秘。

（4）用药注意事项：观察大便性状，大便性状好转及时停服黏膜保护剂，否则会导致便秘。

【出院指导】

1. 饮食及调整的方法 出院后可继续服用免乳糖奶粉，待大便性状转为软便后逐渐过渡至普通配方奶粉或母乳喂养。

2. 臀部的护理 每次排便后及时擦拭干净，涂上护臀膏，更换干净尿裤或尿布，每日清水冲洗1~2次即可，保持臀部干燥，若出现臀红或皮疹可在阳光下晾晒并减少尿裤的使用。

3. 口服补液盐溶液的配制，喂服方法及注意事项 遵医嘱按比例配制，用温水冲开，少量多次配制，避免污染。按医嘱要求完成每日入量，注意尿量、有无出汗、眼泪等。

4. 指导家属观察病情的内容及方法，如精神食欲下降、腹泻加重、无泪无汗、尿量减少等提示病情加重应及时到医院就诊。

5. 嘱家属注意饮食卫生，应食物新鲜，食具清洁，合理喂养，气候变化时避免腹部受凉，避免长期应用广谱抗生素。

（周燕霞　于果　郭法）

第二章

心血管系统疾病健康教育

第一节　先天性心脏病

【概述】

先天性心脏病（congenital heart disease）是先天性畸形中最常见的一类，约占各种先天畸形的28%，指在胚胎发育时期由于心脏及大血管的形成障碍或发育异常而引起的解剖结构异常，或出生后应自动关闭的通道未能闭合（在胎儿属正常）的情形。先天性心脏病发病率占出生活婴的0.4%~1%，根据血流动力学结合病理生理变化，先天性心脏病可分为发绀型或者非发绀型，也可根据有无分流分为三类：无分流类（如肺动脉狭窄、主动脉缩窄）、左至右分流类（如房间隔缺损、室间隔缺损、动脉导管未闭）和右至左分流类（如法洛四联症、大血管错位）。先天性心脏病发病原因很多，遗传因素仅占8%左右，而占92%的绝大多数则为环境因素造成，如妇女妊娠时服用药物、感染病毒、环境污染、射线辐射等都会使胎儿心脏发育异常。尤其妊娠前3个月感染风疹病毒，会使儿童患上先天性心脏病的风险急剧增加。

【临床表现】

先天性心脏病主要取决于畸形的大小和复杂程度。

1. 主要症状与体征

（1）经常感冒、反复呼吸道感染，易患肺炎。

（2）生长发育差、消瘦、多汗。

（3）吃奶时吸吮无力、喂奶困难，或婴儿拒食、呛咳，平时呼吸急促。

（4）患儿诉说易疲乏、体力差。

（5）口唇、指甲青紫或者哭闹或活动后青紫，杵状指趾。

（6）喜欢蹲踞，易晕厥、咯血。

（7）听诊发现心脏有杂音。

2. 临床分类 根据血流动力学结合病理生理变化，可分为三类。

（1）无分流型：左、右两侧无分流，无发绀，如肺动脉口狭窄，主动脉狭窄，主动脉缩窄，原发性肺动脉扩张，原发性肺动脉高压或右位心等。

（2）左向右分流型：在左、右心腔或主、肺动脉间有异常通道，左侧压力高于右侧，左侧动脉血通过异常通道进入右侧静脉血中，如房间隔缺损，室间隔缺损，动脉导管未闭。一般无发绀，若在晚期发生肺动脉高压，有双向或右向左分流时，则出现发绀。

（3）右向左分流型：右心腔或肺动脉内压力异常增高，血流通过异常通道流入左心腔或主动脉。一般出生后不久即有发绀，如法洛四联症，三尖瓣闭锁，大动脉转位等。

【检查指导】

1. 检查项目 心脏超声心动，心电图及心导管检查。

2. 检查目的及注意事项

（1）心脏超声心动

1）目的：了解心脏内结构，为疾病诊断提供依据。心脏超声心动检查可了解心房、心室和大血管的位置、形态、轮廓、搏动。超声心动图为一种非损伤，无痛检查法，可精确显示心脏内部结构及血流方向，常用有 M 型超声心动图，二维或三维超声心动图，多普勒彩色血流显像等。诊断的目的不仅要确立有无先天性心脏病，要进一步明确类型，确定治疗方法。

2）注意事项：患儿取左侧卧位或平卧位。危重患儿检查应在床旁进行。患儿尽量选择饱餐及睡眠时行检查，避免哭闹，必要时给予药物镇静，如需药物镇静，给予肌注苯巴比妥，或口服水合氯醛等。

（2）心电图

1）目的：心电图可准确反应心脏位置，心房、心室有无肥厚，以及心脏传导系统的情况。

2）注意事项：运动、饱餐等对心电图检查结果有影响应避免，检查前请安静休息 10 分钟以上；检查时请平躺在检查床上，露出手腕、脚踝胸部，双手自然放在身体两侧，全身放松，心情平静，选择易于穿脱的宽松衣服，去除装饰物，有电极片患儿应将其摘除。检查中切勿讲话或改变体位。

（3）心导管检查

1）目的：是先天性心脏病进一步明确诊断和决定手术的重要检查方法之一。通过导管检查，了解心腔及大血管不同部位的血氧含量和压力变化，明确有无分流及分流的部位。

2）注意事项：①检查前注意事项：尽量消除患儿的顾虑和紧张不安的情绪。检查前 6 小时内不宜进食，以防在检查过程中发生呕吐。检查前 30 分钟适当给予镇静药，青紫重的患儿还应吸氧、根据检查的需要备皮，一般为双上肢或双侧腹股沟。全麻患儿术前当日晨禁食、水。②检查后注意事项：术后卧床休息 24 小时，观察血压、脉搏、呼吸、体温、心率及心律变化。观察伤口有无疼痛、肿胀、渗血及感染等并发症发生。

【用药指导】

1. 强心苷类药物

（1）目的：增强心肌收缩力，增加心输出量。

（2）方法：口服药物。

（3）不良反应：观察强心苷毒性反应，如：胃肠道、神经、心血管反应。服用利尿剂，注意患儿的尿量的变化。

（4）注意事项：应注意观察药物的作用，如：呼吸平稳、心音有力、脉搏搏动增强。严格遵医嘱用药，剂量准确，不可随意乱服擅自停药，每次服用强心药前测量脉搏数，心率低于70次/分钟者应停服。

2. 抗生素

（1）目的：预防、控制感染。

（2）方法：遵医嘱静脉输液。

（3）不良反应：少数情况下发生过敏反应；毒性反应。

（4）注意事项：输液时如有不适，如胸闷，恶心，皮疹等，及时告知医护人员。

3. 利尿药

（1）目的：增加尿量，消除水肿，减少心脏负担。

（2）方法：口服药物。

（3）不良反应：水电解质紊乱，防止低钾血症。长期服用利尿药，应注意定期复查血电解质。

（4）注意事项：按医嘱服用，注意尿量。根据心功能情况决定增减量。不能突然停药。停用利尿药后应定期请医生复查，避免出现心功能不全。

4. 补钾药

（1）目的：补充电解质，防止电解质紊乱导致的低钾血症。

（2）方法：口服药物。

（3）不良反应：如果出现特殊情况如肢体麻木、乏力、精神淡漠等一定要及时就医。

（4）注意事项：遵医嘱服用，不能多服。钾的用量一定要随时关注。

【出院指导】

1. 饮食指导　以普食，半流质高蛋白低盐高纤维素饮食为主，少量多餐，勿暴饮暴食，限制刺激性食物。优质食物，如菜汤、蒸蛋、肉末、各种水果，进食量要控制，实行少量多次。饮食除注意补充营养、合理搭配、易消化外，也不必限制食盐。复杂畸形、心功能低下及术后持续有充血性心力衰竭者，应控制盐的摄入，每日控制在 $2\sim4g$。家长应给予患儿少食多餐，不可过饱，尽量控制零食、饮料，以免加重心脏负担。

2. 生活护理

（1）患儿的住房应阳光充足，清洁干净，温暖舒适，定期开窗通风换气，床铺要保持清洁干净、舒适，患儿要勤更衣，防止皮肤感染。

（2）患儿切口结痂自行脱落后可擦澡或洗澡，但不要用刺激性的肥皂，不要用力摩擦切口处皮肤。若发现切口有红、肿、胀痛的感觉或有渗液，出现发热时，应尽快去医院检查有无切口感染。半年内不能有剧烈活动，并注意保暖，防止感冒，减少到公共场所活动，防止感染。

3. 用药护理　出院前应问清楚所服药物的名称、剂量、服药时间、可能出现的副作用及处理方法，不可随意乱服药，以免发生危险。特别是需要服地高辛的患儿，家长在给患儿服药前测脉搏或听心跳，以及注意服药的其他注意事项等。医生开的药物吃完后应去医院复查，以了解是否还需继续服用，不可擅自决定。

4. 注意事项

（1）根据出院疾病诊断书上医生开具的复诊时间按时到

门诊复诊。

（2）根据出院疾病诊断书上医生开具的需要检查的复查项目做各项检查。

（3）根据出院疾病诊断书上医生开具的出院带药定时服用药物。

（4）复诊时注意有无医师停诊信息。

（5）复诊时应佩戴口罩避免交叉感染。

第二节　川崎病

【概述】

皮肤黏膜淋巴结综合征（mucocutaneous lymphnode syndrome，MCLS）又称川崎病（Kawasaki disease），是一种以全身血管炎性病变为主要病理的急性发热性出疹性小儿疾病。川崎病为我国小儿后天性心脏病的主要病因之一。本病主要见于小儿，2岁以内发病率最高，男孩多见，男女之比约为2.3：1，无明显季节性。主要表现为高热，常为不规则热，体温可高达40℃，持续可达5日以上，高热时可有烦躁不安，嗜睡，可引起抽搐；发热3~4日后，出现双眼结膜充血，唇干裂，潮红，有时有血痂，舌乳头突起，充血，似杨梅状，口腔及咽喉黏膜弥漫性充血。同时，躯干出现多形性红斑，不发生疱疹或结痂。急性期手足肿胀，掌跖及指趾端潮红，持续一周左右开始消退，在指趾末端沿指甲与皮肤交界处出现膜状蜕皮，单侧或双侧颈部淋巴结肿大多见，表面不红，但有触痛。此为本病特征性表现。病因及发病机制尚未清楚。但发病有一定的流行性、地方性，临床表现有发热、皮疹等，推测与感染有关。

【临床表现】

临床常以高热（39℃以上）为最初表现，热程在5日以上，一般为 1~2 周，有的热退 1~2 日又高，热程长的可达 3~4 周，口服退热药后仅短暂稍降。发热数日后掌跖面红肿且痛，躯干部出现大小不一的斑丘疹，形态无特殊，面部四肢亦有，不痒，无疱疹或结痂。发热数日两侧眼结膜充血，球结膜尤重，仅少数并发化脓性结膜炎，用裂隙灯可能查到前虹膜睫状体炎。唇面红肿、干燥和皲裂，甚至有出血；舌部常呈杨梅舌，口腔黏膜充血，但无溃疡。

此外，部分病例早期有淋巴结肿大，一侧或双侧，非化脓性，数日后消退，有时肿胀波及颌下，甚至有误诊为腮腺炎，淋巴结肿仅限于颈部前三角，不痛，波及其他部位很少。病程第二周部分患儿手、足部脱皮，为从甲床移行处开始，部分可先表现为肛周脱屑。

【检查指导】

1. 检查项目　心电图、心脏超声心动、血液学检查后及免疫学检查、冠脉造影。

2. 检查目的及注意事项

（1）心电图

1）目的：心电图可准确反应心脏位置，心房、心室有无肥厚，以及心脏传导系统的情况。

2）注意事项：运动、饱餐等对心电图检查结果有影响应避免，检查前请安静休息 10 分钟以上；检查时请平躺在检查床上，露出手腕、脚踝胸部，双手自然放在身体两侧，全身放松，心情平静，选择需要穿易于穿脱的宽松衣服，去除装饰物，有电极片患儿应将其摘除。检查中切勿讲话或改变体位。

（2）心脏超声心动

1）目的：了解心脏冠脉结构，为疾病诊断提供依据。心脏超声心动检查可了解心房、心室和冠脉的位置、形态、轮廓、搏动。超声心动图为一种非损伤，无痛检查法，可精确显示心脏内部结构及血流方向，常用有 M 型超声心动图，二维或三维超声心动图，多普勒彩色血流显像等。诊断的目的不仅要确立有无先天性心脏病，还要进一步明确类型，确定治疗方法。

2）注意事项：患儿取左侧卧位或平卧位。危重患儿检查应在床旁进行。患儿尽量选择饱餐及睡眠时行检查，避免哭闹，必要时给予药物镇静，如需药物镇静，给予肌注苯巴比妥，或口服水合氯醛等。

（3）血液学检查后及免疫学检查

1）目的：检查导致感染因素。

2）注意事项：①检查前注意事项：晨起空腹抽血检查。②检查后注意事项：抽完血后，用棉签或止血工具按压针孔部位 3 分钟以上，以压迫止血。不要按揉针孔部位，以免造成皮下血肿。抽血后出现晕血症状如：头晕、眼花、乏力等应立即平卧。

（4）冠脉造影

1）目的：观察冠状动脉病变程度，指导治疗。

2）注意事项：①检查前注意事项：术前通常要做心脏二位片、心电图、心脏彩超等检查，还需要抽血化验血常规、凝血功能、肝肾功能电解质、血脂、血糖、血型，还有传染病等的筛选。术前应进行青霉素皮试、碘过敏试验、双侧腹股沟备皮（备皮后请洗澡并更换干净的衣服）、训练床上大、小便（为防止术后排便困难，因为术后需要平卧 24 小时，不能下床活动）。术前需要禁食 6 小时，禁水 2 小时，但是除停服手术当日降糖药及受体阻滞剂外，要照常服用日常的口服药（服用阿司匹林泡腾片请用温开水泡服）。术前 30 分钟排空大小便，取下身上所有饰物。②检查后注意事项：术后股动脉穿刺局部要用沙袋压迫 8 小时，手术一侧肢体在 24 小时内限制活动，以利于伤口恢复。24 小时后伤口换药后解除限制，可以在床边进行轻微活动。因为冠脉造影剂从肾脏排泄，所以术后应该多喝水，使造影剂能尽快排出体外。

【用药指导】

1. 抗生素

（1）目的：预防、控制感染。

（2）方法：遵医嘱静脉输液。

（3）不良反应：少数情况下发生过敏反应；毒性反应。

（4）注意事项：输液时如有不适，如胸闷，恶心，皮疹等，及时告知医护人员。

2. 丙种球蛋白

（1）目的：降低川崎病冠状动脉瘤的发生率，抗炎。

（2）方法：静脉输注。

（3）不良反应：可有过敏反应等。如有皮疹等症状，及时告知医务人员。

（4）注意事项：急性期治疗应用丙种球蛋白，早期静脉输入丙种球蛋白加口服阿司匹林治疗可降低川崎病冠状动脉瘤的发生率。必须强调在发病后 10 日之内用药。用法为每日静脉滴注丙种球蛋白 $1 \sim 2g/kg$。可增加心脏前负荷，输注过快易诱发心力衰竭。应严格控制滴速，注意观察有无过敏反应及心力衰竭的发生。在输注血液制品时，一定要严格执行三查八对，严格执行无菌操作原则，药品开启后，应一次输注完毕，不得分次输用。应单独输注，不得与其他药物混合输用。

3. 阿司匹林

（1）目的：降低川崎病冠状动脉瘤的发生率。抗血小板聚集作用。

（2）方法：口服。

（3）不良反应：注意观察应用阿司匹林有无出血倾向及胃肠道反应。观察患儿大便颜色，性状，以及有无皮肤黏膜，牙龈出血，并定期复查血常规。

（4）注意事项：急性期明确诊断后口服肠溶阿司匹林。早期口服阿司匹林可控制急性炎症过程，减轻冠状动脉病变，服用剂量每日 30～100mg/kg，分 2～3 次。热退后减至每日 3～5mg/kg，一次顿服。维持 6～8 周，如有冠脉病变需延长治疗至冠脉正常。对于婴幼儿应碾碎溶解后服用，若有呕吐应遵医嘱给予补服，确保药物剂量。

4. 糖皮质激素

（1）目的：控制炎症。

（2）方法：口服。

（3）不良反应：注意观察有无血栓形成。

（4）注意事项：使用后应注意有无血栓形成的危险。

【出院指导】

1. 饮食指导　给予清淡、易消化、少渣食物，以软食为主，避免进食硬性食物时损伤胃、肠黏膜引起出血。

2. 生活护理　预防感染，保持规律生活节奏。制订活动和休息计划，避免剧烈活动。

3. 用药指导　遵医嘱按时、按量服药，不可随意停药、减量。要指导家长高度重视防治心血管系统并发症，随时观察用药的反应。强调复查的重要性，定期来院复诊。

4. 复查血常规、心脏彩超以观察冠状动脉病变情况。接受丙种球蛋白治疗的患儿如需预防接种麻风疹疫苗的应至少间隔 11 个月。其余的预防接种可在 3 个月后正常进行。合并冠状动脉瘤者长期服用阿司匹林，需限制活动，每月复诊一次，半年检查一次超声心动图，直至冠状动脉扩张消失。

5. 注意事项

（1）根据出院疾病诊断书上医生开具的复诊时间按时到门诊复诊。

（2）根据出院疾病诊断书上医生开具的需要检查的复查项目做各项检查。

（3）根据出院疾病诊断书上医生开具的出院带药定时服用药物。

6. 随访 护士在患儿出院前详细填写联系信息，经家长同意后方可添加川崎病微信访视群，告知家长在患儿出院后1周及1个月、3个月、6个月会进行电话访视。随访内容包括：心电图、超声、血常规等检查结果。定期在川崎病电话访视群内发放相关知识点及疾病新进展，做好随访记录，存档保管。

第三节 晕 厥

【概述】

晕厥（syncope）是指由于大脑一过性的供血不足所致的短暂性意识丧失，常伴有肌张力丧失而不能维持自主体位。晕厥是儿童和青少年的常见病症，可有许多原因引起。女孩比男孩发病率高。在青少年发病的高峰年龄为15～19岁。约有15%的18岁前的儿童及青少年发生过至少1次晕厥。而且晕厥患儿占所有儿科急诊患儿的1%。一项在平均年龄为20岁的医学生中的调查发现，约20%的男生和50%的女生报告至少发生过1次晕厥。诱发因素包括有情绪刺激、长时间站立、突然转头、衣领过紧、高强度运动等。

【临床表现】

1. 明显的自主神经功能障碍（如面色苍白、出冷汗、恶心、乏力等）。

2. 面色苍白、发绀、呼吸困难。

3. 心率和心律明显改变。

4. 抽搐者，见于中枢神经系统疾病、心源性晕厥。

5. 头痛、呕吐、视听障碍。

【检查指导】

1. 检查项目 直立倾斜试验、动态心电图、超声心动图、24 小时尿离子及脑电图。

2. 检查目的及注意事项

（1）直立倾斜试验

1）目的：明确晕厥类型，为疾病诊断提供依据。

2）注意事项：①检查前注意事项：试验前 3 日停用一切影响自主神经的药物，试验前 12 小时禁食，试验环境要求安静。光线黯淡、温度适宜，以尽量减少患儿受试时的外来干扰。在试验中应用心电监护仪监测心电图及血压变化，以便出现晕厥或晕厥先兆症状时连续记录。②检查时配合及注意事项：发现患儿晕厥，要立即将患儿平卧，使其脑部得到较充分的血液供应，可适当喝一些温开水，补充血容量，同时可触摸患儿脉搏，注意有否脉搏跳动异常。如果是因为情绪紧张、害怕等还应做好思想工作，稳定情绪。如晕厥很快恢复，只要适当休息就能恢复正常。③检查后注意事项：检查完毕患儿卧床休息 20 分钟，继续监测血压、心率直至恢复正常。告诉患儿家长检查结果，结果阳性的患儿嘱其避免长时间站立及体位变化时动作宜缓，并遵医嘱进一步采取诊疗措施。

（2）动态心电图

1）目的：排除其他心脏异常因素导致的晕厥。

2）注意事项：①检查前准备：清洁胸前皮肤，无汗液污渍。青春期女孩勿佩戴文胸，穿宽松衣物。②检查时准备及注意事项：保持记录器开机记录状态。电极片无松脱，如果有脱线情况及时通知医护人员。远离电子产品如手机、计算机、IPAD、电视等，避免电磁干扰。佩戴记录仪后，日常起居应与佩戴前一样，受检者应做适量运动。将 24 小时内身体不适和运动时间详细登记。检查日不能洗澡、避免出汗。以免造成电极与皮肤的接触不好，甚至造成电极脱落。

（3）超声心动

1）目的：了解心脏内结构，排除心脏器质性病变。超声心动检查可了解心房、心室和大血管的位置、形态、轮廓、搏动。超声心动图为一种非损伤，无痛检查法，可精确显示心脏内部结构及血流方向，常用有 M 型超声心动图，二维或三维超声心动图，多普勒彩色血流显像等。诊断的目的不仅要确立有无先天性心脏病，还要进一步明确类型，确定治疗方法。

2）注意事项：患儿取左侧卧位或平卧位。危重患儿检查应在床旁进行。患儿尽量选择饱餐及睡眠时行检查，避免哭闹，必要时给予药物镇静，如需药物镇静，给予肌注苯巴比妥，或口服水合氯醛等。

（4）24 小时尿离子

1）目的：明确晕厥病因。

2）注意事项：留取前用灭菌注射用水清洁尿桶，告知患儿留取时间及方法。

（5）脑电图

1）目的：明确晕厥病因。

2）注意事项：遵医嘱检查前剥夺睡眠。

【用药指导】

口服补液盐

（1）目的：增加细胞外液量从而减少由于体位变化而引起的血流动力学改变。

（2）方法：口服。

（3）不良反应：胃肠道不良反应可见恶心、刺激感，多因未按规定溶解本品，由于浓度过高而引起。

（4）注意事项：脑、肾、心功能不全、高钾血症患儿慎用。腹泻停止后应立即停用。如服用过量或出现严重不良反应，请立即停用通知医生。本品如发生性状改变时禁止使用。

【出院指导】

1. 坚持服用柠檬水，柠檬含有维生素 C 相当丰富，对于晕厥的患儿具有清除氧自由基，促进机体恢复的作用。5～10 片，泡水服用即可。

2. 评估患儿出院后晕厥发生的情况，并将随访内容记录在访视本内。

3. 提醒和告知家长复诊内容及注意事项。

4. 告知家长坚持口服补液盐治疗血管迷走性晕厥的重要性。其能明显提高血管迷走性晕厥患儿的直立不耐受能力。

5. 随访的项目包括对患儿晕厥发生状况的评估，服药情况，及健康宣教。告知患儿及家属血管迷走性晕厥的常见诱发因素，避免长久站立、体位改变、情绪紧张、环境闷热、疲劳等。如发生晕厥先兆应立即进行自身调整，通过适当改变体位促进静脉血回流，增加周围血管阻力，使晕厥或晕厥先兆症状消失。

6. 注意事项

（1）根据出院疾病诊断书上医生开具的复诊时间按时到门诊复诊。

（2）根据出院疾病诊断书上医生开具的需要检查的复查项目做各项检查。

（3）根据出院疾病诊断书上医生开具的出院带药定时服用药物。

第四节　病毒性心肌炎

【概述】

病毒性心肌炎（viral myocarditis）是指各种病毒引起的心肌局限性或弥漫性的急性、亚急性或慢性炎症。常见的病原体为肠道病毒柯萨奇病毒 A 组和 B 组以及埃柯病毒、脊髓灰质炎病毒和流感病毒。发病以秋冬季节多见，可发生于任何年龄，以学龄前及学龄儿童多见。过度运动劳累，受凉导致细菌和病毒混合感染以及营养不良、高热寒冷、缺氧过度等均可诱发病毒性心肌炎。

【临床表现】

症状轻重差异较大。轻者症状轻微，甚至没有症状；重者可并发严重的心律失常，心力衰竭，心源性休克甚至猝死。

1. 发病年龄以儿童和青少年多见。半数患儿病前 1~3 周内有上呼吸道、消化道感染史，继而出现心悸、气促、心前区不适或隐痛及与体温不相称的心动过速等，有时有恶心、头痛、食欲减退。

2. 严重者因心力衰竭引起气短、端坐呼吸、水肿，并可出现心律失常，个别严重的可出现心源性休克。

3. 部分患儿表现不典型，可出现各种不同的症状，此时很可能掩盖心肌受损的症状。

【检查指导】

1. 检查项目　动态心电图（holter）、超声心动及心肌酶检查。

2. 检查目的及注意事项

（1）动态心电图

1）目的：对大量的心电图数据进行快速分析、协助医师诊断。

2）注意事项：①检查前准备：清洁胸前皮肤，无汗液污渍。青春期女孩勿佩戴文胸，穿宽松衣物。②检查时准备及注意事项：保持记录器开机记录状态。电极片无松脱，如果有脱线情况及时通知医护人员。远离电子产品如手机、计算机、IPAD、电视等，避免电磁干扰。认真记录监测过程中活动记录表。

（2）心脏超声心动

1）目的：了解心脏内结构，排除心脏器质性病变。心脏超声心动检查可了解心房、心室和大血管的位置、形态、轮廓、搏动。超声心动图为一种非损伤，无痛检查法，可精确显示心脏内部结构及血流方向，常用有 M 型超声心动图，二维或三维超声心动图，多普勒彩色血流显像等。诊断的目的不仅要确立有无先天性心脏病，还要进一步明确类型，确定治疗方法。

2）注意事项：患儿取左侧卧位或平卧位。危重患儿检查应在床旁进行。患儿尽量选择饱餐及睡眠时行检查，避免哭闹，必要时给予药物镇静，如需药物镇静，给予肌注苯巴比妥，或口服水合氯醛等。

（3）心肌酶检查

1）目的：评价心肌损害特异性、敏感性指标。

2）注意事项：①检查前注意事项：晨起空腹抽血检查。②检查后注意事项：抽完血后，用棉签或止血工具按压针孔部位 3 分钟以上，以压迫止血。不要按揉针孔部位，以免造成皮下血肿。抽血后出现晕血症状如：头晕、眼花、乏力等应立即平卧。

【用药指导】

1. 注射用磷酸肌酸钠

（1）目的：改善心肌细胞营养与代谢。

（2）方法：静脉输注。

（3）不良反应：本药物无明确不良反应。用药过程中如有任何不适，立即通知医生。

（4）注意事项：注射用磷酸肌酸钠现用现配。静脉输液时注意控制输液速度、输液量，以免加重心脏负担引发心力衰竭。

2. 利多卡因

（1）目的：降低心肌的自律性，有抗室性心律失常的作用。

（2）方法：静脉输注。

（3）不良反应：易引起嗜睡，感觉异常，惊厥，呼吸抑制。引起低血压及心动过缓。血药浓度过高时，引起心房传导速度减慢，抑制心肌导致心输出量下降。

（4）注意事项：治疗量对心功能影响小，如有心功能不全，常规剂量也会抑制心肌收缩力，因此一次用药剂量要小，持续静滴时间不宜过长。在静滴时持续心电监护。

【出院指导】

1. 保持室内空气新鲜，阳光充足，温湿度适宜。加强卫生宣教，增强体质，提高机体抗病能力。注意保暖，不去人群集中的公共场所。避免受凉感冒及交叉感染。

2. 为使心肌炎更好恢复和心律失常得以控制，应休息好，保证充足的睡眠。

3. 如服用抗心律失常药物时，了解药物的副作用，定期检查心电图，防止不良反应出现。当用药后症状不减轻或出现其他症状时，应报告医生，不可擅自停药或改用其他药物。

4. 此病患儿可因再次病毒感染而使病情反复，过早恢复体力劳动可推迟病情恢复甚至使病情加重。

5. 复查时间及指征　慢性患儿定期复查，尤其是有心脏增大、期前收缩、Ⅰ度或Ⅱ度房室传导阻滞、非特异性 ST-T

改变的患儿应长期定期复诊。痊愈的患儿如出现呼吸道、消化道感染的症状应随时到医院就诊。如发生头晕、昏厥、阿斯综合征应立即送入医院治疗。

6. 注意事项

（1）根据出院疾病诊断书上医生开具的复诊时间按时到门诊复诊。

（2）根据出院疾病诊断书上医生开具的需要检查的复查项目做各项检查。

（3）根据出院疾病诊断书上医生开具的出院带药定时服用药物。

第五节　射频消融术

【概述】

心脏射频消融术（catheterradiofrequency ablation）是将电极导管经静脉或动脉血管送入心腔特定部位，释放射频电流导致局部心内膜及心内膜下心肌凝固性坏死，达到阻断快速心律失常异常传导束和起源点的介入性技术。经导管向心腔内导入的射频电流损伤范围在 1~3mm，不会造成机体危害。射频消融术目前已经成为根治阵发性心动过速最有效的方法。基本设备包括 X 线机、射频消融仪及心内电生理检查仪器。有心脏电生理研究提示，室上速多系折返引起，少数因自律性增高所致。

【临床表现】

阵发性发作，突然发作及突然停止，较大儿童以房室结折返为多，发作时心率加速，儿童达每分钟 160 次以上，频率恒定，一次发作可持续数秒钟乃至数日之久，但一般只持续数小时，为不安，气促，出汗，苍白，四肢凉与发绀等心源性休克的表现，患儿自诉心悸，心前区不适等。

【检查指导】

1. 检查项目　心脏射频消融介入治疗。

2. 检查目的及注意事项

（1）检查目的：获取信息，达到检查、诊断目的，还可进行某些治疗措施。

（2）注意事项：小儿具有血管细、心脏小等特征，实施射频消融术难度高、风险大，需要慎重选择。对于3岁以下的快速型心律失常患儿，尽量先采取药物治疗，3岁以上可以考虑射频消融手术治疗。对于期前收缩等心律失常，药物不能缩短病程，只是缓解症状，药物治疗要高度警惕其毒副作用；只有当心动过速影响到孩子的生活质量、身体发育时才积极使用抗心律失常药物治疗，适合情况下采用射频消融治疗。

【围术期指导】

1. 术前准备

（1）电生理检查和射频消融术一般需要住院进行，需要常规实验室检查（包括心电图和血液化验等）。

（2）应卧床休息。测心率每4小时一次。

（3）向患儿解释检查意义及检查前后注意的事项，消除患儿顾虑配合治疗。

（4）按医嘱进行备皮（双侧腹股沟、双侧颈区），准备青霉素皮试及输液用药。

（5）留置输液针。

（6）术前洗澡、更衣、更换床单。手术前6~8小时内不要进食进饮。

（7）告诉医生所用药物的名字和剂量，电生理检查和射频消融术前3~5日停用所有抗心律失常药物，抗心律失常药物可能会影响到检查结果。

（8）注意患儿心率、心律的变化，发现异常立即通知医生。

（9）告诉医生对药物过敏情况。

（10）手术当日由主管医生责任护士共同带领患儿至心导管室行手术，备好抢救物品、药品及监护仪。

（11）训练床上大小便，观察足背动脉搏动情况。

2. 术后注意事项

（1）射频消融术后患儿须按照医嘱卧床休息，术后去枕平卧6~8小时，头偏向一侧，观察有无恶心呕吐等症状，防止误吸。卧床期间给予易消化饮食。术后给予高营养，高维生素，低盐低脂高蛋白饮食，多吃新鲜蔬菜水果，少食多餐，切忌暴饮暴食。

（2）卧床期间给予易消化饮食；术后6小时后可进流食。

（3）持续心电监护观察心电图的变化，密切观察生命体征变化。观察心率和心律情况，如有不适及时向医生汇报，必要时心电图、心脏超声和X线胸片等检查。

（4）静脉穿刺处沙袋压迫6小时，动脉穿刺处沙袋压迫8~12小时，并患肢制动（限制不动），注意观察伤口处渗血情况，有无皮下血肿，沙袋压迫远端肢体血运情况，定时监测足背动脉搏动，观察有无远端肢体肿胀静脉回流障碍。

（5）术后安返病房后立即做体表心电图。

（6）注意尿量，详细记录出入量。

（7）术后静脉连续应用抗生素3日。

（8）术后开始服用肠溶阿司匹林40mg/次，每日1~2次，连续服用1~3个月。

（9）术后一般1周后可恢复正常活动。

【用药指导】

阿司匹林

（1）目的：抗血小板聚集作用，避免深静脉血栓形成。

（2）方法：口服。

（3）不良反应：注意观察应用阿司匹林是否有出血倾向及胃肠道反应。观察患儿大便颜色，性状，以及有无皮肤黏膜，牙龈出血，并定期复查血常规。

（4）注意事项：术后开始服用肠溶阿司匹林，每次 40mg，每日 1~2 次，连续服用 1~3 个月。若有呕吐应遵医嘱给予补服，确保药物剂量准确。

【出院指导】

1. 教会患儿及家属检测心率、心律、脉搏、血压的方法，了解房颤发生时主要症状，术后服用阿司匹林者监测 INR（国际标准化比率），出现异常及时就医。

2. 加强随访，3 个月、6 个月、12 个月各随访 1 次，复查心电图、心脏超声。

3. 术后因房颤复发或心律失常而服用抗心律失常药物者，须定期复查 X 线胸片，做 24 小时动态心电图。

4. 鼓励患儿恢复正常生活，鼓励患儿适当运动。术后半年内避免剧烈体育锻炼。

5. 术后 1 个月复查血常规及心电图。增加机体抵抗力，预防感冒，如有不适及时就诊。

6. 注意事项

（1）根据出院疾病诊断书上医生开具的复诊时间按时到门诊复诊。

（2）根据出院疾病诊断书上医生开具的需要检查的复查项目做各项检查。

（3）根据出院疾病诊断书上医生开具的出院带药定时服用药物。

（4）复诊时注意有无医师停诊信息。

（5）复诊时应佩戴口罩避免交叉感染。

第六节　心脏起搏器植入术

【概述】

心脏起搏器植入术是指人工植入心脏起搏器，用特定频率的脉冲电流，经过导线和电极刺激心脏，代替心脏的起搏点带动心脏搏动的治疗方法，是治疗不可逆的心脏起搏传导功能障碍的安全有效方法，特别是治疗重症慢性心律失常。

【临床表现】

1. 严重的心跳过慢　心脏停搏3秒以上或心率经常低于40次，尤其是出现眼前发黑、突然晕倒的患儿，应该植入起搏器。这也是起搏器最主要和最初的治疗范畴。

2. 心脏收缩无力　疾病若破坏了心肌，或改变了其原有形态，会导致心肌无法有力收缩。心脏收缩功能下降就会引起心脏泵血不足，身体各部分无法获得充足的新鲜血液，造成头晕、胸闷、乏力等各种症状。如药物治疗无效的充血性心力衰竭、严重肥厚性梗阻型心肌病，可以在心脏各部分安装多个起搏器，同步产生多个电刺激命令，帮助心肌收缩。

3. 心搏骤停　心脏停止跳动数分钟就能致死，一些疾病可引发心搏骤停或致命性恶性室性心律失常（如快速室性心动过速、心室颤动），可以安装具有除颤器功能的起搏器，能恢复心脏有规律的跳动。某些心脏病综合治疗中（颈动脉窦高敏综合征、血管迷走性晕厥、特发性Q-T延长综合征、预防快速房性心律失常等），起搏器还是不可或缺或唯一的治疗手段。

【检查指导】

1. 检查项目　心脏起搏器植入术。

2. 检查目的及注意事项

（1）目的：治疗由于某些心律失常所致的心脏功能障碍。

（2）注意事项：应加强术后心电监护，包括早期的起搏阈值升高、感知灵敏度改变及电极导线脱位等，尤其是起搏器依赖者。另外，由于电极导线通过穿刺点与外界相通，因此要注意局部清洁，避免感染，尤其是放置时间较长者。另外，经股静脉临时起搏后患儿应保持平卧位，静脉穿刺侧下肢制动。

【围术期指导】

1. 术前准备及注意事项

（1）向患儿及家长解释手术意义及手术前后注意的事项，消除患儿及家长顾虑，配合治疗。

（2）常规备皮。皮肤准备术前皮肤准备范围应较大些，因为预定静脉插管如失败，常在其附近甚至改行对侧穿刺，手术部位清洁应彻底。

（3）药物准备术前常规做抗生素（如青霉素）皮试。

（4）术前训练床上大小便，指导患儿熟练掌握呼气屏气动作，以便配合静脉穿刺插入起搏器导管。

（5）手术前 6 小时禁食、禁水。

（6）按医嘱注射镇静剂。

（7）开放静脉通道。

（8）备齐抢救药物及仪器设备。持续 24 小时心电监护：重点观察心率、心律，有无不起搏、不感知等现象。

2. 术后注意事项

（1）术后心电监测：给予持续心电、血压监护，密切观察心电监护，发现异常及时报告，尤其要注意观察心率和起搏器是否一致，发现异常立即汇报，同时注意询问患儿有无不舒适主诉，注意并发症的观察以便尽早发现并处理。

（2）防止电极移位：术后嘱患儿减少术侧上身活动，卧床休息 3 日，嘱患儿平卧、低半卧位或稍左侧卧位，禁止术侧肢体过度外展和上举。指导患儿避免剧烈咳嗽，不要突然起床、用力等。72 小时后可下床在室内轻度活动，指导患儿适当进行上肢及肩关节的前后活动，尽早恢复正常肢体功能。但要注意循序渐进，避免做重复、剧烈的甩手动作及肩部负重。

（3）皮肤护理：沙袋压迫切口 4~6 小时，术后 7 日内每日及时更换切口敷料，观察皮肤色泽及局部有无红、肿、热、痛、出血或积血，结合体温、血常规判断有无感染。术后常规使用抗生素 3~5 日。

（4）观察并发症：观察有无腹壁肌肉抽动、心脏穿孔等表现，有无伤口渗血、红肿，监测体温、脉搏、心率及心电图，以尽早发现出血、感染等并发症及有无导管电极移位或起搏器感知障碍。如有异常，及时报告医生处理。

（5）给予高维生素、高营养、易消化的饮食，少食多餐，鼓励患儿术后多饮水，补充水分。对于排便困难者，鼓励患儿多吃新鲜水果、蔬菜，以保证大便通畅。

【出院指导】

1. 可适当做家务和正常学习；身体锻炼量力而行，如活动出现头晕、黑蒙、胸闷、乏力等请及时就医。

2. 教给患儿家长正确测量脉搏的方法，了解固定频率；如低于起搏频率应立即去医院检查。

3. 生活有规律、戒烟酒、严禁暴饮暴食；保持情绪稳定，保证睡眠质量，防止感冒。

4. 患儿需远离高压磁场的环境，如电视台发射站、雷达区、变电站、电焊场所等；看电视距离 1m 远，手机应健侧使用；避免患侧听半导体收音机；下雨有雷电时，尽量在屋内不要外出，以免干扰起搏器正常工作。

5. 患侧上肢半年内不能抬高于肩部，不能大幅度外旋外展，以免电极脱掉；发现切口局部红肿及近期体温升高，应立即到医院就诊。

6. 因其他原因就医时应将起搏器情况告知医生，以免对起搏器有不良影响的检查或治疗，如磁共振、电热疗法、磁疗、电烧灼术、放疗等。

7. 出院后按照医嘱继续服药；外出时随身携带起搏器保险卡，卡片注有姓名、年龄、安装起搏器的类型、型号、安装日期等，以便发生意外就近检查。

8. 定期复查很重要。门诊随访应于患者出院后，满 1 个月、2 个月、3 个月后来院复查，以调整起搏器的功能。

（刘　平　陈　铮　张何影）

第三章

泌尿生殖系统疾病健康教育

第一节　肾病综合征

【概述】

肾病综合征（nephrotic syndrome，NS），简称肾病，是由多种病因引起的肾小球基膜通透性增加，导致大量蛋白自尿中丢失的一种临床综合征。

肾病按病因可分为原发性、继发性和先天性三大类。小儿时期多为原发性肾病，病因不明。按目前国内临床分型分为单纯性和肾炎性肾病两型，其中以单纯性肾病多见。继发性肾病是指在诊断明确的原发病基础上出现肾病表现，病因广泛而复杂。先天性肾病属常染色体隐性遗传。

【临床表现】

1. 主要临床表现　大量蛋白尿、低蛋白血症、高胆固醇血症、不同程度的水肿。

2. 单纯性肾病临床表现　全身凹陷性水肿，以颜面、下肢、阴囊明显，严重者可有腹水、胸腔积液。

3. 肾炎性肾病临床表现　除具备肾病四大特征外，尚有明显血尿、高血压、血清补体下降和氮质血症四项之一或者多项者。

4. 并发症　感染、电解质紊乱、低血容量、高凝状态及血栓形成、急性肾功能衰竭、生长延迟。

【检查指导】

1. 检查项目 尿常规、24 小时尿蛋白定量、血生化。

2. 检查目的及注意事项

（1）尿常规

1）目的：尿常规为诊断肾病综合征的主要手段，可显示尿蛋白的结果。

2）注意事项：通常送检晨尿。所谓晨尿，即起床后空腹状态下第一次排出的尿液。因晨尿受食物及其他因素干扰最少，各种成分的含量最稳定。注意避免外物混入干扰检测结果：如女孩应避开经期留尿，留尿前注意清洁外阴及尿道口，留取中段尿，最好将尿液直接排入送检的专用小瓶内并及时送检。

（2）24 小时尿蛋白定量

1）目的：24 小时尿蛋白定量为诊断肾病综合征的主要手段，可显示尿蛋白的结果。

2）注意事项：①留尿 24 小时尿标本的方法为：弃去留尿当日清晨第一次尿，因为当日清晨第一次尿代表的是前一天夜间的尿液，所以从当日清晨第二次排尿开始留取尿液，一直留到第二日清晨第一次排尿后为止。将所留取的 24 小时尿液全部置于一个容器内并混匀，再从中留取 10ml 尿液送检即可。要记住在化验单上标明 24 小时尿液总量，以供医生换算尿蛋白定量所用。②第一，要保证每次排尿均要全部保留，尤其是婴幼儿，家长稍不注意患儿就有可能把尿随意排在外面（地上或衣裤上）。第二，收集 24 小时尿期间不可同时留取其他项目的尿标本，以免影响尿量及蛋白质含量的精确度。第三，收集 24 小时尿期间注意妥善存放尿液，应放置在较为凉爽及通风较好的地方，一般情况下室温存放即可。若夏季室温过高可放在有空调的房间，切忌阳光直射，以免尿液变质。第四，注意留取尿液过程中不要被患儿大便及阴道分泌物所污染，年龄过小的患儿必要时可以适当使用尿液收集器。第五，当患儿正在进行某种特殊治疗（如环磷酰胺冲击治疗）时，需要大量饮水或从静脉额外补充液体以降低血药浓度，此时尿液会被稀释，不宜在此时留取 24 小时尿标本。第六，女孩月经期不宜留取 24 小时尿标本。

（3）血生化

1）目的：血生化可以显示血浆蛋白、血清胆固醇的情况，血浆蛋白及血清胆固醇为诊断肾病综合征的主要手段。还可以显示肌酐、尿素氮的情况，可以判断肾功能的情况。

2）注意事项：晨起空腹血，空腹 8 小时以上。避免剧烈运动。注意三查八对，采集足够血量，及时送检。

【用药指导】

1. 糖皮质激素

（1）目的：可以通过抑制炎症反应、抑制免疫反应、抑制醛固酮和抗利尿激素分泌，影响肾小球基底膜通透性等发挥利尿、消除尿蛋白的作用。

（2）方法：遵医嘱口服或静脉输液。

（3）不良反应：长时间服用激素容易出现肥胖、满月脸、多毛等副作用，上述副作用在合理停药后可自行消失。还会出现高血压、高血糖，骨质疏松，感染，诱发或加重溃疡，抑制儿童生长发育，白内障或青光眼，精神症状等。

（4）注意事项：按时按量用药，不可漏服或擅自停药。

2. 免疫抑制剂

（1）目的：发挥免疫抑制作用。

（2）方法：遵医嘱口服或静脉输液。

（3）不良反应：胃肠道反应（恶心、呕吐），肝功能损坏，肾毒性，高血压，脱发，骨髓抑制，出血性膀胱炎，感染等。

（4）注意事项：毒副作用大，遵医嘱按时按量用药。

【出院指导】

1. 向患儿及家长讲解糖皮质激素是治疗本病的首选药物，但副作用比较多，有些可以在停药后自行恢复，为了治疗效果，一定要遵医嘱坚持按计划用药，遵医嘱逐渐减量，切忌骤然停药，以免发生反跳现象。

2. 告知患儿及家长要定期到医院接受复查，出院后定时复查尿常规。

3. 告知患儿及家长强调预防肾病综合征复发的关键是防治感染，一旦出现呼吸道感染、皮肤感染等症状时，要及时到医院接受治疗。

4. 告知患儿家长预防接种应在病情完全缓解且停用糖皮质激素3个月后方可进行，否则可能引起复发。

5. 指导患儿合理饮食，注意劳逸结合。

第二节　急性肾小球肾炎

【概述】

急性肾小球肾炎（acute glomerulonephritis，AGN）简称急性肾炎，广义上是指一组病因不一，临床表现为急性起病，以水肿，血尿，高血压，并伴有少尿，肾小球滤过减少为特点的肾小球疾患，所以又称为急性肾炎综合征。其中绝大多数属急性链球菌感染后肾小球肾炎。患儿发病前往往有感冒、扁桃体炎或皮肤化脓感染等前驱疾病，本病是小儿时期最常见的一种肾脏疾病。常见于3~8岁儿童，2岁以下儿童极少见。预后一般良好，病程为6个月至1年，发展为慢性肾炎者仅极少数。少数患儿可在发病的头1周出现严重症状，如高血压脑病、肾功能不全、心衰等。

【临床表现】

1. 前驱感染　90%患儿有链球菌的前驱感染，以呼吸道及皮肤感染为主。

2. 水肿 70%的患儿有水肿，一般仅累及眼睑及颜面部，重者2~3日遍及全身，呈非凹陷性。

3. 血尿 50%~70%患儿有肉眼血尿，持续1~2周即转镜下血尿。

4. 高血压 30%~80%患儿有血压增高。一般学龄前儿童>120/80mmHg，学龄儿童>130/90mmHg即为高血压。

5. 尿量减少，肉眼血尿，严重者可伴有排尿困难。

6. 急性期常有全身不适，乏力，食欲减退，发热，头痛，头晕，咳嗽，气促，恶心，呕吐，腹痛及鼻出血等。

7. 高血压脑病 部分严重患儿可因血压急剧增高伴发神经系统症状，如头痛，呕吐，惊厥甚至视力障碍。

8. 急性肾衰竭 急性肾炎时可有程度不一的少尿性氮质血症，发展为急性肾衰竭者较少数。

【检查指导】

1. 检查项目：尿常规，血常规，血生化，免疫学检查，血清补体测定。

2. 检查目的及注意事项

（1）尿常规

1）目的：查看患儿尿红细胞、尿蛋白的情况。

2）注意事项：详见本章第一节"肾病综合征"。

（2）血常规

1）目的：查看患儿感染情况。

2）注意事项：注意三查八对，采集足够血量，及时送检。

（3）血生化

1）目的：显示肌酐、尿素氮的情况，可以判断肾功能的情况。

2）注意事项：晨起空腹血，空腹8小时以上。避免剧烈运动。注意三查八对，采集足够血量，及时送检。

（4）免疫学检查

1）目的：可作为判断近期有无链球菌感染的证据，包括：抗链球菌溶菌素"O"（ASO），抗链激酶、抗透明质酸酶、抗 DNA 酶 B 及抗二磷酸吡啶核苷酸酶。

2）注意事项：注意三查八对，采集足够血量，及时送检。

（5）血清补体测定

1）目的：查看血清总补体 CH50 和补体 C3 的测定。

2）注意事项：注意三查八对，采集足够血量，及时送检。

【用药指导】

1. 抗生素

（1）目的：治疗感染。

（2）方法：遵医嘱静脉输液。

（3）不良反应：少数情况下发生过敏反应；毒性反应。

（4）注意事项：输液前询问过敏史，遵医嘱给予皮试治疗，皮试阴性给予输注抗生素。输液时如有不适，如胸闷，恶心，皮疹等，及时告知医护人员，给予处理。

2. 降压药（硝苯地平）

（1）目的：降低血压。

（2）方法：舌下含服或口服。

（3）不良反应：头晕、头痛，低血压，有发热感，面部潮红等。

（4）注意事项：定时测量血压，了解降压效果，注意降压药的不良反应，防止发生低血压。

3. 利尿剂

（1）目的：增加尿量。

（2）方法：遵医嘱口服或静脉注射。

（3）不良反应：水、电解质紊乱。

（4）注意事项：准确记录出入量，观察患儿用药前、后尿量及水肿的变化，注意利尿剂的副作用，如低钾血症、低钠血症等。

【出院指导】

1. 向患儿及家长介绍有关药物的作用、用法、疗程、注意事项以及不良反应等，叮嘱其不可以随便停用或增减药物。

2. 告知患儿及家长要定期到医院接受复查，出院后每周复查尿常规 1 次，2 个月后改为每月 1 次，直至正常。

3. 告知患儿及家长强调预防急性肾小球肾炎的关键是防治感染，一旦出现呼吸道感染、皮肤感染等症状时，要及时到医院接受治疗。

4. 告知患儿及家长休息及饮食的重要性，在出院后的1~2个月内活动量要加以限制，3 个月内避免剧烈活动，1 年之后才可以进行正常的活动。

第三节　IgA 肾病

【概述】

IgA 肾病（IgA-nephropathy）是指肾小球系膜区有广泛、显著的 IgA 沉着的肾小球疾患，故为一免疫病理诊断。其特征是肾小球系膜区有弥漫性的 IgA 沉着，这种病变伴随着不同程度的局灶性或弥漫性系膜增生。临床上常以发作性短暂肉眼血尿和镜下血尿为其特点，故临床上常称为再发性血尿，良性再发性血尿，局灶性肾炎等。

【临床表现】

1. 发作性肉眼血尿。

2. 镜下血尿伴或不伴无症状性蛋白尿。

3. 肾病综合征。

4. 肾炎综合征。

5. 单纯性蛋白尿。

6. 急进性肾炎。

【检查指导】

1. 检查项目 肾活检。

2. 检查目的及注意事项

（1）目的：根据肾活检结果确诊，免疫荧光镜检以 IgA 沉积为主是确诊的关键。

（2）注意事项

1）术前护理

①嘱家长应配合医生，提供详细病史，为医生判断是否有必要做肾活检提供依据，特别注意有无出血性疾病（如特发性血小板减少性紫癜）。

②征求家长及患儿同意并在知情同意书上签字。

③监测血压，血压升高者应术前服降压药，使血压得到控制后方可行肾活检穿刺术。

④术前检查出凝血时间、血小板计数、凝血酶原时间及纤维蛋白原、血型，必要时配血以备急用。同时测血尿素氮及血肌酐，以了解肾功能状况。

⑤预先做肾超声检查，了解肾脏大小。

⑥术前禁食 6 小时，术前 30 分钟~1 小时注射止血药。并放置留置针。

⑦术前训练患儿在俯卧位时控制呼吸，吸气并憋气达 20 秒以上即可，尽量屏气 30 秒以上最好，争取术中充分配合。训练屏气时应让患儿俯卧位，并在腹下垫一个枕头。年幼患儿不会屏气且术中不易配合，必要时可给予镇静剂。由于肾活检穿刺术后需要卧床观察 24 小时，因此对于年龄较大、已经习惯去卫生间排尿的患儿还要在术前 3 日开始训练床上排尿，为术后卧床排尿做准备。

⑧应保持皮肤清洁，术前 1 日为患儿洗澡、更衣（注意保暖、避免受凉）。

⑨因为肾活检穿刺术后需要卧床观察 24 小时，因此应提

醒家长让患儿在术前当日至少排一次大便，以减少卧床时排大便的不适和痛苦。

⑩术前应停用所有的抗凝血药物。

⑪准备大量白开水（无水肿的患儿），肾活检穿刺术后鼓励患儿多饮水。

⑫如不能配合的患儿，术前遵医嘱剥夺睡眠，术前30分钟应用镇静药物。

2）术后护理

①肾穿刺术后患儿在医生及护士的帮助下，可保持俯卧位，用平车送回病房，然后平卧在病床上24小时，儿童不要翻身或坐起，但四肢可适当活动。

②密切观察患儿的血压、心率和呼吸。患儿安全返回病房后，给予患儿心电监护，密切监测生命体征，于术后0分钟、15分钟、30分钟、45分钟、1小时、2小时各记录一次，平稳后改为4小时一次。如有异常，及时报告医生，给予处理。有下列情况时及时通知医生：腹痛、腰痛、生命体征变化、持续肉眼血尿、呕吐等不适。

③在病情允许的情况下，嘱患儿多饮水，以排出输尿管中的残留血块。观察尿液情况，主要观察有无肉眼血尿，密切观察患儿的面色、血压、体温、心率及呼吸，观察有无出血症状，如面色苍白、脉搏细弱、血压下降，如有应通知医生及时处理。

④保持皮肤清洁、干燥，注意伤口有无渗血、渗液。

⑤术后卧床休息24小时，伤口沙袋加压6~8小时，腹带加压包扎24小时，术后6~8小时撤除沙袋、24小时撤除腹带，之后可下地轻微活动。

⑥术后次日晨留取尿常规一次。

⑦遵医嘱给患儿静脉输注抗生素，防止术后感染。

⑧饮食应给予易消化食物。无水肿的患儿，可多饮水，多

食蔬菜、水果，有利于软化粪便，防止便秘。可顺时针方向轻轻按摩腹部，增加肠蠕动，促进排便，防止便秘致腹压增高而诱发出血。

⑨手术当天不要进食大量甜食，因术后要给予腹带加压预防出血，而甜食易引起腹胀，会加重患儿的不适感。

⑩术后1周内，患儿应以卧床休息为主，避免剧烈活动，如奔跑、跳跃、打闹等。

⑪术后1个月内，避免大笑、用力咳嗽、提重物等，同时避免剧烈运动，如跑、跳等，因其会导致腹压增高。

【用药指导】

1. 糖皮质激素

（1）目的：可以通过抑制炎症反应、抑制免疫反应、抑制醛固酮和抗利尿激素分泌，影响肾小球基底膜通透性等发挥利尿、消除尿蛋白的作用。

（2）方法：遵医嘱口服或静脉输液。

（3）不良反应：长时间服用激素容易出现肥胖、满月脸、多毛等副作用，上述副作用在合理停药后可自行消失。还会出现高血压、高血糖，骨质疏松，感染，诱发或加重溃疡，抑制儿童生长发育，白内障或青光眼，精神症状等。

（4）注意事项：按时按量用药，不可漏服或擅自停药。

2. 免疫抑制剂

（1）目的：发挥免疫抑制作用。

（2）方法：遵医嘱口服或静脉输液。

（3）不良反应：胃肠道反应（恶心、呕吐），肝功能损坏，肾毒性，高血压，脱发，骨髓抑制，出血性膀胱炎，感染等。

（4）注意事项：毒副作用大，遵医嘱按时按量用药。

【出院指导】

1. 告知患儿及家长要定期到医院接受复查，出院后定时复查尿常规。

2. 积极消除易感和诱发因素，如上呼吸道、皮肤、肠道、尿路感染，根治疮疖，真菌感染，对反复因扁桃体炎而诱发血尿发作的患儿，可行扁桃体切除术，儿童包皮过长者宜适时环切。一旦出现感染，应积极治疗。

3. 指导患儿合理饮食，注意劳逸结合。因劳累过度，剧烈运动，常可使血尿增加，故应做到起居有节，注意卧床休息。适度锻炼身体，防止熬夜，过度疲劳及剧烈运动。

4. 告知患儿及家长注意肾活检伤口的情况，如有腰痛等不适，立即就医，给予相应治疗。

第四节　过敏性紫癜性肾炎

【概述】

过敏性紫癜性肾炎（purpura nephritis）简称紫癜性肾炎，是指过敏性紫癜时肾实质的损害。过敏性紫癜性肾炎临床表现除有皮肤紫癜、关节肿痛、腹痛、便血外，肾脏受累主要表现为血尿和蛋白尿、部分重症患儿可引起肾功能受损。肾脏受累多发生于皮肤紫癜后数日至数周内。

【临床表现】

1. 皮疹　绝大多数患儿以皮疹为首发症状。过敏性紫癜特征性皮疹为出血性，对称分布，在下肢远端，踝膝关节周围密集，其次为臀部及上肢，也可发生于面部，躯干少见。

2. 关节症状　半数以上患儿可发生多发性，游走性关节肿痛，关节周围有皮疹者，肿痛更明显，受累关节活动受限，数日消退后无关节变形。

3. 消化道症状　常见的症状为腹痛，呈阵发性绞痛。可伴呕吐，血便，呕血，易误诊为急腹症。

4. 肾脏症状　血尿，蛋白尿。

5. 其他　水肿，高血压，氮质血症。

【检查指导】

1. 检查项目　肾活检。

2. 检查目的及注意事项

（1）目的：根据肾活检结果确诊。

（2）注意事项

1）术前护理：详见本章第三节"IgA 肾病"。

2）术后护理：详见本章第三节"IgA 肾病"。

【用药指导】

1. 糖皮质激素

（1）目的：可以通过抑制炎症反应、抑制免疫反应、抑制醛固酮和抗利尿激素分泌，影响肾小球基底膜通透性等发挥利尿、消除尿蛋白的作用。

（2）方法：遵医嘱口服或静脉输液。

（3）不良反应：长时间服用激素容易出现肥胖、满月脸、多毛等副作用，上述副作用在合理停药后可自行消失。还会出现高血压、高血糖，骨质疏松，感染，诱发或加重溃疡，抑制儿童生长发育，白内障或青光眼，精神症状等。

（4）注意事项：按时按量用药，不可漏服或擅自停药。

2. 免疫抑制剂

（1）目的：发挥免疫抑制作用。

（2）方法：遵医嘱口服或静脉输液。

（3）不良反应：胃肠道反应（恶心、呕吐），肝功能损坏，肾毒性，高血压，脱发，骨髓抑制，出血性膀胱炎，感染等。

（4）注意事项：毒副作用大，遵医嘱按时按量用药。

【出院指导】

1. 合理搭配饮食，给予低盐低脂低优质蛋白，免鱼虾蛋奶的饮食。多吃富含维生素 C、钙质、维生素 K 的食物，维生素 C 是保护血管和减低血管通透性的必要物质，如新鲜蔬菜、水果。

2. 尽可能避免接触各种可能致病的过敏原。

3. 指导家长定期门诊复查尿常规，至少监测半年。

4. 患儿应保持生活规律，充分休息，避免过度疲劳，避免到人多的公共场所。注意防止感染。

5. 告知家长遵医嘱按时服药，避免服用对肾脏有毒的药物。尤其是激素，应遵医嘱逐渐减停，不可自行停药，防止病情复发。

第五节　狼疮性肾炎

【概述】

狼疮性肾炎（lupus nephritis，LN）是系统性红斑狼疮（SLE）的肾脏表现。SLE 是一种累及多个器官的自身免疫性疾病，发病率和死亡率较高，约 15%~20% 的 SLE 在儿童期发病，其中 30%~80% 的有肾脏受累。儿童 SLE 常发生于青春期，女孩发病较男孩多。与成人相比，儿童 SLE 更常累及肾脏、神经系统，预后更差。儿童肾脏受累的表现差异很大，可从尿液分析发现轻微异常至严重的肾功能不全需要肾替代治疗。

【临床表现】

1. 肾脏受累表现　可有不同程度的血尿、蛋白尿，常伴管型尿及肾功能损害。

（1）急性肾炎型，较少见。

（2）肾病综合征型：可表现为单纯性肾病综合征或肾病综合征伴随肾炎性肾病。

（3）急进性肾炎型，少见，急起进展快，肾功能迅速恶化，短时间内发展为肾功能衰竭。

（4）慢性肾炎型。

（5）孤立性血尿和（或）蛋白尿型。

（6）肾小管间质损害型。

2. 全身表现

（1）一般症状：病初有发热，乏力，食欲减退及体重下降。

（2）关节炎：90%患儿有多发性小关节疼痛，1/3 伴肌痛。

（3）皮肤黏膜损害：50%患儿出现蝶形红斑，50%出现脱发，还可有口腔溃疡。

（4）浆膜腔炎。

（5）血液系统：贫血，白细胞减少，血小板减少。

（6）心血管系统；心肌炎，心瓣膜炎，心包炎，心力衰竭。

（7）呼吸系统：可有咳嗽，气促。

（8）神经系统：临床表现复杂多样，如精神异常，偏瘫，舞蹈病，头痛，运动性失语等。

（9）其他：可见肝脾大，腹痛，肺出血，眼部病变。

【检查指导】

1. 检查项目　尿常规、血常规、血生化、血清补体测定、肾活检。

2. 检查目的及注意事项

（1）尿常规

1）目的：查看患儿尿红细胞、尿蛋白的情况。

2）注意事项：详见本章第一节"肾病综合征"。

（2）血常规

1）目的：查看患儿有无中性粒细胞、淋巴细胞和血小板的减少。

2）注意事项：注意三查八对，采集足够血量，及时送检。

（3）血生化

1）目的：判断肾功能及肝功能的情况。

2）注意事项：晨起空腹采血，空腹 8 小时以上。避免剧烈运动。注意三查八对，采集足够血量，及时送检。

（4）血清补体测定

1）目的：查看自身抗体，补体 C3 和补体 C4 的测定。

2）注意事项：注意三查八对，采集足够血量，及时送检。

（5）肾活检

1）目的：根据肾活检结果确诊。

2）注意事项

①术前护理：详见本章第三节"IgA 肾病"。

②术后护理：详见本章第三节"IgA 肾病"。

【用药指导】

1. 糖皮质激素

（1）目的：可以通过抑制炎症反应、抑制免疫反应、抑制醛固酮和抗利尿激素分泌，影响肾小球基底膜通透性等发挥利尿、消除尿蛋白的作用。

（2）方法：遵医嘱口服或静脉输液。

（3）不良反应：长时间服用激素容易出现肥胖、满月脸、多毛等副作用，上述副作用在合理停药后可自行消失。还会出现高血压、高血糖，骨质疏松，感染，诱发或加重溃疡，抑制儿童生长发育，白内障或青光眼，精神症状等。

（4）注意事项：按时按量用药，不可漏服或擅自停药。

2. 免疫抑制剂

（1）目的：发挥免疫抑制作用。

（2）方法：遵医嘱口服或静脉输液。

（3）不良反应：胃肠道反应（恶心、呕吐），肝功能损坏，肾毒性，高血压，脱发，骨髓抑制，出血性膀胱炎，感染等。

（4）注意事项：毒副作用大，遵医嘱按时按量用药。

【出院指导】

1. 避免诱发因素。患儿要避免长时间接触日光，防紫外线照射，避免刺激性物质接触皮肤等。

2. 根据患儿病情变化调整不同的饮食。有水肿、高血压者控制钠盐的摄入，每日不超过 2~3g。肾功能损害严重、大量蛋白尿者，易造成低蛋白血症，给予优质蛋白饮食，如牛奶、鸡蛋、瘦肉、鱼等。少食增强光敏感作用的食物，如芹菜、蘑菇等。使用激素药物期间，适当控制食量，少吃含糖高的食物。

3. 告知出院患儿及家长控制疾病的基本知识，继续服药者一定要遵医嘱用药，不得随意增量、减量、停药。定期复查，作息要规律，避免劳累、受凉，增强体质，提高免疫力。

第六节　乙型肝炎病毒相关性肾炎

【概述】

乙型肝炎病毒相关性肾炎（hepatitis B virus associated glomerulonephritis，HBV-GN）简称乙肝相关性肾炎，是指HBV 感染人体后通过免疫反应形成免疫复合物，导致肾小球损伤的疾病。HBV-GN 在我国为儿童继发性肾小球疾病中常见的类型之一。临床多表现为蛋白尿伴血尿，病理表现以膜性肾病（MN）多见。

【临床表现】

1. 学龄儿童多见，男多于女，起病隐匿，多数患儿无自觉症状。

2. 肾脏症状　多数患儿可有血尿、蛋白尿。可表现为肾炎综合征或肾病综合征，但临床表现多不典型。

3. 肝脏症状 大多数无肝炎表现。

【检查指导】

1. 检查项目 尿常规、感染筛查、肾活检。

2. 检查目的及注意事项

（1）尿常规

1）目的：查看患儿尿红细胞、尿蛋白的情况。

2）注意事项：详见本章第一节"肾病综合征"。

（2）感染筛查

1）目的：查看患儿血清 HBV 抗原的情况。

2）注意事项：注意三查八对，采集足够血量，及时送检。

（3）肾活检

1）目的：根据肾活检结果确诊。

2）注意事项

①术前护理：详见本章第三节"IgA 肾病"。

②术后护理：详见本章第三节"IgA 肾病"。

【用药指导】

1. 干扰素

（1）目的：具有可靠的抗病毒和免疫调节的双重作用，其抗病毒作用主要通过干扰素与细胞膜上的干扰素受体结合，诱发多种抗病毒蛋白，阻碍病毒核酸及蛋白的合成，抑制病毒复制。

（2）方法：皮下注射。

（3）不良反应：全身反应主要表现为流感样症状，即寒战、发热和不适。骨髓抑制在用药中可出现白细胞、血小板和网状红细胞减少。

（4）注意事项：观察患儿有无不良反应发生，如出现不良反应，及时告知医生，给予处理。

2. 拉米夫定

（1）目的：抑制乙型肝炎病毒复制作用，能迅速的降低患儿体内的 HBV-DNA 滴度，且以原型经肾脏排泄，从而阻止HBV 对肾脏的损害。

（2）方法：口服。

（3）不良反应：乏力、头痛、恶心、呕吐等。

（4）注意事项：副作用大，遵医嘱按时按量用药。

【出院指导】

1. 定时门诊复查尿常规、HBV-DNA 水平。

2. 按医嘱给予用药。

3. 切断乙肝病毒传播途径，注意卫生，预防感染。

第七节　Alport 综合征

【概述】

Alport 综合征（Alport syndrome，AS）是以血尿、感音神经性耳聋以及眼部疾病为主要临床表现的进行性的遗传性肾脏疾病。Alport 综合征存在三种遗传方式，即 X 连锁显性遗传、常染色体隐性遗传和常染色体显性遗传。其中 X 连锁显性遗传最常见，约占 80%～85%；常染色体隐性遗传次之，约占Alport 综合征的 15%左右；常染色体显性遗传型 Alport 综合征非常少见，约占 5%。

【临床表现】

1. 肾脏表现　以血尿最常见，多为肾小球性血尿。受累男性患儿表现为持续镜下血尿，其中许多人在 10～15 岁前可因上呼吸道感染或劳累后出现阵发性肉眼血尿。受累女性患儿可表现为间歇性血尿，但也有约 10%～15%的女性基因携带者从无血尿。

2. 听力障碍　约 50%伴有双侧感音神经性耳聋，耳聋为进行性，可以不完全对称，但尚无报道耳聋为先天性。

3. 眼部病变 Alport 综合征伴有眼部异常者约占 15% ~ 30%，多为男性患儿。

4. 血液系统异常 巨血小板减少症，粒细胞或巨噬细胞内包涵体等。

【检查指导】

1. 检查项目 皮肤活检，肾活检。

2. 检查目的及注意事项

（1）皮肤活检

1）目的：根据皮肤活检结果确诊。

2）注意事项：查看皮肤活检处伤口有无渗血渗液、红肿等情况，告知医生，给予处理。

（2）肾活检

1）目的：根据肾活检结果确诊。

2）注意事项

①术前护理：详见本章第三节"IgA 肾病"。

②术后护理：详见本章第三节"IgA 肾病"。

【用药指导】

1. 目前尚无特效治疗，根据症状给予对症支持治疗。

2. 肾移植治疗效果较好。

【出院指导】

因为目前尚没有有效的根治手段，因此对于 Alport 综合征患儿进行定期随访尤为重要。随访项目包括尿常规、肾早损、尿蛋白定量（24 小时尿蛋白或尿蛋白/肌酐比）、肾功能（血肌酐、尿素氮及血肌酐清除率）、血压、听力、视力以及药物副作用等。

一般每 2~4 周复查 1 次尿常规、尿蛋白定量和（或）肾早损，每 1~3 个月复查 1 次肾功能，每 6~12 个月复查 1 次听力、视力检测。如果病情有明显变化，随时就诊。

第八节　范可尼综合征

【概述】

范可尼综合征（Fanconi syndrome）是一种多发性近端肾小管功能紊乱，其特征是尿中大量丢失氨基酸、葡萄糖、磷、HCO_3^-以及其他由近端小管重吸收的物质。肾小球滤过率最初并不受累。其代谢异常表现为酸中毒、多尿、脱水、低钾血症、低磷血症、佝偻病、骨软化及生长发育迟缓。

【临床表现】

1. 佝偻病和发育迟缓是最常见的症状。

2. 肾小管酸中毒。

3. 烦渴、多尿、脱水。

4. 低钾血症。

5. 低钠血症。

6. 蛋白尿。

【检查指导】

1. 检查项目　尿常规，尿代谢筛查。

2. 检查目的及注意事项

（1）尿常规

1）目的：查看患儿尿 pH、尿蛋白、尿糖的情况。

2）注意事项：详见本章第一节"肾病综合征"。

（2）尿代谢感染筛查

1）目的：查看患儿尿氨基酸的情况。

2）注意事项：最好是清晨第一次尿，留取中段尿，留取足够尿量，及时送检。

【用药指导】

1. 碱性药物

（1）目的：纠正酸中毒。

（2）方法：口服。

（3）不良反应：电解质紊乱。

（4）注意事项：由于患儿需要用碱剂治疗且必须坚持长期治疗数年甚至终身治疗，故在服用碱剂的过程中，并要密切注意临床表现和血生化、血气分析，及时调整药物的剂量，防止碱中毒。

2. 氢氯噻嗪

（1）目的：对于不能耐受大剂量碱性药物治疗的患儿可给予氢氯噻嗪，它可使细胞外液容积减少而提高碳酸氢盐的肾阈，从而使酸中毒改善。

（2）方法：口服。

（3）不良反应：水、电解质紊乱。

（4）注意事项：可导致低钾血症和低钠血症，需定时监测血生化的情况。

【出院指导】

定期门诊随访，定期到医院检查尿常规、尿代谢筛查、血电解质的情况。在医生指导下正规服药。指导正确的饮食，保证患儿摄入足够的热量和优质蛋白。

第九节　溶血尿毒综合征

【概述】

溶血尿毒综合征（heomlytic uremic syndrome，HUS）是一种以微血管病性溶血性贫血、消耗性血小板减少和急性肾功能不全三联征为特点的疾病，是儿童期常见的导致肾功能不全的病因之一。根据起病时临床表现及病因可分为典型（D+HUS，腹泻相关型）、非典型（D−HUS，非腹泻相关型），根据其发病时临床表现是否包含全部三联征分为完全型（即表现上述三项）、部分型（只表现其中两项）。

【临床表现】

1. 前驱期　本期持续数日至 2 周，其后 5~10 日的无症状间歇期，发病前大都有胃肠道症状如发热，腹痛，腹泻，可有血便，少数可表现呼吸道症状。

2. 急性期　以溶血性贫血，出血和急性肾衰竭为突出表现。

（1）溶血性贫血：是本病早期的重要指征，发展迅速，在数小时内血红蛋白可降至 30~50g/L，患儿突现面色苍白，乏力伴肝脾大和血红蛋白尿。

（2）急性肾衰竭：一般与贫血同时发生，出现蛋白尿，血尿，少尿，甚至无尿，代谢性酸中毒，电解质紊乱及氮质血症。

（3）出血：几乎所有患儿有出血倾向，主要为消化道出血如血便，呕血，少数患儿伴发硬脑膜下血肿或视网膜出血，皮肤瘀斑少见。

（4）其他：有神经系统症状如易激惹，嗜睡，震颤，抽搐，昏迷，肢体瘫痪和心力衰竭，心律失常等。

3. 慢性期　肾功能的恢复程度与急性病情严重程度一致，表现为重型者可发展为慢性肾衰竭及高血压，或遗留神经系统的后遗症，如智力减退，行为异常，癫痫发作和偏瘫等。

【检查指导】

1. 检查项目　尿常规，血常规，血生化，凝血功能。

2. 检查目的及注意事项

（1）尿常规

1）目的：查看患儿尿红细胞、尿蛋白的情况。

2）注意事项：详见本章第一节"肾病综合征"。

（2）血常规

1）目的：查看患儿有无血红蛋白、血小板的减少，有无网织红细胞增高。

2）注意事项：注意三查八对，采集足够血量，及时送检。

（3）血生化

1）目的：判断肾功能情况，查看有无乳酸脱氢酶升高。

2）注意事项：晨起空腹血，空腹 8 小时以上。避免剧烈运动。注意三查八对，采集足够血量，及时送检。

（4）凝血功能

1）目的：查看患儿凝血情况。

2）注意事项：注意三查八对，保证抽血顺畅，采集足够血量，及时送检。

【用药指导】

1. 糖皮质激素

（1）目的：可以通过抑制炎症反应、抑制免疫反应、抑制醛固酮和抗利尿激素分泌，影响肾小球基底膜通透性等发挥利尿、消除尿蛋白的作用。

（2）方法：遵医嘱口服或静脉输液。

（3）不良反应：长时间服用激素容易出现肥胖、满月脸、多毛等副作用，上述副作用在合理停药后可自行消失。还会出现高血压、高血糖，骨质疏松，感染，诱发或加重溃疡，抑制儿童生长发育，白内障或青光眼，精神症状等。

（4）注意事项：按时按量用药，不可漏服或擅自停药。

2. 免疫抑制剂

（1）目的：发挥免疫抑制作用。

（2）方法：遵医嘱口服或静脉输液。

（3）不良反应：胃肠道反应（恶心、呕吐），肝功能损坏，肾毒性，高血压，脱发，骨髓抑制，出血性膀胱炎，感染等。

（4）注意事项：毒副作用大，遵医嘱按时按量用药。

3. 血浆

（1）目的：可补充 PGI_2 生成刺激因子，及其他抑制血小板聚集的因子。也可用血浆置换疗法。

（2）方法：静脉输注或血浆置换用。

（3）不良反应：发热、皮疹等过敏反应。

（4）注意事项：静脉输注时严格控制输血量和输血速度。

【出院指导】

患儿肾脏功能完全康复仍需很长时间，部分患儿可发展为慢性肾功能衰竭，因此做好出院指导和进行长期的随访具有重要的意义。出院时告知注意保证患儿休息和充足睡眠、避免劳累、按时服药的重要性；避免一些可成为溶血发作的诱因，如呼吸道和消化道的感染，避免接触一些化学物质、不乱用药物等。告知患儿及家长定期复查的意义和要求。讲解长期自我尿液监测的方法和意义，平时注意观察尿液颜色和尿量的情况，如出现尿色加深、泡沫多、尿量减少等情况时要及时去医院就诊。教会患儿及家长如何预防感染的措施。通过详细的出院指导提高患儿预防感染及自我保健能力，帮助患儿掌握自我监护的方法，从而促进康复，防止复发。

第十节　泌尿道感染

【概述】

泌尿道感染（urinary tract infection，UTI）俗称尿路感染，指病原体直接侵入尿路，在尿液中生长繁殖，并侵犯尿路黏膜或组织而引起损伤。

【临床表现】

1. 急性尿路感染　因年龄，感染部位及病情轻重临床表现不同，小儿时期尿路感染症状多不典型，且年龄越小全身症状越明显。

（1）新生儿：以全身症状为主，如发热或体温不升，面色苍白，吃奶差，呕吐，腹泻及体重不增等，伴有黄疸者较多见，部分患儿可有嗜睡，烦躁甚至惊厥，尿路刺激症状不明显。

（2）婴幼儿：发热为最突出表现，拒食，呕吐，腹泻等全身症状也较为明显，常伴有排尿时哭闹，尿布有臭味和顽固性尿布疹，尿路刺激症状随年龄增长而趋明显。

（3）年长儿：与成人症状相近。上尿路感染时，有发热，寒战，腹痛，多伴有尿路刺激症状，部分患儿可有血尿或蛋白尿，下尿路感染时，全身症状多缺乏，主要表现为尿频，尿急，尿痛等尿路刺激症状，可有终末血尿及遗尿。

2. 慢性尿路感染　病程多持续 1 年以上，症状轻重不等，可从无明显症状直至肾衰竭。反复发作者可表现为面容憔悴，倦怠无力，食欲减退，体重减轻，间歇性低热和进行性贫血，尿路刺激症状可无或间歇出现，部分患儿常以血尿，高血压，长期低热就诊，易误诊，女孩还可表现为无症状菌尿，易漏诊，但 B 超，静脉肾盂造影或核素肾图检查都会发现肾脏有瘢痕形成，该类患儿多合并有尿路畸形。

3. 无症状菌尿　是指临床无症状，中段尿培养菌落数 $\geq$ $10^5/ml$ 的有意义菌尿。

【检查指导】

1. 检查项目　尿常规，血常规，尿培养。

2. 检查目的及注意事项

（1）尿常规

1）目的：查看患儿尿白细胞的情况。

2）注意事项：详见本章第一节"肾病综合征"。

（2）血常规

1）目的：查看患儿白细胞的情况，感染情况。

2）注意事项：注意三查八对，采集足够血量，及时送检。

（3）尿培养

1）目的：是诊断泌尿道感染的重要证据。

2）注意事项：尿培养标本通常采集清晨首次新鲜中段尿。中段尿的收集方法是：在留尿的前一天晚上睡觉前用清洁温水清洗尿道口后，给患儿换上干净内裤。第二天清晨排尿前再用3%硼酸溶液清洗尿道口后，让患儿排尿，将准备好的无菌容器打开瓶盖准备接尿，刚开始的一段尿不要，留取排尿过程中中间的一段清洁尿液（即清洁中段尿）10～20ml 于无菌容器中，即可加盖后送检。在此过程中，家长尤其要注意操作，不能污染了无菌容器，否则会影响化验结果。对于不能配合的婴幼儿可用无菌尿袋收集尿标本，收集到的尿标本应在30分钟内送检。如不能马上送检，应放置在4℃冰箱内，以防细菌在尿液中繁殖，影响尿培养结果。

【用药指导】

抗生素

（1）目的：治疗感染。

（2）方法：遵医嘱静脉输液。

（3）不良反应：少数情况下发生过敏反应，毒性反应。

（4）注意事项：输液前询问过敏史，遵医嘱给予皮试治疗，皮试阴性给予输注抗生素。输液时如有不适，如胸闷、恶心、皮疹等，及时告知医护人员，给予处理。

【出院指导】

按时用药，定期复查，防止复发与再感染。在抗生素治疗疗程结束后每月随访1次，复查尿常规及尿培养，连续3个月，如无复发可认为治愈。反复发作的患儿每3～6个月复查一次，检查2年或更长时间。

（贾玉静　李盼盼）

第四章

血液系统疾病健康教育

第一节 儿童白血病

【概述】

白血病（leukaemia）是儿童癌症中最常见的恶性疾病，约占所有癌症的 30%。是骨髓内某一系造血细胞，不受控制地增生，破坏正常造血系统，并由血液输送到全身各器官组织，引起各种症状，是造血组织原发性肿瘤。儿童白血病主要为急性白血病（acute leukaemia），约占 95%，15 岁以下儿童发病率为 3/10 万~4/10 万，慢性白血病在儿童较罕见。男童发病率高于女童。目前病因尚不完全明了，临床可见有不同程度的贫血、出血、感染发热及肝、脾、淋巴结肿大和骨骼疼痛等。

【临床表现】

各型白血病的临床表现虽有一定差异但大致相同。

1. 一般症状除急性淋巴细胞白血病起病较急外，一般起病相对缓慢。早期多表现为精神不振、乏力、食欲缺乏，也有最初表现为上呼吸道感染的症状，骨和关节疼痛也是较常见症状。

2. 贫血 出现较早，呈进行性加重，以皮肤和口唇黏膜较明显，随着贫血的加重可出现活动后气促、虚弱无力等症状，其主要原因是由于骨髓造血干细胞受抑制所致。

3. 发热 多数患儿起病时即有发热，热型不定，发热的原因主要是继发感染。

4. 出血 以皮肤、黏膜出血多见，半数患儿有鼻出血、齿龈出血和皮肤瘀点、瘀斑，偶见颅内出血，出血的原因除血小板的质与量异常外，亦可由于白血病细胞对血管壁的浸润型损害，使渗透性增加。

5. 白血病细胞浸润引起的症状和体征

（1）多数患儿有脾脏轻度或中度肿大。

（2）肝脏多轻度肿大；淋巴结肿大多较轻，局限于颈、颌下、腋下、腹股沟等处；有腹腔淋巴结浸润者常诉腹痛。

（3）急性淋巴细胞白血病患儿多合并纵隔淋巴结肿大而产生呼吸困难等症状。

（4）约有 1/4 的患儿以骨或关节疼痛为首发症状，这是由于白血病细胞浸润骨膜或骨膜下出血所致。

（5）颅内压增高症状可出现在病程的任何时期，当白血病细胞侵犯脑实质和（或）脑膜时即导致中枢神经系统白血病（central nervous system leukemia，CNSL），出现头痛、呕吐、嗜睡、视乳头水肿、惊厥甚至昏迷，以及脑膜刺激征等颅内压增高的表现。

（6）脊髓浸润可致截瘫，脑脊液中可发现白血病细胞。白血病细胞浸润眶骨、颅骨、胸骨、肋骨或肝、肾、肌肉等组织，局部呈块状隆起，形成绿色瘤。白血病细胞也可浸润皮肤、睾丸、心脏等组织器官而出现相应的症状、体征。

【检查指导】

1. 检查项目 血常规、生化、骨髓穿刺检查、组织化学染色。

2. 检查目的及注意事项

（1）血常规

1）目的：通过标本采集了解患儿骨髓造血细胞的功能，协助诊断白血病。

2）注意事项：采血前中后注意三查八对，严格执行无菌操作，掌握正确的采血方法，采血过程中观察有无凝血；采血结束后，按压穿刺部位皮肤，避免揉搓，以防皮下出血、瘀斑。

（2）生化

1）目的：了解患儿治疗前的肝肾功能，必要时采取相应的治疗措施。

2）注意事项：静脉采血前禁食水 4~6 小时，静脉采血前中后注意三查八对，严格执行无菌操作，掌握正确的采血方法，采血过程中观察有无凝血；采血结束后，按压穿刺部位皮肤，避免揉搓，以防皮下出血、瘀斑；采血结束后患儿方可进食。

（3）骨髓穿刺检查及组织化学染色

1）目的：对疾病进行诊断。

2）注意事项：严格执行无菌操作，由于儿童不同部位造血程度存在较大差异，骨髓穿刺检查部位推荐首选髂骨或胫骨（年龄小于 1 岁者）。如骨髓穿刺检查困难可行骨髓凝块病理检查。穿刺时为避免患儿剧烈哭闹，可给予患儿镇静；穿刺结束后，穿刺部位用无菌纱布覆盖，避免感染。

【用药指导】

1. 熟悉各种化疗药物的特性、药理作用及给药途径，了解化疗方案。

（1）用药目的：治疗白血病，抑制癌细胞生长。

（2）用药方法：化疗药物多为静脉给药。

（3）不良反应：化疗药物最常见的不良反应为恶心、呕吐、食欲减退、也可致骨髓抑制，从而导致发热。

（4）注意事项

1）化疗药物多为静脉给药，且有较强的刺激性，药液渗漏可致局部疼痛、红肿甚至坏死；应有计划的选择血管，注射时由远心端向近心端，避免反复穿刺，药液应稀释到所要求浓度，注射时先用生理盐水穿刺，证实管路在血管内后再缓慢推药，注意边推边抽吸回血，最后用生理盐水冲管；必要时可选择中心静脉置管或周围静脉置管，以减轻反复穿刺给患儿带来的痛苦；操作中护士要注意自我保护，如戴好一次性手套，以防被药液污染。

2）出现化疗药物外渗时，应立即给予患儿停止化疗药物的输注，拔除输液针，用空针回抽血管内的药物，按比例配制20%利多卡因、5%碳酸氢钠及地塞米松封闭液，给予患儿外渗部位局部封闭治疗，待穿刺部位停止出血时，避开针眼部位，给予患儿20%硫酸镁局部湿敷，并给予患儿多磺酸粘多糖乳膏外涂；外渗时严禁热敷，因热敷可使细胞内溶酶活性增高，细胞自溶加重局部组织的损伤，应抬高患肢及避免局部受压。

3）由于白血病患儿化疗时间较长，长期静脉输注化疗药物，对外周血管损伤较大，根据患儿的家庭状况，可给予患儿静脉输液港的植入或进行 PICC 置管，以减少患儿化疗期间穿刺带来的疼痛，保护外周血管。

4）使用外周静脉进行发泡剂化疗药物包括蒽环类（多柔比星、表柔比星、吡柔比星、柔红霉素）及植物碱类（长春新碱、长春碱、长春地辛、长春瑞滨）等输注时，需重新选择血管穿刺成功后输注。输注蒽环类药物结束后，需用生理盐水及地塞米松静推后拔针，穿刺点周围用 20% 硫酸镁局部湿敷。

5）告知患儿及其家属，患儿在输注化疗药物期间，尽量减少输液侧肢体活动，避免碰伤。

6）输液时遵医嘱准确调节输液速度，告知患儿及其家属切勿自行调节输液速度，护士加强巡视。

7）注意药物间的配伍禁忌，避免因药物间的相互反应增加药物毒性引起静脉炎。

8）因化疗药物的特殊性，大多数化疗药物光照后可导致药物成分分解，静脉滴注时需使用避光输液器并用黑布包裹输液袋。

9）骨髓抑制的防护：应用化疗药物后骨髓抑制最低点在第7~14日，患儿极易发生感染，如出现粒缺或粒零状态时，及时应用丙球提高机体免疫力，并进行特尔津皮下注射提升白细胞。

10）尿酸性肾病的防护：化疗早期由于大量白血病细胞破坏分解而引起高尿酸血症，导致尿酸结石、少尿或急性肾衰竭，因此保证患儿每日充足饮水，准确记录出入量。

11）观察及处理药物毒性反应：①使用化疗药物后可引起骨髓抑制而使患儿易感染和出血，故应监测血常规，及时防治感染及出血；②引起胃肠道反应，如恶心、呕吐严重者应给予止吐药（枢丹、罗亭），监测生化值及电解质，避免电解质紊乱；③口腔有溃疡者，宜给予清淡、易消化的流质或半流质饮食；④可能致脱发者应提前告知年长患儿及其家属，脱发后可戴假发、帽子或围巾，年幼患儿用药前可先将头发剃光；⑤应用糖皮质激素后可出现满月脸、食欲增加及情绪改变等，应告知患儿及其家属停药后会消失，并多关心患儿，勿嘲笑或讥讽患儿。

（5）常用化疗药物的特性

1）某些药（如门冬酰胺酶）可致过敏反应，用药前应询问患儿用药史及过敏史，停药7日以上者，再次用药时应重新进行皮试，用药过程中要观察有无过敏反应，用药后对患儿的血糖进行监测，并调整成低糖低脂饮食。

2）环磷酰胺（CTX）：可致出血性膀胱炎，应保证患儿入液量，上药期间密切关注患儿出入量变化，并给予患儿使用泌尿系统保护剂（美司钠）静脉推注，若患儿出现血尿时，应立即告知医生，予以患儿停用 CTX。

3）长春新碱（VCR）：可引起末梢神经炎导致手脚麻木感，停药后可自行消失。

4）柔红霉素、阿霉素可引起心脏毒性，用药前行心电图、心脏彩超检查，输注时速度宜慢，输注时给予患儿心电监护，观察患儿面色、心率等情况。

5）甲氨蝶呤（MTX）：主要以原形经肾脏排泄，10% 以下从胆汁排泄。不良反应为消化道反应、骨髓抑制、肝脏损害、血中尿酸水平增高、脱发。用药期间应定期监测肝、肾功能，用药期间应大量饮水，预防肾衰竭，也可碱化尿液以降低毒性。使用甲氨蝶呤进行中剂量及大剂量化疗时，应于输注后 48 小时常规进行四氢叶酸肌内注射，进行解救，之后根据血药浓度考虑是否继续使用四氢叶酸。使用 MTX 后应密切观察患儿口腔黏膜情况，本药易导致口腔溃疡的发生，应加强口腔护理，可加用甲硝唑漱口，必要时可将四氢叶酸加至甲硝唑中进行漱口。

6）阿糖胞苷：可透过血-脑脊液屏障，在肝脏代谢，从肾脏排出。主要不良反应有骨髓抑制、消化道反应、少数患儿可有肝脏功能异常及发热、皮疹等。用药时应适当增加患儿的液体摄入量，使尿液保持碱性，用药期间应对患儿进行出入量的监测。

2. 抗生素的使用

（1）用药目的：化疗期间患儿机体抵抗力低，易发生感染，化疗期间患儿若出现发热，应立即查血常规，根据血常规结果增加抗生素。

（2）用药方法：根据血常规结果选择，静脉或口服抗生素。

（3）不良反应：肝肾功能损伤，如谷丙转氨酶及谷草转氨酶升高；胃肠道反应，如恶心、呕吐、腹痛、腹泻等。

（4）注意事项：患儿发热期间应根据血常规结果，结合临床生命体征，使用抗生素，若未用过抗生素者需先进行皮试，体温恢复正常后复查血常规，将抗生素逐渐减停。

3. 止吐药的使用

（1）用药目的：缓解患儿用药时的胃肠不适感，减少呕吐的发生。

（2）用药方法：静脉输注或口服。

（3）不良反应：不良反应较少见，偶可出现头晕、头疼、便秘、腹痛等。

（4）注意事项：根据患儿的个人体质，选用不同的止吐药，以罗亭、枢丹最为常见，若胃肠反应（恶心、呕吐）明显者，止吐药可在用后 6~8 小时后再次使用。

【出院指导】

1. 指导患儿及其家属了解患儿病情，熟悉各类口服药的用法，切勿私自停药或滥用药。

2. 定期检测血常规，预防感染，外出戴口罩；个人物品，专人专用。

3. 指导患儿家长制定出家庭护理程序、服药顺序、饮食营养和复查时间。

4. 教会患儿家长如何预防感染和观察感染及出血征象，出现异常如发热、心率呼吸加快、鼻出血或其他出血征象，及时就诊。

（1）维持正常体温：观察患儿体温变化，患儿出现体温升高时，给予患儿物理降温，若体温超过 38.5℃，且物理降温效果不佳时，给予患儿口服降温药（对乙酰氨基酚），并前往医院进行采血（血常规、快速 C 反应蛋白、血培养、血生化），根据血常规结果给予患儿使用抗生素治疗；物理降温时忌用安乃近和75%乙醇擦浴，以免降低白细胞和增加出血倾向。密切观察患儿降温效果，避免体温骤降，以免引起虚脱。

（2）出血：出血是白血病患儿主要死因之一，重要脏器出血可危及患儿生命，血小板低于$20×10^9$/L时要求患儿绝对卧床休息，避免吃过硬、刺激性强的食物，并保持大便通畅，不要用力排便，以避免造成消化道黏膜损伤、出血。

（3）使用软毛牙刷进行口腔清洁，牙龈出血时局部可用止血纱布、明胶海绵等压迫止血。

5. 患儿应进食新鲜易消化、高蛋白、高维生素、高热量饮食，避免进食高脂、高糖、产气过多和辛辣的食物，尽量满足患儿的饮食习惯或对食物的要求，应鼓励患儿进食，以保证各种营养素的摄入，提高机体抵抗力；外购熟食应先蒸透后再食用，不吃生、冷、剩、过硬、不易消化及不洁食品，水果应洗净、去皮；养成良好的饮食卫生习惯，防止病从口入。化疗期间必须供给患儿充足的水分，防止高尿酸血症的发生，促进患儿体内化疗药物的排泄。

6. 注意口腔护理

（1）一般餐后可用生理盐水或淡盐水漱口。

（2）应用化疗药物期间需改变口腔pH以抑制微生物繁殖，日常漱口可用复方氯己定含漱液，年龄较小的患儿不会漱口可用棉签蘸康复新液涂抹于口腔黏膜；如出现鹅口疮等真菌感染，用制霉菌素涂口腔治疗；抗厌氧菌感染时用甲硝唑漱口；双氧水具有强氧化离子可广谱杀菌，颊黏膜增厚时产生的白膜，可用甲硝唑或双氧水嘱患儿含15~20分钟，去除白膜后用金因肽喷口腔，促进表皮生长；应用大剂量甲氨喋呤后易引起的口腔溃疡，可将亚叶酸钙加入甲硝唑内嘱患儿漱口。

第二节　噬血细胞综合征

【概述】

噬血细胞综合征（hemophagocytic syndrome）又名噬血细胞性淋巴组织细胞增生症（hemophagocytic lymphohistiocytosis，HLH），或称噬血细胞性网状细胞增生症（hemophagocytic Reticulosis），一种罕见的小儿血液病，是一组由多种病因诱发细胞因子"瀑布"释放，组织病理学以组织细胞增生伴随其吞噬各种造血细胞为特征的临床综合征。临床以持续高热，肝、脾、淋巴结肿大，肝脏严重损害，全血细胞减少，低纤维蛋白原血症、高三酰甘油（TG）血症以及巨噬细胞吞噬血细胞现象等为主要特征。病情凶险，病死率高。

【临床表现】

发病年龄与病因相关，一般好发于婴幼儿，1岁以内占70%，2岁前发病者多为家族性HLH，而8岁后发病者多为继发性噬血细胞综合征。

1. 早期多表现为持续发热，时间常＞7日，最高体温＞38.5℃，可伴一过性皮疹。

2. 肝、脾、淋巴结呈进行性肿大，脾大明显，并出现肝功能异常和黄疸。

3. 皮肤出血点、瘀斑、紫癜、鼻出血、消化道出血及其他内脏出血。

4. 肺部感染　由于肺部淋巴细胞及巨噬细胞浸润所致，呈间质性肺炎表现。

5. 中枢神经系统病变　神经兴奋性增高、前囟饱满、颈强直、肌张力增高或降低、抽搐等，也有脑神经麻痹、共济失调、偏瘫或全瘫、失明、意识障碍、颅内压增高等。

【检查指导】

1. 检查项目　血常规、生化、出凝血、血清蛋白铁、NK细胞活性、骨髓穿刺检查。

2. 检查目的及注意事项

（1）血常规、生化、出凝血、血清蛋白铁、NK细胞活性检查

1）目的：为诊断噬血的标准。①外周血细胞减少（二系或三系减少），小儿时期血红蛋白<90g/L，新生儿期血红蛋白<100g/L；血小板<100×10^9/L；中性粒细胞<1×10^9/L；②高甘油三酯血症和（或）低纤维蛋白原血症（禁食后甘油三酯≥3mmol/L、纤维蛋白原≤1.5g/L）；③自然杀伤细胞的活性降低或完全缺如；④血清铁蛋白>500μg/L。

2）注意事项：进行静脉采血时，嘱患儿禁食水4~6小时，严格执行三查八对制度，掌握正确的采血方法，抽血完毕后，按压穿刺部位，避免揉搓。

（2）骨髓穿刺检查

1）目的：通过骨穿检查明确诊断，骨髓、脾或淋巴结找到噬血细胞，无恶性肿瘤的证据。

2）注意事项：为患儿进行骨髓穿刺检查时，可给予患儿镇静，穿刺结束后，用无菌纱布覆盖穿刺部位，避免感染。

【用药指导】

1. 激素

（1）目的：抗炎，可透过血脑屏障。

（2）方法：口服用药。

（3）不良反应：长期服用可能出现高血压、高血糖、骨质疏松、感染、满月脸、向心性肥胖及多毛等现象。

（4）注意事项：口服激素时遵医嘱按时按量服用，不可随意停药、减药、漏服，避免肾上腺危象的发生，长期使用激素将影响钙的吸收，按医嘱补充钙剂。

2. 依托泊苷（VP16）

（1）目的：激素及环孢素使用无效时，可选用 VP16 进行骨髓抑制。

（2）方法：静脉滴注。

（3）不良反应：体位性低血压，恶心、呕吐。

（4）注意事项：VP16 可引起体位性低血压，输注时嘱患儿卧床休息，必要时缓慢改变体位；此药可引起胃肠反应（恶心、呕吐），故应选择午休时或进食 2~4 小时后静脉滴注或使用止吐药以减少恶心、呕吐的发生；VP16 为周期特异性的细胞毒性药物，输液外渗可导致组织坏死和血栓性静脉炎，使用前先输注生理盐水确保静脉通道通畅有回血，局部无红肿疼痛方可使用，输液速度宜慢，以减轻局部刺激，用药过程中严密观察有无外渗现象，一旦发生药物外渗，立即停药并进行局部处理。

3. 环孢素 A

（1）目的：应用免疫抑制剂，治疗噬血细胞增多症。

（2）方法：口服给药。

（3）不良反应：引起毛发增多，容貌改变，机体抵抗力降低。

（4）注意事项：不能吞服胶囊的患儿，按医嘱给予滴剂口服，可自行吞服胶囊的患儿，按医嘱给予胶囊口服，于餐前 1 小时或饭后 2 小时口服。定期监测患儿肝肾功能，定时监测血压，定时抽血查环孢素 A 血药浓度，防止肝肾毒性的发生。

【出院指导】

1. 遵医嘱给予患儿口服激素或环孢素，不可自行停药，或滥用药，使用环孢素应定期监测环孢素的血药浓度，及时进行调药。

2. 定期复查血常规、生化，发现问题，及时门诊就诊。

3. 密切关注患儿体温变化，血常规结果回报低时注意保护性隔离，避免交叉感染，日常可进行少量活动，以增加机体免疫力，注意患儿各项生命体征的变化。

（1）皮肤：噬血细胞综合征患儿长期反复发热，应在治疗中加强皮肤护理。体温≤38.5℃时，可采用物理降温如：温水擦浴、降温贴等，但不宜使用75%乙醇擦浴，防止血管扩张引起出血；体温>38.5℃时应在物理降温的基础上给予退热剂口服。降温30分钟后观察降温效果，以及患儿出汗情况，及时更换衣物、床单，减少汗液对皮肤的刺激，保持患儿皮肤清洁。

（2）密切注意出血征象：密切观察患儿有无鼻出血、呕血、便血、全身皮肤有无出血点、瘀斑及颅内出血等出血征象，如有异常应立即报告医生给予相应处理。对患儿实施各种护理操作时应动作轻柔，尽量减少各种穿刺，穿刺后应压迫止血5~10分钟，避免血肿的形成，禁止各种深静脉穿刺。

（3）腹部：由于肝脾中、重度肿大，肝功能受损，出现脾破裂的患儿，应予卧床休息，避免撞击腹部，腰带勿过紧，查体时动作轻柔，防止用力按压。腹胀明显者，应抬高双下肢或取头低脚高位，减轻腹压，严密观察小便情况。

4. 指导患儿进食含钙丰富的食物，如牛奶、鱼肉。禁食生冷、辛辣刺激性饮食，所有食品、食具均用高压灭菌，指导患儿勿吃生冷水果等，预防消化道感染和出血。晨起、睡前、饭后交替给予复方硼砂含漱液漱口（3岁以下患儿用2%碳酸氢钠漱口液），预防口腔感染。

第三节　肾母细胞瘤

【概述】

肾母细胞瘤（nephroblastoma，Wilms' tumour）来源于肾胚基，是典型的胎儿型肿瘤。是小儿泌尿系统中最常见的恶性肿瘤，占小儿所有实体肿瘤的 80%。1~3 岁为发病高峰，成年人及新生儿罕见。患者 90% 小于 7 岁，50% 小于 3 岁。男女发病率无差别。肾母细胞瘤患儿可伴各种先天性畸形，最常见的有先天性无虹膜、生殖泌尿器畸形、精神神经发育迟缓等。最常见的临床表现为腹部肿块、血尿、高血压，腹痛和肠梗阻也可为首发症状。肿瘤生长迅速，相当数量的患儿初诊时，肾的大部分已被肿瘤占据或已经转移到肺。目前由于手术和放疗或化疗的并用，患儿的预后得到了很大的改善。

【临床表现】

出现无症状的腹部肿块、腹痛、发热、血尿、高血压。当肿瘤增大压迫肠道时，出现便秘、呕吐、腹部不适、呼吸困难、体重减轻、苍白、食欲减退等。

【检查指导】

1. 检查项目　B 超、CT 或 MRI。

2. 检查目的及注意事项

（1）B 超

1）目的：通过 B 超成像了解肿瘤的大小。

2）注意事项：检查前嘱患儿禁食水 4~6 小时，较小的患儿可静脉补液，检查时若不配合，可提前给予患儿剥夺睡眠，依然不配合者，可给予患儿使用镇静药。

（2）CT 或 MRI

1）目的：通过影像学结果明确诊断。

2）注意事项：检查前，尽量剥夺患儿睡眠，以便配合检查，若行增强 CT 时，应给予患儿开放静脉，便于推注造影剂。

【用药指导】

熟悉各种化疗药物的特性、药理作用及给药途径，了解化疗方案。

1. 用药目的　治疗肿瘤，抑制肿瘤细胞生长。

2. 用药方法 化疗药物多为静脉给药。

3. 不良反应 各类化疗药物不良反应各不相同，但均有胃肠道反应，如恶心、呕吐、食欲欠佳等。

4. 注意事项 化疗药物多为静脉给药，且有较强的刺激性，药液渗漏可致局部疼痛、红肿甚至坏死；应有计划地选择血管，注射时由远心端向近心端，避免反复穿刺，药液应稀释到所要求浓度，注射时先用生理盐水穿刺，证实管路在血管内后再缓慢推药，注意边推边抽吸回血，最后用生理盐水冲管；必要时可选择中心静脉置管或周围静脉置管，以减轻反复穿刺给患儿带来的痛苦；操作中护士要注意自我保护，如戴好一次性手套，以防被药液污染。

（1）出现化疗药物外渗时，应立即给予患儿停止化疗药物的输注，拔除输液针，用空针回抽血管内的药物，按比例配制 20% 利多卡因、5% 碳酸氢钠及地塞米松封闭液，给予患儿外渗部位局部封闭治疗，待穿刺部位停止出血时，避开针眼部位，给予患儿 20% 硫酸镁局部湿敷，并给予患儿多磺酸粘多糖乳膏外涂；外渗时严禁热敷，因热敷可使细胞内溶酶活性增高，细胞自溶加重局部组织的损伤，应抬高患肢及避免局部受压。

（2）由于肿瘤患儿化疗时间较长，长期静脉输注化疗药物，对外周血管损伤较大，根据患儿的家庭状况，可给予患儿静脉输液港的植入或进行 PICC 置管，以减少患儿化疗期间穿刺带来的疼痛，保护外周血管。

（3）使用外周静脉进行发泡剂化疗药物包括蒽环类（多柔比星、表柔比星、吡柔比星、柔红霉素）及植物碱类（长春新碱、长春碱、长春地辛、长春瑞滨）等输注时，需重新选择血管，穿刺成功后输注。输注蒽环类药物结束后，需用生理盐水及地塞米松静推后拔针，穿刺点周围用 20% 硫酸镁局部湿敷。

（4）告知患儿及其家属，患儿在输注化疗药物期间，尽量减少输液侧肢体活动，避免碰伤。

（5）输液时遵医嘱准确调节输液速度，告知患儿及其家属切勿自行调节输液速度，护士加强巡视。

（6）注意药物间的配伍禁忌，避免因药物间的相互反应增加药物毒性引起静脉炎。

（7）因化疗药物的特殊性，大多数化疗药物光照后可导致药物成分分解，静脉滴注时需使用避光输液器并用黑布包裹输液袋。

（8）骨髓抑制的防护：应用化疗药物后骨髓抑制最低点在第 7~14 日，患儿极易发生感染，如出现粒缺或粒零状态时及时应用丙球提高机体免疫力并进行特尔津皮下注射提升白细胞。

（9）尿酸性肾病的防护：化疗早期由于大量白血病细胞破坏分解而引起高尿酸血症，导致尿酸结石、少尿或急性肾衰竭，因此保证患儿每日充足饮水，准确记录出入量。

（10）观察及处理药物毒性反应：①使用化疗药物后可引起骨髓抑制而使患儿易感染和出血，故应监测血常规，及时防治感染及出血；②引起胃肠道反应，如恶心、呕吐严重者应给予止吐药（盐酸昂丹司琼、盐酸托烷司琼），监测生化值及电解质，避免电解质紊乱；③口腔有溃疡者，宜给予清淡、易消化的流质或半流质饮食；④可能致脱发者应提前告知患儿及其家属，脱发后可戴假发、帽子或围巾，年幼患儿用药前可先将头发剃光；应用糖皮质激素后可出现满月脸及情绪改变等，应告知家长及年长儿停药后会消失，并多关心患儿，勿嘲笑或讥讽患儿。

（11）常用化疗药物的特性

1）氟尿嘧啶（5-Fu）属于抗代谢药，常见不良反应为恶心，呕吐，食欲减退，外周血白细胞减少、脱发、色素沉着，偶见神经系统反应，本药禁与酸性药物配伍，与地高辛、氨基糖苷类抗生素合用，本品在肠道吸收减少，作用降低；与西咪替丁合用，可使本品的首过效应降低；用药期间不宜与阿司匹林类药物同用，以防消化道出血。

2）顺铂（CDDP）为细胞周期非特异性药物。不良反应为严重的消化道反应，骨髓抑制、肾脏毒性、听神经毒性。用药期间应定期监测血常规和肾功能。肾功能不全者慎用。

3）卡铂为二代铂类药物，不良反应与顺铂大致相同，但对肾、耳、神经毒性、胃肠道反应均明显低于顺铂。用药期间也应定期检测血常规和肾功能。

4）放线菌素 D（ACTD）可抑制 RNA 的合成，作用于 mRNA 干扰细胞的转录过程，注射后迅速分布至全身各组织中，不易通过血-脑脊液屏障。不良反应为骨髓抑制及消化道反应，骨髓功能低下、有痛风史、近期接受过放射治疗者慎用，使用放线菌素 D 时可削弱维生素 K 的疗效。

【出院指导】

1. 定期复查血常规，密切关注患儿腹部变化，出现腹部膨隆等不适时，及时到医院就诊，行 B 超检查。

2. 遵医嘱口服药物，不可私自停药，化疗间歇期注意预防感染，外出戴口罩。

3. 根据患儿病情与医生商议制定下一步治疗措施，按时随访。

4. 患儿应进食新鲜易消化、高蛋白、高维生素、高热量饮食，避免进食高脂、高糖、产气过多和辛辣的食物，尽量满足患儿的饮食习惯或对食物的要求，应鼓励患儿进食，以保证各种营养素的摄入，提高机体抵抗力；外购熟食应先蒸透后再食用，不吃生、冷、剩、过硬、不易消化及不洁食品，水果应洗净、去皮；养成良好的饮食卫生习惯，防止病从口入。化疗期间必须供给患儿充足的水分，防止高尿酸血症的发生，促进患儿体内化疗药物的排泄。

第四节　儿童再生障碍性贫血

【概述】

再生障碍性贫血（aplastic anemia，简称再障）是由于化学、物理、生物等因素或原因不明引起骨髓造血组织显著减少，导致骨髓造血功能衰竭的一类贫血。主要表现为骨髓造血功能低下，进行性贫血、出血、感染及全血细胞减少（红细胞、粒细胞和血小板减少）的综合征。按病程及表现分为急性再障（又称重型再障-Ⅰ型）及慢性再障。慢性再障病情恶化时似急性再障又称重型再障-Ⅱ型。

【临床表现】

主要表现为进行性贫血、出血、反复感染而肝、脾、淋巴结多无肿大。脸色苍白、容易疲倦、体力变差，面容易自发性出现淤青、紫癜、出血点、鼻血不止等。临床根据病情、病程、起病缓急将再障分为急性和慢性两型。

1. 急性再障（重型再障-Ⅰ型）　起病急、发展快，早期以出血和感染表现为主。常见口腔血泡，鼻腔黏膜及全身皮肤广泛出血；内脏出血以消化道、呼吸道多见；多数患儿有眼底出血，约半数患儿发生颅内出血，多为死亡重要原因之一。常见咽部黏膜、皮肤及肺部发生感染，严重者可合并败血症，表现为高热中毒症状，常见病原菌有大肠杆菌、铜绿假单胞菌、金黄色葡萄球菌及真菌，感染多不易控制。贫血早期较轻，但进展快，如果不能及时给予联合免疫抑制治疗或造血干细胞移植，患儿多在一年内死亡。

2. 慢性再障　此型较多见，起病及进展较缓慢。贫血和血小板减少往往是首发和主要表现。感染及出血均较轻，出血以皮肤黏膜为主。少数患儿病情恶化可演变为急性再障（又称重型再障-Ⅱ型），预后极差。

【检查指导】

检查项目：血常规、网织红细胞计数、骨髓穿刺检查。

1. 检查目的及注意事项

（1）血常规

1）目的：通过标本采集了解患儿骨髓造血红细胞的功能，协助诊断或初步排除造血系统其他疾病以及感染性疾病所致的贫血。

2）注意事项：采血前中后注意三查八对，严格执行无菌操作，掌握正确的采血方法，采血过程中观察有无凝血；采血结束后，按压穿刺部位皮肤，避免揉搓，以防皮下出血、瘀斑。

（2）网织红细胞计数

1）目的：反应骨髓造红细胞的功能。

2）注意事项：采血前中后注意三查八对，严格执行无菌操作技术，采集足够的血量，采血后注意穿刺部位皮肤，避免揉搓，以防皮下出血、瘀斑。

（3）骨髓穿刺检查

1）目的：直接了解骨髓造血细胞生成的质和量的变化，对再生障碍性贫血具有决定性意义。

2）注意事项：严格执行无菌操作，由于儿童不同部位造血程度存在较大差异，骨髓穿刺检查部位推荐首选髂骨或胫骨（年龄小于1岁者）。如骨髓穿刺检查困难可行骨髓凝块病理检查。穿刺时为避免患儿剧烈哭闹，可给予患儿镇静，穿刺结束后，穿刺部位使用无菌纱布覆盖，避免感染。

【用药指导】

1. 输血

（1）目的：补充血量，维持机体生命力。

（2）方法：再障患儿常需进行各种成分输血，如浓缩红细胞、单采浓缩或多采血小板、各类血浆蛋白等。

（3）不良反应：发热、皮疹、荨麻疹、过敏性休克等。

（4）注意事项：严格遵守输血管理制度和操作规程，输血前及时执行有关预防输血反应的医嘱，输血时控制适当的滴速，期间密切观察，及时发现和处理输血反应。

2. 免疫抑制剂

（1）目的：抑制机体免疫功能。

（2）用药方法：环孢素 A 口服，每天 2 次口服，间隔 12 小时，护士按时发药，看服到口。

（3）不良反应：机体免疫力降低，易发生感染，可见毛发增多，肝功能损害等。

（4）注意事项：因服药时间长达 6 个月以上，住院期间，密切关注患儿有无肝肾功能损害、高血压等症状，口服环孢素 A 时前后应空腹 1 小时，每日按时口服。不可私自停药，需遵医嘱调药。口服免疫抑制剂期间，机体抵抗力偏低，应注意预防感染，增加机体抵抗力，可口服匹多莫德或 A 型链球菌甘露聚糖。

3. 糖皮质激素

（1）目的：减少毛细血管出血。

（2）用药方法：2.5mg 每天 2 次 口服。

（3）不良反应：长时间服用激素容易出现肥胖、满月脸、多毛等副作用，上述副作用在合理停药后可自行消失。还会出现高血压、高血糖，骨质疏松，感染，诱发或加重溃疡，抑制儿童生长发育，白内障或青光眼，精神症状等。

（4）注意事项：易感染，机体抵抗力减低，及时复查血常规，恢复正常后或输注血小板后，停止口服。

【出院指导】

1. 嘱患儿及其家属出院回家后要严格按时按量服用环孢素，为了提高家属的依从性，定期电话随访，定期来院监测环孢素血浓度，并根据血药浓度酌情调整口服药剂量，使血清峰浓度达到 200ng/ml。

2. 服药期间密切观察有无肝肾损害、高血压、多毛征、齿龈肿胀等，告知患儿及其家属出现上述症状时不要惊慌，不要随意自行停药和减量，要在医生的指导下对症处理，同时告知此类症状均为可逆性，治疗结束后将逐渐消失。

3. 特别要加强与即将进入或已进入青春期女患儿的交流沟通，因为她们对外貌的改观比较敏感，对她们进行积极的心理疏导坚持完成治疗是有积极意义的。

4. 特殊事件的处理

（1）保持大便通畅，便后用清水清洗或遵医嘱每日用硼酸坐浴 10~15 分钟，预防肛周感染。

（2）保持鼻腔湿润，不可抠鼻子，避免鼻出血发生。

5. 适量进行运动，以增加机体抵抗力，外出戴口罩，防止交叉感染。

6. 进食高蛋白、高热量、丰富维生素清淡易消化的新鲜饮食，避免食用辛辣、刺激性食物；合理营养膳食，不吃剩饭；鼓励患儿进食，保持餐具清洁，食品食具应消毒，食用水果前应洗净、去皮；指导家长经常更换烹调方式，注意食物色、香、味的调配，以增强患儿食欲；避免进食过硬的食物，从而减少口腔黏膜损伤，进餐后用漱口液（康复新、复方氯己定、西吡氯铵等）漱口，保持口腔清洁。

7. 定期门诊复查，对血常规、出凝血功能、生化及环孢素浓度进行监测，出现不适，随时门诊就诊。

第五节　儿童特发性血小板减少性紫癜

【概述】

特发性血小板减少性紫癜（idiopathic thrombocytopenicpurpura，ITP）又称免疫性血小板减少性紫癜，是小儿最常见的出血性疾病。国内统计约占出血性疾病住院患儿总数的25%~40%。其主要临床特点是：皮肤、黏膜自发性出血，血小板减少，骨髓巨核细胞数正常或增多，出血时间延长，血块收缩不良，束臂试验阳性。ITP发病率很高，无明显的地域和种族区别。本病为自限性疾病，绝大多数在几个月之内自行恢复，少数患儿可引发严重出血导致死亡。本病分为急性型及慢性型两种类型。免疫性血小板减少性紫癜急性期多见于2~6岁儿童，病程≤6个月，起病前常有上呼吸道感染史，起病急骤，但痊愈后很少复发。慢性型多见于20~40岁的女性，病程≥6个月，起病缓慢，出血症状相对较轻，常反复发生皮肤黏膜瘀点、瘀斑，每次发作常持续数周或数月、甚至数年。

【临床表现】

本病见于小儿各年龄期，分为急性型和慢性型。

1. 急性型 此型较为常见，多见于2~8岁小儿，男女发病率无差异。患儿于发病前1~3周常有急性病毒感染史，如上呼吸道炎、腮腺炎、麻疹等，偶见于接种某些疫苗之后发生。起病急骤，常有发热，以自发性皮肤和黏膜出血为突出表现，多为针尖大小的皮内或皮下出血点，或为瘀斑和紫癜，分布不均，通常以四肢较多，躯干则较少见；常伴有鼻出血或齿龈出血，胃肠道大出血少见，偶见肉眼血尿；青春期女性患儿可有月经过多；少数患儿可有结膜下和视网膜出血；颅内出血少见，如一旦发生，则预后不良；出血严重者可致贫血；淋巴结不肿大，肝脾偶见轻度肿大；血小板数 $<20\times10^9/L$；本病呈自限性经过，85%~90%的患儿于发病后1~6个月内能自然痊愈。约有10%的患儿转变为慢性型。病死率小于1%，主要致死原因为颅内出血。

2. 慢性型 此型病程超过6个月，多见于学龄期儿童，男女发病数约1：3。起病缓慢，出血症状较急性型轻，主要为皮肤和黏膜出血，可为持续性出血或反复发作出血，每次发作可持续数月至数年，病程呈发作与间歇缓解交替出现。间歇期的长短不一，在间歇期可全无出血或仅有轻度鼻出血。血小板数一般在（30~80）×10^9/L。约30%的患儿于发病数年后自然缓解。反复发作者脾常轻度肿大。

【检查指导】

1. 检查项目　血常规、骨髓穿刺检查。

2. 检查目的及注意事项

（1）血常规

1）目的：根据患儿血常规进行诊断，明确血小板数值。

2）注意事项：采血前中后注意三查八对，严格执行无菌操作，掌握正确的采血方法，采血过程中观察有无凝血；采血结束后，按压穿刺部位皮肤，避免揉搓，以防皮下出血、瘀斑。

（2）骨髓穿刺检查

1）目的：直接了解骨髓造血细胞生成的质和量的变化，对特发性血小板减少性紫癜具有决定性意义。

2）注意事项：严格执行无菌操作，由于儿童不同部位造血程度存在较大差异，骨髓穿刺检查部位推荐首选髂骨或胫骨（年龄小于1岁者）。如骨髓穿刺检查困难可行骨髓凝块病理检查。穿刺时为避免患儿剧烈哭闹，可给予患儿镇静，穿刺结束后，穿刺部位使用无菌纱布覆盖，避免感染。

【用药指导】

1. 肾上腺皮质激素

（1）目的：降低毛细血管通透性，抑制血小板抗体产生，抑制巨噬细胞破坏有抗体吸附的血小板。

（2）方法：常用醋酸泼尼松，每日1.5~2mg/kg，分3次口服。出血严重者可用冲击疗法：地塞米松每日0.5~2mg/kg，或甲泼尼松龙每日20~30mg/kg，静脉滴注，连用3天，症状缓解后改口服醋酸泼尼松。血小板数回升至接近正常水平即可逐渐减量，疗程一般不超过 4 周。停药后如有复发，可再用醋酸泼尼松治疗。

（3）不良反应：机体抵抗力减低。

（4）注意事项：长期使用激素可使患儿的机体抵抗力降低，且易出现库欣综合征，停药后，可逐渐缓解。激素应逐渐减量，不可马上停药。

2. 大剂量静脉输注丙种球蛋白

（1）目的：封闭巨噬细胞受体，抑制巨噬细胞对血小板的结合与吞噬，抑制自身免疫反应。

（2）方法：常用剂量为每日 0.4g/kg，连续 5 天静脉滴注；或每次 1g/kg 静脉滴注，必要时再用 1 次。

（3）不良反应：偶有过敏反应。

（4）注意事项：静脉输注过程中，注意患儿生命体征的变化，注意患儿有无发热。

【出院指导】

1. 保持室内空气清新，定时开窗通风，外出戴口罩，血小板偏低时，应卧床休息。

2. 养成良好的卫生习惯，防止病从口入。

3. 饮食方面　一般给予高热量、高蛋白，高维生素清淡易消化的食物，避免进食生硬、粗糙带刺的食物。血小板低于 $50×10^9$/L 的患儿应进食清淡易消化软食或半流质软食，禁食过硬、难消化的食物，以防消化道出血。口腔、牙龈出血时应鼓励患儿进食清淡、少渣软食，以防口腔黏膜损伤。对继发感染的患儿选用高蛋白、高热量、富含维生素的食物，以加强营养，提高机体抵抗力。对发热的患儿则进食高热量、高维生素、蛋白质丰富、清淡、易消化食物。多饮水，以补充热量和水分的消耗；若伴有贫血应选用含铁丰富的食物，忌用温补，应以偏凉或性平者为好，多选用蔬菜水果性凉者对止血有利。

4. 回家后应注意以下几方面：

（1）避免损伤

1）急性期应减少活动，避免创伤，尤其是头部外伤，明显出血者卧床休息。提供安全的环境，床头、床栏及家具的尖角用软物包扎，禁忌玩锋利的玩具，限制剧烈运动，如篮球，足球，爬树等，以免碰伤、刺伤或摔伤。

2）禁食坚硬、多刺的食物，防止损伤口腔黏膜及牙龈出血；刷牙时选用软毛牙刷，或盐水漱口，以保护口腔黏膜。

3）天气干燥时可用液状石蜡滴鼻，湿润鼻腔，告知患儿及其家属不可用手挖鼻孔，以防鼻出血发生。

4）保持大便通畅，防止用力大便时腹压增高而诱发颅内出血。

（2）出血的护理

1）皮肤出血：保持床单平整，避免皮肤摩擦及肢体受压，保持皮肤清洁。发生出血时，应定时检查出血部位，注意出血点、瘀斑情况。

2）消化道出血：消化道小量出血者，可进食温凉的流质饮食；大量出血者应禁食，待出血停止24小时后方可给予流质饮食，建立静脉输液通道，配血和做好输血准备，保证液体，准确记录出血的量、性质、颜色。

3）鼻出血：指导患儿勿用手挖鼻孔和用力擤鼻。鼻腔干燥时，可用棉签蘸少许液状石蜡或抗生素软膏轻轻涂擦，防止干裂出血，少量出血时可用棉球或明胶海绵填塞，局部冷敷。出血严重时，尤其是后鼻腔出血可用凡士林油纱条做后鼻孔填塞术。

5. 指导患儿及其家属，不要让患儿用手搔抓皮肤，预防出血或破溃感染。

6. 定期门诊复查血常规，关注患儿的血常规变化，出现不适，及时就诊。

第六节　儿童淋巴瘤

【概述】

淋巴瘤（lymphoma）是原发于淋巴结和淋巴组织免疫系统的恶性肿瘤，本病发生多与免疫反应过程中淋巴细胞增殖分化产生的某种免疫细胞恶变有关。淋巴瘤可发生在任何部位，其中以淋巴结、扁桃体、脾及骨髓最易受累。累及血液、骨髓时可形成淋巴细胞白血病。组织病理学将淋巴瘤分为霍奇金淋巴瘤（hodgkin lymphoma，HL）和非霍奇金淋巴瘤（non hodgkin lymphoma，NHL）两大类。临床以无痛性、进行性淋巴结肿大及局部肿块为典型表现，伴发热、消瘦、盗汗等，偏中晚期常有肝脾肿大，晚期有恶病质。淋巴瘤在儿童时期比较多见，约占该时间内所有肿瘤的 13% 左右。近些年随着诊断及治疗方案的不断改进，使 HL 的 5 年存活率由 25% 升至 80%～90%，NHL 的 5 年存活率提高至 50%～60%，使以前认为不治之症成为可以治疗并有长期存活的希望。

【临床表现】

淋巴瘤细胞增生引起淋巴结肿大和压迫症状，侵犯组织器官引起各系统症状，是 HL 和 NHL 临床表现的共同之处，但两者的病理组织学变化也各自形成了不同的临床特点。

1. 霍奇金淋巴瘤（HL）　多见于青少年，儿童少见。首发症状常是无痛性颈部或锁骨上淋巴结进行性肿大（占 60%～80%），其次是腋下淋巴结肿大。肿大的淋巴结可以活动，也可以相互粘连，融合成块，触诊有软骨样感觉。少数患儿仅有深部淋巴结肿大。淋巴结肿大可压迫邻近器官，产生相应症状。如压迫神经可引起疼痛；纵隔淋巴结肿大可致咳嗽、胸闷、气促、肺不张及上腔静脉压迫综合征等；腹膜后淋巴结肿大可压迫输尿管引起肾盂积水；硬膜外肿块导致脊髓压迫症等，HL 侵犯各器官可引起肺实质浸润、胸腔积液、骨痛、腰椎或胸椎破坏、脊髓压迫症、肝大和肝痛、黄疸和脾大等。5%~16%的 HL 患者发生带状疱疹。饮酒后引起的淋巴结疼痛是 HL 所特有，但并非每一个 HL 患者都是如此。30%~40%的 HL 患者以不明原因的持续发热为起病症状。这类患者一般年龄较大，男性多见，常有腹膜后淋巴结累及。周期性发热约见于 1/6 的患者。可有局部及全身皮肤瘙痒，多为年轻患者，特别是女性。瘙痒可为 HL 的唯一全身症状。盗汗、疲乏及消瘦等全身症状较多见。

2. 非霍奇金淋巴瘤（NHL） 相对霍奇金淋巴瘤（HL）而言，NHL 的临床表现有如下特点：随年龄增长而发病增多，男性较女性多见；NHL 有远处扩散和结外侵犯倾向，对各器官的侵犯较 HL 多见；常以高热或各系统症状发病，无痛性颈部和锁骨上淋巴结进行性肿大为首发表现者较 HL 少；除髓性淋巴瘤外，一般发展迅速。发热、消瘦、盗汗等全身症状多见于晚期，全身瘙痒少见。

【检查指导】

1. 检查项目 血常规、骨髓穿刺检查、淋巴结病理检查。

2. 检查目的及注意事项

（1）血常规

1）目的：协助诊断疾病。

2）注意事项：采血前中后注意三查八对，严格执行无菌操作，掌握正确的采血方法，采血过程中观察有无凝血；采血结束后，按压穿刺部位皮肤，避免揉搓，以防皮下出血、瘀斑。

（2）淋巴结病理检查

1）目的：通过病理检查进行确诊。

2）注意事项：取病理时应取较大的整个淋巴结进行病理检查。穿刺吸取淋巴结组织，若取材太少，做出病理多不可靠。病理去除后，局部伤口使用敷料覆盖，必要时可给予患儿口服抗生素，预防感染。

（3）骨髓穿刺检查

1）目的：通过检查结果协助诊断疾病。

2）注意事项：进行骨髓穿刺时，若患儿不配合可进行镇静，严格执行无菌技术，穿刺结束后使用无菌纱布覆盖伤口，避免感染。

【用药指导】

淋巴瘤多以化疗为主，用药指导，详见本章第一节及第三节白血病及肾母细胞瘤的用药指导。

【出院指导】

1. 遵医嘱口服药物，不可私自停药，化疗间歇期注意预防感染，外出戴口罩。

2. 根据患儿病情与医生商议制定下一步治疗措施，按时随访。

3. 依据患儿的血小板情况，制订活动计划，血小板偏低时应减少活动，避免磕碰，以防出血，外出时佩戴一次性口罩，避免交叉感染。

4. 患儿应进食新鲜易消化高蛋白、高维生素、高热量饮食，避免进食高脂、高糖、产气过多和辛辣的食物，尽量满足患儿的饮食习惯或对食物的要求，应鼓励患儿进食，以保证各种营养素的摄入，提高机体抵抗力；外购熟食应先蒸透后再食用，不吃生、冷、剩、过硬、不易消化及不洁食品，水果应洗净、去皮；养成良好的饮食卫生习惯，防止病从口入。化疗期间必须供给患儿充足的水分，防止高尿酸血症的发生，促进患儿体内化疗药物的排泄。

5. 根据患儿病情及治疗方案定时复诊，定期复查血常规、生化、出凝血功能，注意预防感染，出现不适，随时门诊就诊。

第七节 营养性缺铁性贫血

【概述】

营养性缺铁性贫血（nutritional iron deficiency anemia, NIDA）是由于体内铁缺乏致使血红蛋白合成减少而引起的小细胞低色素性贫血，又称营养性小细胞性贫血。临床上以小细胞低色素性贫血、血清铁及铁蛋白减少和铁剂治疗有效为特点。缺铁性贫血是小儿最常见的一种贫血，好发于6个月~2岁的婴幼儿，严重危害小儿健康，是我国儿童重点防治的"四病"之一。

【临床表现】

任何年龄均可发病，以6个月~2岁最多。大多数起病缓慢，早期症状不明显，发病时间不易确定。

1. 一般表现　食欲减退和皮肤黏膜逐渐苍白，以口唇黏膜、眼睑和甲床最明显，常有烦躁不安或精神不振，不爱活动，易疲乏，食欲减退等症状。学龄前和学龄期患儿可自诉乏力，年长患儿可诉头晕、眼前发黑、耳鸣等。

2. 髓外造血的表现　肝、脾和淋巴结可轻度肿大，年龄越小、病程越长、贫血越重，肝、脾肿大越明显，其中淋巴结肿大较轻。

3. 非造血系统表现　人体肌红蛋白和一些酶（如细胞色素C、单胺氧化酶、核糖核酸还原酶等）均含有与蛋白质结合的铁，这些酶与生物氧化、组织呼吸、神经介质的分解与合成有关。缺铁可使这些酶的活性降低，细胞功能紊乱而引起一系列临床表现。

（1）神经系统：在贫血尚不严重时，或贫血出现前、铁蛋白下降即可出现烦躁不安或萎靡不振，对周围环境不感兴趣。智力测试发现注意力不集中、记忆力减退、理解力降低、学习成绩下降等，智力多低于同龄儿，婴幼儿可出现呼吸暂停现象。

（2）消化系统：食欲减退，呕吐，腹泻，少数有异食癖，如喜食泥土、墙皮等，还可出现口腔炎、舌炎或舌乳头萎缩，重者可出现萎缩性胃炎或吸收不良综合征。

（3）心血管系统：明显贫血可出现心脏扩大和杂音，此为贫血的一般表现而非缺铁性贫血的特有体征。但由于缺铁性贫血发病缓慢，机体耐受力强，重度贫血后心率增快时，可不出现心功能不全的表现；合并呼吸道感染后可诱发心力衰竭。

4. 其他　如皮肤干燥，毛发枯黄无光泽易脱落，指甲薄脆、不光滑甚至出现反甲，重度贫血患儿因免疫功能降低易患感染性疾病。

【检查指导】

1. 检查项目　血常规、红细胞形态、铁代谢检查、骨髓穿刺检查。

2. 检查目的及注意事项

（1）血常规

1）目的：通过标本采集了解患儿骨髓造血红细胞的功能，协助诊断或初步排除造血系统其他疾病以及感染性疾病所致的贫血。

2）注意事项：采血前中后注意三查八对，严格执行无菌操作，掌握正确的采血方法，采血过程中观察有无凝血；采血结束后，按压穿刺部位皮肤，避免揉搓，以防皮下出血、瘀斑。

（2）红细胞形态

1）目的：通过观察血涂片中细胞大小、形态及染色体情况，对贫血的诊断有较大的启示。

2）注意事项：推片时严格执行三查八对，注意推片时的用血量。

（3）铁代谢检查

1）目的：协助诊断缺铁性贫血。

2）注意事项：采血前中后注意三查八对，严格执行无菌操作，掌握正确的采血方法，采血过程中观察有无凝血；采血结束后，按压穿刺部位皮肤，避免揉搓，以防皮下出血、瘀斑。血清铁蛋白（SF）<12μg/L 提示缺铁，红细胞游离原卟啉（FEP）>0.9μmol/L（>500μg/L）而 SF 值降低且临床未出现贫血时，是红细胞生成缺铁期典型表现；血清铁（SI）<9.0～10.7μmol/L（50～60μg/dl）有意义；总铁结合力（TIBC）>62.7μmol/L（350μg/dl）有意义。

（4）骨髓穿刺检查

1）目的：直接了解骨髓造血细胞生成的质和量的变化。

2）注意事项：较小的患儿进行骨髓穿刺检查时为避免患儿不配合，应注意镇静，穿刺过程中避免患儿剧烈运动，注意无菌操作，严格执行消毒隔离制度，穿刺后于穿刺部位覆盖无菌纱布，预防局部感染。

【用药指导】

1. 铁剂治疗

（1）用药目的：铁剂治疗是治疗本病的特效药。

（2）用药方法：

1）口服铁剂：选用二价铁盐易吸收，常用的有硫酸亚铁（含铁 20%）、富马酸亚铁（含铁 30%）、葡萄糖酸亚铁（含铁 11%）等。每次铁元素 1～2mg/kg，每日 2～3 次。对婴儿为方便服用，多配成 2.5% 硫酸亚铁合剂溶液［硫酸亚铁 2.5g，稀盐酸 2.9ml，葡萄糖 12.5g，氯仿水 100ml］。剂量应按所含铁元素计算，根据实验，以 4.5～6mg/（kg·d），分 3 次服用为宜［折后硫酸亚铁 0.03g/（kg·d）；富马酸亚铁 0.02g/（kg·d）；2.5% 硫酸亚铁合剂 1.2ml/（kg·d）］。口服铁剂至血红蛋白达正常水平后 2 个月左右再停药，以补充铁的贮存。

2）注射铁剂：常用的注射用铁剂有右旋糖酐铁、山梨醇枸橼酸铁复合物（均含铁 50mg/ml），因刺激性较强需深部肌内注射。注射铁剂较易出现不良反应，所以常在不能口服铁剂情况下选用。

（3）不良反应：口服铁剂时可出现胃肠道反应，可导致牙齿变黑；注射铁剂时除局部肿痛外尚可发生面部潮红、恶心、头痛、肌肉关节痛、淋巴结炎及荨麻疹，严重者可发生过敏性休克。

（4）注意事项

1）宜从小剂量开始，逐渐增加至全量，并在两餐之间服用；可与促进铁吸收的食物和药物同服，忌与抑制铁吸收的药物或食物同服；服用铁剂时，为防止牙齿变黑，最好用吸管服药，且服药后应漱口；服用铁剂后，排出的大便呈黑色，停药后可恢复正常；铁剂不可服食过多，以免引起铁中毒。

2）注射前应精确计算补铁剂总量，避免导致铁中毒；选用深部肌内注射，每次更换注射部位，抽药或给药必须使用不同的针头，并以"Z"字形注射方式进行，以防铁剂渗入皮下组织造成注射部位疼痛硬结。注射铁剂时应密切观察患儿生命体征变化，做好抢救准备。

2. 输血治疗

（1）目的：对于血红蛋白 30g/L 以下者，应立即进行输血，但必须采取少量多次的方法，或输入浓缩红细胞。

（2）方法：每次 2~3ml/kg。

（3）不良反应：密切观察有无输血反应，并及时与医生联系以便紧急处理。

（4）注意事项：输血速度过快、量过大，可引起心力衰竭。若心力衰竭严重，可用换血法，以浓缩红细胞代替全血，一般不需要洋地黄治疗。输血前认真校验血型及交叉配血；输血过程中应严格按无菌技术要求操作；年龄越小贫血程度越重者，每次输血量应越小，速度一般不宜太快，以免发生心力衰竭。

【出院指导】

1. 让患儿及其家属了解注意饮食平衡、不偏食的重要性，告知哪些食物中含铁丰富。

2. 婴幼儿及时添加辅食，早产儿、低出生体重儿可在生后 2 个月左右给予铁剂预防。

3. 注意口服补铁的注意事项。

4. 孕产妇注意补铁，预防先天性贮铁不足。提倡母乳喂养，因母乳中铁的吸收利用率较高但由于婴儿期是体格发育最快的阶段，对铁的需要量大，单纯母乳中铁的含量相对不足，若未及时添加辅食或铁剂易导致贫血，因此也应及时添加含铁丰富的辅食，如动物的肝脏、肾、血、瘦肉及蛋黄、黄豆、紫菜、木耳等。

5. 积极创造良好的进餐环境，进食前避免剧烈的活动及进行不愉快的说教。

6. 指导合理搭配患儿的饮食，适当变换花样，并注意饮食色、香、味、形的调配，以增加患儿的食欲。

7. 告知患儿家属含铁丰富且易吸收的食物如精肉、动物血、内脏、鱼等。维生素 C、稀盐酸、氨基酸、果糖等有利于铁的吸收，可与铁剂或含铁丰富的食品同时进食；而茶、咖啡、牛奶、蛋类、麦麸、植物纤维等可抑制铁的吸收，应避免与铁剂及含铁丰富的食品同食。宜用铁锅炒菜可吸收无机铁，少用铝锅。以防铝中毒引起的非缺铁性小细胞贫血。

8. 进食前不安排过于剧烈的活动可口服助消化药物。

9. 注意观察患儿的面色、甲床、周身有无出血点等，定期门诊复查，出现不适，及时就诊。

第八节　儿童营养性巨幼细胞贫血

【概述】

营养性巨幼细胞贫血（nutritional megaloblastic anemia）又称大细胞性贫血，是由于缺乏维生素 B_{12} 和（或）叶酸所引起的一种贫血。临床上以贫血、神经精神症状、红细胞的胞体变大、骨髓中出现巨幼细胞、用维生素 B_{12} 或（和）叶酸治疗有效为特点。多见于 2 岁以下的婴幼儿。

【临床表现】

由于肝脏内贮存一定量的维生素 B_{12}，因而起病缓慢，多见于婴幼儿，发病患儿低于 2 岁者占96%以上。全身症状与贫血不一定成正比。

1. 一般表现　多呈虚胖或颜面轻度水肿，毛发纤细稀疏、黄色，严重者皮肤有出血点或瘀斑。

2. 贫血表现　皮肤常呈蜡黄色，睑结膜、口唇、指甲等处苍白，偶有轻度黄疸；疲乏无力，常伴有肝、脾大；贫血重者可出现心脏扩大，甚至心力衰竭（循环系统症状较缺铁性贫血症状严重）。

3. 神经、精神症状　维生素 B_{12} 缺乏的患儿表现为面无表情、反应迟钝、表情呆滞、目光发直、少哭不笑、条件反射不易形成，智力运动发育落后，可出现倒退现象。重症者可出现不规则性震颤，手足无意识运动，甚至抽搐、感觉异常、共济失调、踝阵挛和 Babinski 征阳性等。叶酸缺乏不发生神经系统症状，但可导致精神神经异常。

4. 消化系统症状　症状出现较早，如厌食、食欲减退、恶心、呕吐、腹泻、舌炎和口腔炎等。

【检查指导】

1. 检查项目　血常规、红细胞形态、骨髓穿刺检查、血

清维生素 B_{12} 和叶酸测定。

2. 检查目的及注意事项

（1）血常规

1）目的：通过标本采集了解患儿骨髓造血红细胞的功能，协助诊断或初步排除造血系统其他疾病以及感染性疾病所致的贫血。

2）注意事项：采血前中后注意三查八对，严格执行无菌操作，掌握正确的采血方法，采血过程中观察有无凝血；采血结束后，按压穿刺部位皮肤，避免揉搓，以防皮下出血、瘀斑。

（2）红细胞形态

1）目的：通过观察血涂片中细胞大小、形态及染色体情况，对贫血的诊断有较大的启示。

2）注意事项：推片时严格执行三查八对，注意推片时的血量。

（3）骨髓穿刺检查

1）目的：直接了解骨髓造血细胞生成的质和量的变化，对诊断巨幼红细胞性贫血具有决定性意义。

2）注意事项：较小的患儿进行骨髓穿刺检查时为避免患儿不配合，应注意镇静，穿刺过程中避免患儿剧烈运动，注意无菌操作，严格执行消毒隔离制度，穿刺后于穿刺部位覆盖无菌纱布，预防局部感染。

（4）血清维生素 B_{12} 和叶酸测定

1）目的：协助诊断营养性巨幼红细胞性贫血。

2）注意事项：采血前中后严格执行三查八对，严格执行无菌操作技术，掌握正确的采血方法，采血过程中观察有无凝血；采血结束后，按压穿刺部位皮肤，避免揉搓，以防皮下出血、瘀斑。血清维生素 B_{12} 正常值为 $200\sim800$ng/L，<100ng/L 为缺乏；血清叶酸水平正常值为 $5\sim6\mu$g/L，$<3\mu$g/L 为缺乏。

【用药指导】

1. 补充维生素 B_{12}

（1）用药目的：补充患儿所需的维生素 B_{12}，从而缓解患儿贫血的情况。

（2）用药方法：维生素 B_{12} 500～1000μg 一次肌内注射；或每次肌内注射 100μg，每周2～3次，连用数周，直至临床症状好转、血常规恢复正常为止；当有神经系统受累表现时，每日 1mg，连续肌内注射 2 周以上；由于维生素 B_{12} 吸收缺陷所致的患儿，每月肌注 1mg，长期应用。

（3）不良反应：肌内注射维生素 B_{12} 偶有过敏反应，表现为皮疹、药物热，罕见过敏性休克。

（4）注意事项：肌内注射时应注意有计划性的选择患儿的肌注部位，注意保护皮肤，穿刺时注意穿刺点周围皮肤有无瘢痕等。此外还需注意，单纯缺乏维生素 B_{12} 的患儿，不加用叶酸治疗，以免加重神经、精神症状。

2. 补充叶酸

（1）用药目的：补充患儿所需的叶酸，缓解患儿贫血症状。

（2）用药方法：口服叶酸每次 5mg，每日 3 次，连续数周至临床症状好转、血常规恢复正常为止；因使用抗叶酸代谢药物而致病者，可用亚叶酸钙治疗；先天性叶酸吸收障碍者，口服叶酸剂量应增至每日 15～50mg 才有效；同时口服维生素 C 有助叶酸的吸收。

（3）不良反应：无明显不良反应。

（4）注意事项：遵医嘱按时服药，避免漏服药物。

【出院指导】

1. 婴幼儿应注意及时添加辅食；年长患儿注意纠正不良饮食习惯。

2. 改善/纠正哺乳母亲的营养状况。

3. 让患儿家属了解及时添加辅食的重要性，对富含维生素 B_{12} 和叶酸的食物进行了解。

4. 改善哺乳母亲营养，及时给患儿添加富含叶酸及维生素 B_{12} 的食物，如新鲜绿叶蔬菜、水果、果仁、酵母、谷类和肉类及动物肝、肾、海产食物及蛋类等，注意饮食均衡，合理搭配食物。

5. 设法改变烹调方法，注意食物的色、香、味调配，以增进患儿的食欲。

6. 若患儿舌肌震颤致吮乳或吞咽困难时，需耐心喂养，并耐心细微地训练患儿的进食能力，应少食多餐，必要时可改用鼻饲喂养，以保证机体营养需要。

7. 定时门诊复查，监测维生素 B_{12} 及叶酸的浓度，必要时进行调药，出现不适，随时门诊就诊。

第九节 神经母细胞瘤

【概述】

神经母细胞瘤（neuroblastoma）属于交感神经系统肿瘤。神经母细胞瘤系由未分化的交感神经细胞所组成，恶性程度高，死亡率较高，主要原因是诊断过晚。凡是有交感神经元的部位都可发生神经母细胞瘤，如颅内、眼眶内和颈后侧部，但均少见，常见部位为胸脊柱旁，尤其是在腹膜后肾上腺处，偶亦发生在盆腔。

【临床表现】

该病多发生在 2~3 岁，病初可无任何症状，当疾病发展后可有食欲减退、恶心、呕吐、消瘦、体重下降、发热、贫血、局部或肢体疼痛及腹部肿块等。

1. 局部肿块 当肿瘤发生在腹部，可以偶然在腹部发现肿块，一般不痛，肿块生长较快，表面光滑，多有结节，质地坚硬。胸部肿瘤位于后纵隔，可有咳嗽、呼吸困难等症状。

2. 转移症状　因神经母细胞瘤转移出现"熊猫眼"伴斜视、眼阵挛、眼震颤，影响到颈部星状神经节可形成 Homer 综合征，有骨髓转移时可出现贫血、血小板减少或出血倾向，侵入椎管内会引起偏瘫，同样膀胱肿物可导致膀胱或血管受压。新生儿患者还可有肝大，腹胀和皮下结节。

【检查指导】

1. 检查项目　B 超、MRI、CT、X 线检查、骨髓穿刺检查、骨扫描。

2. 检查目的及注意事项

（1）B 超、MRI、CT、X 线检查

1）目的：明确肿瘤大小，通过影像学检查，观察有无转移。

2）注意事项：进行检查前，可先剥夺患儿睡眠，检查时给予患儿口服镇静剂，若效果欠佳，可给予患儿开放静脉通路，进行地西泮静推，以配合检查。

（2）骨髓穿刺检查及骨扫描检查

1）目的：了解有无骨浸润情况。

2）注意事项：①骨髓穿刺检查时，为避免患儿活检过程中哭闹、乱动，可给予患儿镇静剂，穿刺检查结束后，穿刺部位进行无菌纱布覆盖，避免感染，必要时可应用抗生素。②骨扫描：检查前开放静脉通路，年龄较小的患儿进行检查前可剥夺睡眠，以配合检查。

【用药指导】

熟悉各种化疗药物的特性、药理作用及给药途径，了解化疗方案。

1. 用药目的　治疗肿瘤，抑制肿瘤细胞生长。

2. 用药方法　化疗药物多为静脉给药。

3. 不良反应　各类化疗药物不良反应各不相同，但均有胃肠道反应，如恶心、呕吐、食欲欠佳等。

4. 注意事项　化疗药物多为静脉给药，且有较强的刺激性，药液渗漏可致局部疼痛、红肿甚至坏死；应有计划地选择血管，注射时由远心端向近心端，避免反复穿刺，药液应稀释到所要求浓度，注射时先用生理盐水穿刺，证实在血管内后再缓慢推药，注意边推边抽吸回血，最后用生理盐水冲管；必要时可选择中心静脉置管或周围静脉置管，以减轻反复穿刺给患儿带来的痛苦；操作中护士要注意自我保护，如戴好一次性手套，以防被药液污染。

（1）出现化疗药物外渗时，应立即给予患儿停止化疗药物的输注，拔除输液针，用空针回抽血管内的药物，按比例配制20%利多卡因、5%碳酸氢钠及地塞米松封闭液，给予患儿外渗部位局部封闭治疗，待穿刺部位停止出血时，避开针眼部位，给予患儿20%硫酸镁局部湿敷，并给予患儿多磺酸粘多糖乳膏外涂；外渗时严禁热敷，因热敷可使细胞内溶酶活性增高，细胞自溶加重局部组织的损伤，抬高患肢及避免局部受压。

（2）由于肿瘤患儿化疗时间较长，长期静脉输注化疗药物，对外周血管损伤较大，根据患儿的家庭状况，可给予患儿静脉输液港的植入或进行 PICC 置管，以减少患儿化疗期间穿刺带来的疼痛，保护外周血管。

（3）使用外周静脉进行发泡剂化疗药物包括蒽环类（多柔比星、表柔比星、吡柔比星、柔红霉素）及植物碱类（长春新碱、长春碱、长春地辛、长春瑞滨）等输注时，需重新选择血管穿刺成功后输注。输注蒽环类药物结束后，需用生理盐水及地塞米松静推后拔针，穿刺点周围用硫酸镁局部湿敷。

（4）告知患儿及其家属，患儿在输注化疗药物期间，尽量减少输液侧肢体活动，避免碰伤。

（5）输液时遵医嘱准确调节输液速度，告知患儿及其家属切勿自行调节输液速度，护士加强巡视。

（6）注意药物间的配伍禁忌，避免因药物间的相互反应增加药物毒性引起静脉炎。

（7）因化疗药物的特殊性，大多数化疗药物光照后可导致药物成分分解，静脉滴注时需使用避光输液器并用黑布包裹输液袋。

（8）骨髓抑制的防护：应用化疗药物后骨髓抑制最低点在第7~14日，患儿极易发生感染，如出现粒缺或粒零状态时及时应用丙球提高机体免疫力并进行特尔津皮下注射提升白细胞。

（9）尿酸性肾病的防护：化疗早期由于大量白血病细胞破坏分解而引起高尿酸血症，导致尿酸结石、少尿或急性肾衰竭，因此保证患儿每日充足饮水，准确记录出入量。

（10）观察及处理药物毒性反应：①使用化疗药物后可引起骨髓抑制而使患儿易感染和出血，故应监测血常规，及时防治感染及出血；②引起胃肠道反应，如恶心、呕吐严重者应给予止吐药（盐酸昂丹司琼、盐酸托烷司琼），监测生化值及电解质，避免电解质紊乱；③口腔有溃疡者，宜给予清淡、易消化的流质或半流质饮食；④可能致脱发者应提前告知患儿及其家属，脱发后可戴假发、帽子或围巾，年幼患儿用药前可先将头发剃光；⑤应用糖皮质激素后可出现满月脸、食欲增加及情绪改变等，应告知患儿及其家属停药后会消失，并多关心患儿，勿嘲笑或讥讽患儿。

5. 常用化疗药物的特性，详见本章第一节及第三节白血病及肾母细胞瘤的用药指导。

【出院指导】

1. 遵医嘱口服药物，不可私自停药，化疗间歇期注意预防感染，外出戴口罩。

2. 根据患儿病情与医生商议制定下一步治疗措施，按时随访。

3. 依据患儿的血小板情况，制订活动计划，血小板偏低时应减少活动，避免磕碰，以防出血，外出时佩戴一次性口罩，避免交叉感染。

4. 患儿应进食新鲜易消化、高蛋白、高维生素、高热量饮食，避免进食高脂、高糖、产气过多和辛辣的食物，尽量满足患儿的饮食习惯或对食物的要求，应鼓励患儿进食，以保证各种营养素的摄入，提高机体抵抗力；外购熟食应先蒸透后再食用，不吃生、冷、剩、过硬、不易消化及不洁食品，水果应洗净、去皮；养成良好的饮食卫生习惯，防止病从口入。化疗期间必须供给患儿充足的水分，防止高尿酸血症的发生，促进患儿体内化疗药物的排泄。

5. 根据患儿病情及治疗方案定时复诊，定期复查血常规、生化、出凝血功能，注意预防感染，出现不适，随时门诊就诊。

第十节　血友病

【概述】

血友病（hemophilia）是一组由于血液中某些凝血因子的缺乏而导致患儿产生严重凝血障碍的遗传性出血性疾病，男女均可发病，但绝大部分患儿为男性。包括血友病 A（甲）、血友病 B（乙）和因子 XI 缺乏症（曾称血友病丙）。前两者为性连锁隐性遗传，后者为常染色体不完全隐性遗传。血友病 A（hemophilia A）是凝血因子 VIII 缺乏所导致的出血性疾病，约占先天性出血性疾病的 85%。其共同特点为终生在轻微损伤后发生长时间的出血。我国的发病率较低，其中约有 80% 为血友病 A，以幼年发病、自发或轻度外伤后出血不止、血肿形成及关节出血为特征。血友病目前还无法根治，为终生性疾病，只能对症治疗，但及早诊治可预防严重并发症的发生，提高患儿的生活质量。

【临床表现】

1. 出血症状 为本病的主要表现,终身轻微损伤或手术后有持久出血倾向。血友病 A 和血友病 B 的出血症状较重,血友病 C 的出血症状一般较轻。

2. 关节出血 是血友病 A 患儿的特殊表现之一,约见于75%的血友病 A 患儿。常发生在运动及创伤后,婴儿多为踝关节受累,儿童以膝关节受累常见。出血前有轻度不适,继而关节局部红、肿、热、痛,活动受限。

3. 血友病肌肉出血和血肿 以下肢、前臂、臀部多见。深部血肿有相应部位疼痛、压迫症状。如出血量多,可引起休克、贫血、黄疸及全身发热。皮下、齿龈、口腔及鼻黏膜易于受伤故为出血多发部位,但皮肤黏膜出血并非为本病的特征,皮肤瘀点、瘀斑少见。如出血发生在咽、喉部易引起窒息。消化道出血、血尿亦常见。儿童脱牙或外科手术如拔牙、扁桃体摘除术等若不采取相应措施,会引起持久的渗血或出血。颅内出血少见,可以是自发性,但通常由外伤引起,常危及生命。对伴有剧烈头痛的血友病患儿应警惕颅内出血或硬膜下出血的可能。

4. 血友病 C 较为少见,杂合子患儿无出血症状,只有纯合子者才有出血倾向。出血多发生于外伤或手术后。

5. 血友病发病年龄越早,程度越重,预后越差,重症患儿多于 5 岁内死亡。随着年龄增大,逐渐知道保护自己,受伤机会减少,可使病情好转。

【检查指导】

1. 检查项目 血常规、出凝血功能、纠正试验。

2. 检查目的及注意事项

(1)血常规

1)目的:通过标本采集了解患儿骨髓造血红细胞的功

能，协助诊断或初步排除造血系统其他疾病以及感染性疾病所致的贫血。

2）注意事项：采血前中后注意三查八对，严格执行无菌操作，掌握正确的采血方法，采血过程中观察有无凝血；采血结束后，按压穿刺部位皮肤，避免揉搓，以防皮下出血、瘀斑。

（2）出凝血功能

1）目的：判断出凝血时间，结合临床，协助诊断。

2）注意事项：取血时严格执行三查八对，注意无菌操作，取血时注意有无血液凝集，按要求采集血标本，穿刺后按压穿刺部位，不可揉搓，若同时采集多管血标本时，应先将血标本打入出凝血功能的采血管中。

（3）纠正试验

1）目的：用于鉴别各类血友病。

2）注意事项：按要求采集血标本，进行纠正试验。并对照标准进行判定血友病的种类。纠正试验应在使用药物之间进行采集。

【用药指导】

因患儿体内缺乏Ⅷ凝血因子，应在生活中慎用对凝血功能有影响的药物，如：阿司匹林、保泰松、双嘧达莫、右旋糖酐等。

1. 人凝血因子Ⅷ（拜科奇）

（1）目的：对纠正和预防因子Ⅷ缺乏而致的严重出血有疗效。人凝血因子Ⅷ是正常血浆的组成成分，在血液凝固过程中起着必不可少的作用。

（2）用药方法：静脉输注，每公斤体重 1 个单位的人凝血因子Ⅷ可使循环血液中的因子Ⅷ水平增加2%到25%。

（3）不良反应：过敏反应，如荨麻疹、发热、头痛及背痛等。

（4）注意事项：使用拜科奇时要严格无菌操作，未开盖的稀释液和浓缩剂进行加温，温度不能超过 37℃。注射速度应根据患儿的反应，5~10 分钟或更短时间注射完。输冷沉淀物时冷沉淀于 37℃ 水浴（不能超过 37℃）进行快速融化，融化后必须在 4 小时内输注完毕。输注的速度以患儿可耐受的最快速度输入。婴幼儿应掌握 ABO 同型输注。冷沉淀黏度较大，如经静脉推注，最好在注射器内加入少量枸橼酸钠溶液，以免注射时发生凝集而阻塞针头。如若病情许可，每袋可用少量生理盐水（10~15ml）稀释后经输血器静脉输注。

2. 抗纤溶制剂　氨基己酸。

（1）目的：以稳固血块，减少重复性给予血制品。

（2）用药方法：静滴，初用量为 4~6g，用 5%~10% 葡萄糖或生理盐水 100ml 稀释，维持量为 1g/h，维持时间依病情而定。口服，1 日 3~4 次，小儿 0.1g/kg。

（3）不良反应：肝肾功能损害。

（4）注意事项：用过量时可形成血栓有血栓形成倾向或有血栓性血管疾病病史者禁用。肾功能不全者慎用。

【出院指导】

1. 密切观察患儿病情变化，有无出血倾向，避免感染，适当进行锻炼，以增加机体抵抗力，告知患儿及其家属疾病的重要性，重型患儿若能及时接受因子治疗或做预防性治疗，平常生活与正常人无太大差异，生活质量亦可改善，但亦有少数患儿死于内脏出血（颅内出血）。

2. 给予患儿清淡易消化的软食，注意营养搭配，慎用对凝血功能有影响的食物，如生姜、大蒜、西红柿。少吃热、硬食物，以免损伤牙龈或烫伤口腔黏膜，避免进食辛辣食品和边缘锐利的食物，避免使用吸管，吞咽后口腔出血可引起恶心、呕吐，腹痛等不适并伴有大便色泽的改变，应密切观察患儿大便的颜色，以评估出血情况。

3. 出血的预防与护理

（1）预防出血：学龄前儿童防止剧烈运动，家属随时陪伴。防止外伤，尽量避免不必要的穿刺或注射，如肌内注射，必要时可选用皮下注射，注射后按压穿刺部位 5 分钟以上，直至出血停止。

（2）出血期间严禁热敷，因热敷会促使血管扩张，不利于止血。

（3）患儿发现关节腔出血：早期应给予局部冰敷并抬高患肢及固定关节并制动。抬高患肢要保持功能体位，以减少疼痛，减少出血。

（4）消化道出血：早期禁食，腹部冰敷，可减轻疼痛、呕吐，减少出血，及时医院就诊。

（5）口腔出血：出血时要保持安静，应尽量分散患儿的注意力，给予患儿进食少量冰冻食品，或用冷敷疗法，用毛巾包裹医用冰袋置于患侧颌面，使局部血管收缩，禁用抗凝及影响血小板功能的药物。

4. 定时门诊复诊，遵医嘱口服药物，不可私自停药，出现不适，及时门诊就诊。

（石晶晶　刘　阳）

第五章

神经系统疾病健康教育

第一节　肝豆状核变性

【概述】

肝豆状核变性（hepatolenticular degeneration，HLD）又称威尔逊病，是常染色体隐性遗传的铜代谢障碍疾病。由 Wilson 首先报道和描述，是一种遗传性铜代谢障碍所致的肝硬化和以基底节为主的脑部变性疾病。临床上表现为进行性加重的锥体外系症状、肝硬化、精神症状、肾功能损害及角膜色素环（K-F 环）。

【临床表现】

1. 肝病表现　本病患儿均有程度不同的肝损害。临床上按照起病时的表现可分为四种类型，即肝硬化、慢性活动性肝炎、急性或亚急性肝炎和暴发性肝炎。

2. 神经系统表现　主要表现为锥体外系症状。常见肌张力改变，呈肌张力不全体位。构音障碍、咀嚼吞咽困难、肢体震颤等。

3. 精神症状　表现为行为异常、情感障碍、精神分裂症状表现、认知障碍。

4. 角膜 K-F 环。

5. 血液系统表现　溶血性贫血发生在疾病早期或与肝病

同时出现，是因铜对红细胞膜的毒性所致。

6. 肾脏表现　肉眼血尿或持续性镜下血尿可以是本病的主诉。

7. 骨关节表现　骨关节痛、佝偻病，少数患儿可有自发性骨折。

【检查指导】

1. 检查项目

（1）铜代谢相关的生化检查：血清铜蓝蛋白（CP）、24小时尿酮等。

（2）血尿常规。

（3）肝肾功能。

（4）脑影像学检查：头颅 CT 及 MRI。

（5）基因诊断。

（6）裂隙灯检查。

（7）肝脏超声波检查。

2. 检查目的及注意事项　因为本病可以治疗，故早期明确诊断对疾病恢复意义重大。

（1）血清铜蓝蛋白及铜氧化酶测定

1）目的：查看血清中铜离子水平，本病有 95% 的患儿血清铜蓝蛋白降低，有 20% 的杂合子血清铜蓝蛋白也可降低。

2）注意事项：①前一日不吃过于油腻及高蛋白食物。②抽血前可适量喝水，抽血时应放松心情，避免因恐惧造成血管的收缩，增加采血的困难。③做好消毒隔离，避免交叉感染。

（2）24 小时尿酮测定

1）目的：正常人尿酮排泄在 $50\mu g/24h$ 以下。本病患儿尿酮均增高，大多高于 $100\mu g/24h$。

2）注意事项：①留尿前应用蒸馏水清洁尿桶。②留尿当日晨尿弃去，从第二次尿液开始收集至次日晨尿。③留取至少100ml 尿液送检。

（3）头颅 CT 检查

1）目的：CT 对所有器质性疾病都可以进行检查，尤其对密度差异大的器质性占位病变都能检查出来并做出定性诊断。MRI 能够精确地反应病灶的位置。

2）注意事项：①根据患儿情况，给予剥夺睡眠，告知家属剥夺睡眠的重要性，并严格执行。②检查时应保持患儿心情平静，尽量保持身体各部位的静止不动。③不能配合检查、较小患儿、躁动患儿应携带镇静剂。④检查前摘下一切金属物品。⑤应由家属陪同检查，保证患儿安全，注意保暖。

（4）肝脏超声检查

1）目的：了解肝脏的病变程度。

2）注意事项：①检查前空腹（至少 4~6 小时），必要时排气、导泄。②超声检查当日不能行钡餐造影和胃镜检查，以避免胃肠内容物、气体干扰显像。③尽可能吸气使横膈尽量下降后再屏气，以避开肋骨、肋弓和胃肠气体的遮挡而获得最佳显示。

【用药指导】

1. 青霉胺

（1）目的：促进体内铜的代谢，阻止铜的吸收。

（2）方法：遵医嘱口服。

（3）不良反应：常见的有厌食、恶心、呕吐、口腔炎和溃疡。20% 服药者有味觉异常。过敏反应有皮肤瘙痒、荨麻疹、发热、关节疼痛和淋巴结肿大。其他皮肤反应包括狼疮样红斑和疱疮样皮损。

（4）注意事项

1）需做青霉素皮试，皮试阴性方可使用，青霉胺为治疗的首选药物，该药能和组织中的铜络合，借助尿液排出体外。

2）饭前 1 小时服用。

3）治疗过程中应关注疗效及药物自身影响，疗效可通过血清转氨酶、血清铜、24 小时尿铜等指标进行衡量。

2. 锌盐　硫酸锌或葡萄糖酸锌。

（1）目的：减少铜离子在肠道的吸收。

（2）方法：遵医嘱口服。

（3）不良反应：可见轻度恶心、呕吐等胃肠道刺激症状和便秘等反应。

（4）注意事项：空腹服用，餐前 1 小时或餐后 2 小时。

【出院指导】

1. 注意休息，防止过度疲劳。

2. 坚持长期治疗，遵医嘱按时服药。

3. 给予患儿饮食指导

（1）饮水：纯净水，因为纯净水可以去除 95% 以上的金属离子。

（2）低酮饮食：避免进食铜含量高的食物，如小米、荞麦面、糙米、豆类、坚果类、薯类、菠菜、茄子、南瓜、蕈类、菌藻类、干菜类、干果类、软体动物、贝类、螺类、虾蟹类、动物的肝脏和血、巧克力、可可。某些中药，如龙骨、牡蛎、蜈蚣等。适宜的低铜食物，如精白米、精面、新鲜青菜、苹果、桃子、梨、鱼类、猪牛肉、鸡鸭鹅肉、牛奶等。

（3）不用铜制器皿烹调食物。

（4）高蛋白饮食：大于 80g/d，其中优质蛋白最好在 50% 以上。如蛋清、奶制品等优质蛋白质。

（5）补充含钙和维生素丰富的食物。

（6）对肝豆状核变性脑病患儿应注意忌服兴奋神经系统的食物，如浓茶、咖啡、肉汤、鸡汤等食物，以免加重脑损害。

（7）对肝豆状核变性引起肝硬化及肝功能代偿期并有腹水的患儿，一般给予低盐高蛋白饮食。

（8）对肝硬化门脉高压及吞咽困难的患儿，禁食油炸、有渣、带刺或生硬的块状食物，以防止上消化道出血、误咽食物阻塞气管引致窒息，应尽量让患儿食用软食或半流质饮食。

（9）对肝豆状核变性出现溶血性贫血的患儿，嘱其多补充含铁和维生素 C 的食物。

（10）对有精神症状而拒食的患儿，进行耐心劝喂，必要时采用鼻饲或静脉营养供给，以保证营养需要。

4. 定期复查肝肾功能、血常规、血清铜、血清铜蓝蛋白、尿铜等项目。

5. 活动受限、有精神症状的患儿要有专人护理，防止自伤和伤人。

6. 保持良好精神状态，树立战胜疾病的信心。

第二节　癫　痫

【概述】

癫痫（epilepsy）是神经系统常见疾病之一，是由于大脑神经元异常过度或同步化的放电所引起的发作性的、突然的、一过性的体征及（或）症状，小儿癫痫的患病率为 3‰~6‰。癫痫发作（seizure）是指大脑神经元过度异常放电引起的突然的、短暂的症状或体征，临床表现为意识、运动、感觉、精神或自主神经功能障碍。

【临床表现】

1. 部分性发作

（1）简单性发作

1）运动性发作：发作形式多样，多表现为某一侧部位的抽搐，如肢体、手、足、指、趾、口角、眼睑等处。

2）感觉性发作：表现为发作性躯体感觉异常及特殊感觉异常，如针刺感、麻木感、幻视、幻嗅、发作味觉异常等。

3）自主神经症状性发作：自主神经症状，如心悸、腹部不适、呕吐、面色苍白或潮红、大汗、竖毛、瞳孔散大或二便失禁等。这些症状常伴随其他的发作形式,单独自主神经发作性较罕见。

4)精神症状发作:可表现为幻觉、错觉、记忆障碍、语言障碍、认知障碍、情感障碍或感到恐惧、暴怒等。

(2)复杂性发作:这类发作都有不同程度的意识障碍,往往有精神症状,常伴反复刻板的自动症(automatism),如吞咽、咀嚼、舔唇、拍手、摸索、自言自语等。多见于颞叶和部分额叶的癫痫发作。

(3)部分性发作继发全身性发作:由简单部分性或复杂部分性发作泛化为全身性发作,也可由单纯部分性发作发展为复杂部分性发作,然后继发全身性发作。

2. 全身性发作

(1)失神发作:以意识障碍为主要症状。

典型失神发作:起病突然,没有先兆,正在进行的活动停止,两眼凝视,持续数秒钟恢复,一般不超过 30 秒,发作后可继续原来的活动,对发作不能回忆。

(2)强直-阵挛发作:临床最常见。主要表现是意识障碍和全身抽搐。

1)强直期:发作时意识突然丧失,全身肌肉强直收缩,呼吸肌的强直收缩将肺内空气压出,患儿发出尖叫一声突然跌倒、呼吸暂停、面色发绀、双眼上翻、瞳孔散大、四肢躯干强直,有时呈角弓反张状态。

2)阵挛期:强直症状持续数秒至数十秒后出现较长时间反复的阵挛,即全身肌肉节律性抽搐,口吐白沫,持续约 30 秒或更长时间后逐渐停止。

3)昏睡期:阵挛停止后患儿可有舌咬伤、尿失禁发生,发作后常有深睡,醒后出现疼痛、乏力等现象。

(3)强直性发作:表现为持续而强烈的肌肉收缩,身体固定于某种特殊体位，如头眼偏斜、双臂外旋、呼吸暂停、角弓反张等，持续时间不超过 30 秒。

（4）阵挛性发作：发作时躯干、肢体或面部节律性抽动无强直，伴意识丧失。

（5）肌阵挛发作：表现为全身或局部肌肉突然短暂收缩，如突然点头、身体前倾等，严重者可致跌倒。

（6）失张力发作：发作时肌肉张力突然短暂性丧失引起姿势改变，同时伴有意识障碍，表现头下垂、双肩下垂、屈髋屈膝或跌倒。若累及全身肌肉，则患儿可突然跌倒，伤及头部。

（7）痉挛发作：最常见于婴儿痉挛，发作时表现为点头、伸臂、弯腰、踢腿或过伸样动作等。

3. 分类不明的发作　无法归为全身性发作和部分性发作的，包括新生儿发作、节律性眼运动、咀嚼动作、游泳式动作、颤抖和呼吸暂停等。

【检查指导】

1. 检查项目

（1）脑电图（EEG）。

（2）影像学检查：头颅磁共振。

（3）遗传代谢检查、基因分析。

2. 检查目的及注意事项

（1）脑电图

1）目的：诊断癫痫和确定发作类型；癫痫手术治疗的术前定位。

2）注意事项：①对患儿家属进行宣教，向患儿家属解释脑电图检查是无痛苦的，检查时应保持患儿心情平静，检查时间约 4 小时。②脑电图检查前一日晚清洗头发，并在检查前排空大小便。③患儿检查当日早晨需剥夺睡眠。如躁动、较小的患儿需检查携带镇静剂。④检查当日可进食，继续口服抗癫痫药。⑤告知家属剥夺睡眠的重要性，并严格执行。

（2）头颅磁共振

1）目的：能清楚显示灰质、白质和基底节等脑实质结构。

2）注意事项：①根据患儿情况，给予剥夺睡眠，告知家属剥夺睡眠的重要性，并严格执行。②检查时应保持患儿心情平静，尽量保持身体各部位的静止不动。③不能配合检查、较小、躁动患儿应携带镇静剂。④检查前摘下一切金属物品。⑤应由家属陪同检查，保证患儿安全，注意保暖。

【用药指导】

1. 抗癫痫药

（1）目的：控制癫痫发作。

（2）方法：口服、静脉滴注。

（3）药物不良反应：药物不良反应除有皮疹外，还有：血流系统为白细胞下降，血小板下降或贫血，对骨髓抑制。内脏系统为肝、肾功能的改变。中枢神经系统表现为头痛、头晕、嗜睡、意识模糊、激动、情绪不稳定、健忘、共济失调、注意力不集中、眼球震颤、复视、疲劳。消化系统表现为恶心、呕吐、腹痛等。

（4）用药注意事项

1）口服抗癫痫药应剂量准确，按时服药。

2）用药期间定时监测血药浓度，避免药物剂量不足导致发作控制不理想或过量引起中毒。

3）用药期间定时监测血常规、肝功能。

4）告知患儿家属，不能自行减量、停药。

5）用药期间定时复查，观察用药效果及不良反应。

2. 镇静剂

（1）目的：快速止痉。

（2）方法：静脉注射、肌注、口服、灌肠。

（3）不良反应：呼吸抑制、耐药性、头痛、头晕、恶心、呕吐、大剂量可致震颤、共济失调等。

（4）注意事项：根据患儿体重精确计算药量；静脉推注时要缓慢，并观察患儿的呼吸情况。常用药物有地西泮、氯硝西泮、水合氯醛等。

【出院指导】

1. 用药指导

（1）告知患儿家属按时服药，剂量准确，服药时间相对固定。

（2）不可擅自停药：癫痫患儿需长时期服用抗癫痫药物治疗。许多家长怕长期用药对患儿身体有损害，一见病情缓解，就自行停药，结果导致病情反复、加重。

（3）定期复查：癫痫患儿用药期间，需定期到医院复查，注意药物的毒副作用，定期检查血常规、肝功能、肾功能。

2. 生活指导

（1）注意安全：癫痫患儿在服药期间不能单独外出，注意患儿安全，防止交通意外。禁止单独游泳及攀高，防止坠床或摔伤。发作时禁止强行服药或进食水，禁止用强力阻止患儿抽动，以免发生骨折和其他意外。

（2）合理安排癫痫患儿的生活、学习，保证充分的休息，避免睡眠不足及情绪波动。饮食上要定时定量，不要暴饮暴食；忌辛辣、咖啡等刺激性食物。

（3）避免诱因：家长应细心观察，注意避免诱发患儿发作的因素，如过度疲劳、情绪激动、睡眠不足、进食过量、高声、强光、感冒等。

3. 小儿癫痫院外发作急救

（1）发作时应保证患儿安全，防止坠床及跌倒。不应强行按压患儿四肢。

（2）应有专人守护，解开患儿衣领，将头偏一侧，尽量清理口中分泌物保持呼吸道通畅；切忌用勺子或硬物强行撬开患儿的上下臼齿，防止舌咬伤，预防意外的发生。

（3）若发作自行缓解，应安抚患儿，提供安静环境使患儿充分休息；若发作不能缓解，应立即就医。

第三节　婴儿痉挛症

【概述】

婴儿痉挛症（infantile spasms，IS）又称 West 综合征，属于年龄依赖性癫痫脑病的一种，是婴儿时期一种特殊类型的癫痫综合征。主要特征是一岁内发病，难以控制的成串痉挛发作，精神运动发育迟滞和脑电图示高峰节律紊乱。

【临床表现】

90%以上的婴儿痉挛症在 1 岁以内发病，新生儿期即可有痉挛发作，但常于 2 个月后起病，起病高峰年龄为 4~6个月。

发作表现：婴儿痉挛症发作可分为屈肌型痉挛、伸肌型痉挛及混合型痉挛。屈肌型痉挛最为多见，表现为颈、躯干、上肢和下肢屈曲，患儿突然点头，上肢内收呈抱球动作，然后外展前伸。不同患儿或同一患儿不同次发作时肌肉收缩的强度不一，轻者仅表现为头部震动或耸肩，严重的腹肌收缩则可使躯干呈折刀状。伸肌型痉挛少见，表现为颈、躯干向后伸展，上、下肢伸直外展或内收动作。混合型较常见，患儿有些成串痉挛为屈肌型，另一些则为伸肌型痉挛。这种发作表现的分类有助于婴儿痉挛症的认识，但对治疗及预后的意义不大。

【检查指导】

1. 检查项目　脑电图（EEG）、结核菌素试验、血、尿常规、血生化、血沉、胸部 X 线片、心电图。

2. 检查目的及注意事项

（1）结核菌素试验

1）目的：结核菌素试验是诊断结核感染的常用参考指标，它是除结核菌检查、影像学检查外最常用的检查手段，是判断是否存在结核感染的重要指标之一。

2）注意事项：①注射部位不能用手抓、擦，以免感染发炎，也不能涂抹任何药物和花露水、风油精、肥皂等等，以免影响结果判断。②试验后，在原地休息片刻无不适再离开，特别是过敏体质者要注意有无过敏反应。③密切观察试验后反应，一般无不良反应。曾患过重结核病者或过敏体质者，局部可能出现水疱、浸润或溃疡，有的出现不同程度发热，一般能自行消退或自愈。④试验后72小时准时看反应结果，提前或推迟规定时间会影响结果判断的准确性。⑤如有活动的结核病灶时，不宜做此试验，以免发生严重的过敏反应或导致病情加重。

（2）胸部X线片

1）目的：了解有无肺部感染情况。

2）注意事项：①告知家长去除患儿身上的一切遮挡物。②除检查者外，其他人员不宜在检查室内久留。③如患儿不配合但需家长陪同时，家长应做好必要的防护措施。

（3）脑电图

1）目的：确定发作类型，明确诊断。

2）注意事项：①对患儿家属进行此宣教，向患儿家属解释脑电图检查是无痛苦的，检查时应保持患儿心情平静，检查时间约4小时。②脑电图检查前一日晚清洗头发，并在检查前排空大小便。③患儿检查当日早晨需剥夺睡眠。如躁动、较小的患儿需检查携带镇静剂。④检查当日可进食，继续口服抗癫痫药。⑤告知家属剥夺睡眠的重要性，并严格执行。

【用药指导】

1. 抗癫痫药

（1）目的：控制癫痫发作。

（2）方法：口服、静脉滴注。

（3）不良反应：药物不良反应除有皮疹外，还有：血流系统为白细胞下降，血小板下降或贫血，对骨髓抑制。内脏系统为肝、肾功能的改变。中枢神经系统表现为头痛、头晕、嗜睡、意识模糊、激动、情绪不稳定、健忘、共济失调、注意力不集中、眼球震颤、复视、疲劳。消化系统表现为恶心、呕吐、腹痛等。

（4）注意事项

1）口服抗癫痫药应剂量准确，按时服药。

2）用药期间定时监测血药浓度，避免药物剂量不足导致发作控制不理想或过量引起中毒。

3）用药期间定时监测血常规、肝功能。

4）告知患儿家属，不自行减量、停药。

5）用药期间定时复查，观察用药效果及不良反应。

2. 激素类　促皮质素及醋酸泼尼松。

（1）目的：控制癫痫发作。

（2）方法：静脉输注（促皮质素）、口服（醋酸泼尼松）。

（3）不良反应

1）长期使用可产生糖皮质激素的副作用：库欣综合征、水钠潴留及失钾。

2）用药期间可发生致糖尿病作用、胃肠道反应及骨质疏松、痤疮及多毛。

3）长期使用促皮质素可使皮肤色素沉着，有时产生过敏反应。

（4）注意事项：①避免感染，病室定期通风，减少探视人数、时间，取得家长配合。注意患儿体温变化，及时发现感染征兆。②监测患儿血压，血压升高时，应减慢输液速度，并遵医嘱给予降压药。③观察心电监护仪显示的波形图及心率，有异常及时通知医生，并减慢输液。④观察患儿有无低钾表现，如全身无力、疲乏、恶心、呕吐、腹胀等症状。每周复查一次电解质，并预防性给予枸橼酸钾口服。⑤运用激素治疗期间，患儿易烦躁哭闹，必要时遵医嘱给予镇静。⑥运用激素治疗期间，给予患儿钙剂补充。⑦观察患儿进食情况，应适当控制患儿进食量。

【出院指导】

1. 饮食指导　给予患儿高营养、高维生素、低脂、低糖饮食，并控制进食量。

2. 向家长讲解激素副作用（高血压、心律不齐、电解质紊乱、免疫力低下等）及观察重点。

3. 静脉激素治疗结束后改为口服激素治疗，必须遵医嘱移行减量，不可擅自停药及撤药。继续口服抗癫痫药。

4. 定期复查　血生化、血药浓度、脑电图。

5. 癫痫发作时的急救

（1）发作时应保证患儿安全，防止坠床及跌倒。禁止强行按压患儿四肢。

（2）应有专人守护，解开患儿衣领，将头偏一侧，尽量清理口中分泌物保持呼吸道通畅；切忌用勺子或硬物强行撬开患儿的上下臼齿，防止舌咬伤，预防意外的发生。

（3）若发作自行缓解，应安抚患儿，提供安静环境使患儿充分休息；若发作不缓解，应立即就医。

第四节　重症肌无力

【概述】

重症肌无力（MG）是一种由神经-肌肉接头处传递功能障碍

所引起的自身免疫性疾病,临床主要表现为易疲劳和部分或全身骨骼肌的无力,活动后症状加重,经休息后症状减轻。女性患病率大于男性,约3:2,各年龄段均有发病,儿童1~5岁居多。

【临床表现】

1. 眼肌型 表现为眼睑下垂、眼球活动障碍。

2. 轻度全身型 上睑下垂、复视、四肢无力、延髓受累、呼吸不受累;中度全身型表现为上睑下垂、复视、延髓性麻痹、四肢无力。

3. 重度激进型 6个月病情达到高峰,常合并胸腺瘤,预后较差。

4. 迟发重症型 由轻度全身型发展而来,2~3年达到高峰,常合并胸腺瘤,预后亦较差。

5. 肌萎缩型。

【检查指导】

1. 检查项目 新斯的明药物试验、重复电刺激。

2. 检查目的注意事项

(1)新斯的明药物试验

1)目的:新斯的明试验阳性可诊断为重症肌无力

2)注意事项:观察患儿情况,如出现呼吸吞咽困难、瞳孔缩小、流涎、出汗、恶心、呕吐、肌束震颤等症状,应立即通知医生,备好解磷定、阿托品等抢救药物。

(2)重复电刺激

1)目的:重复神经刺激(repeated nerve stimulation,RNS)技术,常用于神经肌肉接头功能的评定,特别是重症肌无力的诊断与严重程度的评估。

2)注意事项:①测试时先给予3次/秒脉冲刺激,获得连续三次稳定的肌电反应后,再固定电流。②操作者握持患儿腕部,令患儿用力对抗伸肘1分钟,放松2分钟;再以3次/秒脉冲刺激,重复3次,每次间隔30秒。③用尼龙带固定刺激电极，以避免刺激电极位移引起误差。

【用药指导】

1. 胆碱酯酶抑制药

（1）目的：缓解肌无力症状。

（2）方法：遵医嘱口服、肌注。

（3）不良反应：腹痛、腹泻、恶心、呕吐、流涎、支气管分泌物增多、流泪、瞳孔缩小等。

（4）注意事项：若患儿有饮食困难可在饭前 30 分钟服药。

2. 激素类

（1）目的：对 T 细胞抑制作用较强，适用于各型 MG，眼肌型患儿显效快而明显。

（2）方法：遵医嘱口服、静脉。

（3）不良反应：库欣综合征、高血压、糖尿病、胃溃疡、白内障、骨质疏松和戒断综合征等。

（4）注意事项：用此疗法的病人应摄入高蛋白、低糖饮食，并补充含钾丰富的食物，必要时需服用制酸药。

3. 细胞毒性药物

（1）目的：环磷酰胺（CTX）对 B 细胞抑制较显著。

（2）方法：静脉。

（3）不良反应

1）骨髓抑制：表现在白细胞、血小板、红细胞和血红蛋白下降。

2）消化道反应：包括食欲减退、恶心、呕吐、腹泻、腹痛、腹胀、肝脏毒性等。

3）口腔黏膜反应：如咽炎、口腔溃疡、口腔黏膜炎。

4）高尿酸血症：化疗可诱导高尿酸血症，且与急性肾衰竭有关。

（4）注意事项：须注意毒副作用及血象变化。

4. 免疫抑制剂

（1）目的：激素治疗半年内无改善，应考虑选用免疫抑制剂。

（2）方法：静脉、口服。

（3）不良反应：应注意其骨髓抑制和感染的易感性，应定期检查血象，一旦白细胞低于 $3×10^9/L$ 立即停用，还应注意肝、肾功能。

（4）注意事项：与食物一起服用以防恶心。

【出院指导】

1. 生活指导

（1）创造安静、舒适病室环境，温湿度适宜，光线充足。

（2）鼓励患儿适当活动，防止失用综合征，活动以省力及不感到疲劳为原则。

（3）建立合理作息时间，保证患儿良好睡眠，劳逸结合。

（4）避免过劳，督促患儿做好口腔护理，皮肤护理，保持衣裤清洁，勤更换内衣内裤。

（5）饮食：给予易咀嚼的食物为宜，防止进食过程中出现呛咳。多食高蛋白、高维生素、高纤维素及富含钾、钙饮食等。

（6）注意防止跌倒、坠床。

2. 嘱家长按时给患儿服药，定时定量，不随意减药或停药，注意观察患儿不良反应。

3. 肢体康复治疗　重症肌无力表现为全身肌肉无力，部分伴随肌肉萎缩，引发后期的肢体运动障碍，这些患儿经过正规的康复训练可以明显减少或减轻瘫痪的后遗症。

第五节　脑　炎

【概述】

脑炎是脑组织炎性病变的总称，可由不同病因（如病毒感染和中毒等）引起。脑炎可以发病于不同性别和年龄，多为急性或亚急性。临床上以高热、头痛、呕吐、昏迷、惊厥等症状为其特征，大多伴有脑脊液成分的改变。

【临床表现】

1. 全身毒血症状　发热、头痛、身痛、恶心、呕吐、乏力。少数有出血疹及心肌炎表现。

2. 神经系统症状　抽搐、意识障碍、脑膜刺激征等。

【检查指导】

1. 检查项目　脑脊液检查、血常规、头颅影像学。

2. 检查目的及注意事项

（1）脑脊液检查

1）目的：脑脊液检查是确诊本病的重要依据。

2）注意事项：①脑脊液采集后应在1小时内进行计数，如搁置过久，细胞破坏，或沉淀与纤维蛋白凝成块，导致计数不准。②穿刺损伤血管，导致血性脑脊液，此时细胞总数计数已无意义，白细胞计数亦须校正才有临床价值。③腰椎穿刺前嘱患儿禁食4~6小时并排空大小便；不能配合检查的患儿予镇静剂；严格无菌操作，穿刺时避免引起微血管损伤；穿刺时如患儿出现呼吸、脉搏、面色苍白等异常改变时，应立即停止操作；术后去枕仰卧4~6小时，可避免术后低颅压性头痛；6小时后缓慢起床，防止直立性低血压。腰穿处禁沾水，防止感染。

（2）血常规

1）目的：查看有无感染倾向。

2）注意事项：①避免剧烈运动。②采血不能与静脉输液同侧臂。

（3）头颅影像学

1）目的：了解脑组织病变情况。

2）注意事项：①根据患儿情况，给予剥夺睡眠，告知家属剥夺睡眠的重要性，并严格执行。②检查时应保持患儿心情平静，尽量保持身体各部位的静止不动。③不能配合检查、较小患儿、躁动患儿应携带镇静剂。④检查前摘下一切金属物品。⑤应由家属陪同检查，保证患儿安全，注意保暖。

【用药指导】

1. 抗生素

（1）目的：控制感染。

（2）方法：静脉、口服。

（3）不良反应：少数情况下发生过敏反应。

（4）注意事项：用药前了解患儿有无药物过敏史，输液时如有不适，如胸闷、恶心、皮疹等及时告知医护人员。

2. 激素类药物

（1）目的：减轻脑水肿及颅内高压的症状。

（2）方法：静脉、口服。

（3）不良反应：感染、代谢紊乱（水电解质、血糖、血脂）、体重增加、出血倾向、血压异常、骨质疏松、股骨头坏死等，小儿应监测生长和发育情况。

（4）注意事项：停药前，必须逐渐减量，以免出现病情反跳。

3. 脱水药

（1）目的：降低颅压。

（2）方法：静脉输注、口服。

（3）不良反应：药物渗入皮下可引起皮下组织坏死。用药期间应监测水、电解质和酸碱平衡。

（4）注意事项：快速静脉输注，防止渗液。

4. 退热剂

（1）目的：降低患儿体温。

（2）方法：口服、肌注、静脉输注。

（3）不良反应：表现为上腹部不适，恶心，呕吐等。

（4）注意事项：对于有高热惊厥病史或已出现过高热惊厥的小儿，体温超过 38℃ 即应服用退热剂。嘱患儿多饮水。同一成分退热药应间隔 6 小时以上服用，一日不超过 4 次。

【出院指导】

1. 生活指导　出院后预防感染，避免到人多的公共场所。合理安排患儿的生活、学习，保证充分的休息。

2. 安全指导　保证患儿安全，防止外伤、意外。惊厥发作时将患儿头偏向一侧，避免躁动及惊厥时受伤或坠床，及时清理呕吐物，保持呼吸道通畅。

3. 饮食指导　保证合理膳食，营养全面均衡。

4. 药物治疗　按时按量服药，不可自行减药减量。

5. 功能恢复指导　去除影响患儿情绪的不良因素，创造良好的环境，提供保护性照顾。帮助患儿逐步进行肢体的被动或主动功能锻炼，注意循序渐进，予以鼓励。

6. 定期复查　定期到医院复查，注意药物的毒副作用，定期检查血常规、肝功能、肾功能。

第六节　线粒体疾病

【疾病概述】

线粒体疾病（mitochondrial disease）是遗传缺损引起线粒体代谢酶缺陷，致使 ATP 合成障碍、能量来源不足导致的疾病。根据线粒体病变部位不同可分为线粒体肌病和线粒体脑肌病。

【临床表现】

1. 中枢神经系统表现　认知障碍、共济失调、偏头痛、脊髓病、运动异常。

2. 肌肉病　肌无力和骨骼肌溶解等。

3. 周围神经病　感觉神经病和交感神经病。

4. 眼外肌麻痹 眼球运动受限或眼睑下垂。

5. 视力丧失 皮层盲、色素性视网膜病、神经变形病。

6. 听力丧失

7. 系统性损害 身材矮小、糖尿病、心血管系统损伤、胃肠道症状、肝脏衰竭等。

【检查指导】

1. 检查项目 肌肉病理、血清乳酸水平测定、基因检查。

2. 检查目的及注意事项

（1）肌肉病理检查

1）目的：肌肉病理检查对协助诊断线粒体疾病的价值很大。

2）注意事项：①术中要协助患儿固定术肢，嘱患儿如有疼痛、咳嗽等情况时，及时告知医护人员。②活检术后避免患肢过度活动及长时间下垂，卧位时将患肢抬高，并进行主动活动，以促进血液循环。③活检术后 10~14 日拆线，在此期间要保持伤口敷料清洁干燥。

（2）血清乳酸水平测定

1）目的：乳酸酸中毒是许多线粒体病的伴随表现，约 80% 以上的患儿血清乳酸水平增高。

2）注意事项：应在空腹及休息状态下采血。采血时，不用止血带，患儿不可用力握拳，如用止血带，应在穿刺后除去止血带 2 分钟后再抽血。

（3）基因检查

1）目的：基因检查非常重要，是用以检测突变的常用方法。

2）注意事项：①采血量为 3~5ml，EDTA 抗凝（标准统一管为紫帽管）。②外地运输包装方面应避免采血管破碎，无需冷藏。③采血管不要反复冻融。④不能长时间放置于室温下，除夏季高温时段，一般从采血到送至实验室不要超过三日。

【用药指导】

1. 辅酶 Q_{10}

（1）目的：激活人体细胞和细胞能量的营养，提高机体免疫力。

（2）方法：口服或静脉输注。

（3）不良反应：胃部不适、食欲减退、恶心、腹泻、心悸，偶见皮疹。

2. B 族维生素

（1）目的：补充体内必须维生素，参与体内糖、蛋白质和脂肪的代谢。

（2）方法：口服、静脉、肌内注射。

（3）不良反应

1）大剂量服用可出现烦躁、疲倦、食欲减退等。

2）偶见皮肤潮红、瘙痒。

3）尿液可能呈黄色。

（4）注意事项：治疗线粒体病时常需要大剂量服用。

3. 能量制剂

（1）目的：为供给机体能量。

（2）方法：静脉输注。

（3）不良反应：头痛、头昏、出冷汗、胸闷、低血压等，偶可见关节酸痛、荨麻疹等。

（4）注意事项：静注宜缓慢，以免引起头晕、头痛、胸闷及低血压等。

【出院指导】

1. 注意休息，防止过度疲劳。

2. 给予患儿合理膳食，保证营养全面均衡。

3. 告知患儿家长所用药物的性质，正确服药的方法，可能出现的不良反应及应急措施等，使患儿治疗正规化。

4. 定期复查肝肾功能、血常规等项目。

5. 活动受限、有精神症状的患儿要有专人护理，防止自伤和伤人。

6. 保持良好精神状态，树立战胜疾病的信心。

第七节　吉兰-巴雷综合征

【概述】

吉兰-巴雷综合征（guillain-barre syndrome，GBS）又称急性感染性多发性神经根神经炎，是小儿时期常见的急性周围神经系统病变的一种疾病。其主要临床特点为急性、对称性、弛缓性肢体瘫痪，伴有周围感觉障碍，病情严重者可引起呼吸肌麻痹而危及生命，好发于学龄前及学龄期小儿。

【临床表现】

发作前可有持续数日的上呼吸道、胃肠道或其他部位感染史。

1. 感觉障碍　一般较轻，多从四肢末端的麻木、针刺感开始。也可有袜套样感觉减退或消失，以及自发性疼痛，压痛，以前壁肌角和腓肠肌明显。偶可见节段性或传导束性感觉障碍。

2. 运动障碍　四肢和躯干肌瘫是本病的最主要症状。一般从下肢开始，逐渐波及躯干、双上肢和脑神经，可从一侧到另一侧。通常在 1～2 周内病情发展至高峰。瘫痪一般近端较远端重，肌张力低下。可引起吞咽和发声困难，严重的引起呼吸肌麻痹而危及生命。

3. 反射障碍　四肢腱反射多是对称性减弱或消失，腹壁、提睾反射多正常。少数患儿可因锥体束受累而出现病理反射征。

4. 自主神经功能障碍　初期或恢复期常有多汗、汗臭味较浓，可能是交感神经受刺激的结果。少数患儿初期可有短期尿潴留，因支配膀胱的自主神经功能暂时失调或支配外括约肌的脊神经受损所致；便秘；部分患儿可出现血压不稳、心动过速和心电图异常等。

5. 脑神经症状　半数患儿有脑神经损害，以舌、咽、迷走神经和一侧或两侧面神经的外周瘫痪多见。其次为动眼神经、滑车神经、展神经。偶见视乳头水肿，可能为视神经本身炎症改变或脑水肿所致，也可能和脑脊液蛋白的显著增高，阻塞蛛网膜绒毛、影响脑脊液吸收有关。

【检查指导】

1. 检查项目　脑脊液检查、神经传导功能测试。

2. 检查目的及注意事项

（1）脑脊液检查

1）目的：急性期脑脊液蛋白增高，但白细胞计数和其他值均正常，出现所谓的蛋白-细胞分离现象。

2）注意事项：①脑脊液采集后应在1小时内进行计数，如搁置过久，细胞破坏，或沉淀与纤维蛋白凝成块，可导致计数不准。②穿刺损伤血管，导致血性脑脊液，此时细胞总数计数已无意义，白细胞计数亦须校正才有临床价值。③腰椎穿刺前嘱患儿禁食4~6小时并排空大小便。④不能配合检查的患儿给予镇静剂。⑤严格无菌操作，穿刺时避免引起微血管损伤；穿刺时如患儿出现呼吸、脉搏、面色苍白等异常改变时，应立即停止操作。⑥术后去枕仰卧4~6小时，可避免术后低颅压性头痛；6小时后缓慢起床，防止直立性低血压。⑦腰穿处禁沾水，防止穿刺部位感染。

（2）神经传导功能测试

1）目的：约85%以上的患儿可被检测到周围神经传导功能异常。

2）注意事项：①测定神经传导速度时，保持电极固定良好，防止压迫性移动导致的距离改变而引起的误差。②刺激点应正确置于运动点上，检查时应防止位置移动。

【用药指导】

1. 激素治疗

（1）目的：消除神经组织和细胞水肿。

（2）方法：静脉输注、口服。

（3）不良反应：诱发和加重感染；肌萎缩和骨质疏松；类皮质醇功能亢进。

（4）注意事项：严格按照公斤体重计算药量，口服激素应按时按量，不可突然停药或减药。

2. 免疫球蛋白

（1）目的：通过免疫调节缓解症状。

（2）方法：静脉输注。

（3）不良反应：偶可发生过敏反应，可出现荨麻疹、喉头水肿，严重者可发生过敏性休克。

（4）注意事项：本品应用一次输注完毕（未用完部分应废弃），不得分次或第二人输注。若溶液出现混浊、冰冻、异物、絮状物及摇不散的沉淀时，均不可使用。本品应严格单独输注，不宜与其他药物或溶液混合。糖尿病患儿、有严重酸碱代谢紊乱者应慎用。本品仅供静脉输注用。输注过程中如发现有不适反应，应立即停止输注，并给予相应处理。

【出院指导】

1. 合理膳食，保证患儿营养供给；指导患儿家长为患儿翻身、更换体位，预防压疮。

2. 给予心理支持　患儿看到自己四肢瘫痪，生活不能自理，感到焦虑、无助、绝望，应给予安抚。要调动患儿及其家属的主观能动性，树立战胜疾病的信心。

3. 提高对疾病的认识　了解本病的发病机制及原因，知晓药物的服用方法及相应不良反应。

4. 功能锻炼　鼓励患儿在床上做肢体功能训练，增加全身肌肉力量，促进血液循环，克服依赖心理，多做一些力所能及的事。

第八节　多发性硬化

【概述】

多发性硬化（multiple sclerosis，MS）是一种中枢神经系统炎症脱髓鞘性疾病，以中枢神经系统内多发的白质炎症、髓鞘脱失和胶质瘢痕（硬化斑）为主要特征的自身免疫性疾病。症状和体征的空间多发性与病程的时间多发性是 MS 的主要临床特点，病程呈现缓解与复发循环交替。

【临床表现】

1. 感觉症状　表现为感觉缺失或异常感觉（如麻木或疼痛）。

2. 运动症状　常表现为无力或痉挛，无力常伴有麻木，痉挛常出现在发作性病情加重后的恢复期。

3. 共济失调。

4. 视觉障碍　球后疼痛或眼球运动疼痛常见。

5. 膀胱直肠功能障碍　表现为尿频、尿急或尿潴留等症状。

6. 认知功能障碍　在病程中逐渐出现，可影响注意力、反应速度及视觉空间技能等，儿童可表现为学习困难、疲劳。

7. 癫痫发作可在病程晚期出现。

【检查指导】

1. 检查项目　脑脊液检查、头颅影像学检查。

2. 检查目的及注意事项

（1）脑脊液检查

1）目的：90%的多发性硬化患儿的脑脊液中 IgG/Alb 比值大于或等于 0.24。

2）注意事项：①脑脊液采集后应在 1 小时内进行计数，如搁置过久，细胞破坏，或沉淀与纤维蛋白凝成块，可导致计数不准。②穿刺损伤血管，导致血性脑脊液，此时细胞总数计数已无意义，白细胞计数亦须校正才有临床价值。③腰椎穿刺前嘱患儿禁食 4~6 小时并排空大小便。④不能配合检查的患儿给予镇静剂。⑤严格无菌操作，穿刺时避免引起微血管损伤；穿刺时如患者出现呼吸、脉搏、面色苍白等异常改变时，应立即停止操作。⑥术后去枕仰卧 4~6 小时，可避免术后低颅压性头痛；6 小时后缓慢起床，防止直立性低血压。⑦腰穿处禁沾水，防止穿刺部位感染。

（2）头颅影像学检查

1）目的：查看是否有具体病灶。

2）注意事项：①根据患儿情况，给予剥夺睡眠，告知患儿家属剥夺睡眠的重要性，并严格执行。②检查时应保持患儿心情平静，尽量保持身体各部位静止不动。③不能配合检查、较小、躁动的患儿应携带镇静剂。④检查前摘下一切金属物品。⑤应由家属陪同检查。镇静后的患儿由家长送回病房，保证患儿安全，注意保暖。

【用药指导】

1. 激素

（1）目的：激素是多发性硬化急性发作和复发的主要治疗药物，具有免疫调节、抗炎、保护血脑屏障等作用。

（2）方法：静脉输注、口服。

（3）不良反应：水钠潴留，血压升高，血糖升高，可引起精神兴奋，烦躁失眠。

（4）注意事项：在治疗过程中密切观察患儿病情变化，定时监测电解质，常规补钾，注意观察大便的性状及颜色，定期检查大便潜血。

2. 免疫球蛋白治疗

（1）目的：通过免疫调节缓解症状。

（2）方法：静脉输注。

（3）不良反应：偶可发生过敏反应，可出现荨麻疹、喉头水肿，严重者可发生过敏性休克。

（4）注意事项：本品应用一次输注完毕（未用完部分应废弃），不得分次或第二人输注。若溶液出现混浊、冰冻、异物、絮状物及摇不散的沉淀时，均不可使用。本品应严格单独输注，不宜与其他药物或溶液混合。糖尿病患儿、有严重酸碱代谢紊乱者应慎用。本品仅供静脉输注用。输注过程中如发现有不适反应，应立即停止输注，并给予相应处理。

【出院指导】

1. 康复护理　采取被动运动和主动运动相结合的原则，早期将瘫痪肢体保持于功能位置，定期做被动按摩及屈伸运动，可以有效预防关节僵硬变形及肌肉挛缩，保持关节活动度。下肢用足托将足底垫立，使踝关节呈 90°角，防止足下垂，避免下肢外旋。

2. 疾病指导　首先向患儿家长提供获取 MS 疾病相关信息的途径，如网络信息、保健手册、病友会等，使患儿家长增加相关专业知识，相互沟通，对于控制病情的稳定非常有力。

3. 正确指导患儿及其家属尽量避免和遏制病情诱发的因素，比如感冒、发热、外伤、疲劳过度、疫苗接种等。

4. 正确指导患儿正确用药，告知患儿坚持按医嘱服药，不能擅自停药。

5. 指导患儿根据个人情况适当锻炼以保持活动能力，对瘫痪、长期卧床的患儿应有效防止压疮感染。

第九节 高热惊厥

【概述】

高热惊厥是儿科常见急症，表现为突然发作的全身性或局限性肌群强直性和阵挛性抽搐，伴有意识障碍。3岁以内婴幼儿发病最多，发作次数和持续时间不尽相同，严重的、长时间的、反复的惊厥发作，可致明显脑损伤而留有严重的后遗症。因此，应争取在最短时间内止痉，并及早查明惊厥的病因，防止复发，以免造成缺氧性脑病和后遗症。

【临床表现】

1. 发病年龄多为6个月~4岁，亦可<6个月或>4岁。

2. 发热初期（24小时内，个别<48小时），体温升至≥39℃时，突然发生的惊厥。

3. 惊厥表现为全身性对称或部分性不对称发作，双眼球凝视、斜视或上翻，伴意识丧失。

4. 惊厥持续约数10秒至数分钟，个别呈惊厥持续状态（惊厥发作≥30分钟）。

5. 惊厥过后意识恢复快，无中枢神经系统异常。

6. 脑电图多于惊厥后2周恢复正常。

7. 可有遗传因素。

【检查指导】

1. 检查项目 脑电图（EEG）。

2. 检查目的 判断大脑是否有异常放电。

3. 注意事项 ①对患儿家属进行此宣教，向患儿家属解释脑电图检查是无痛苦的，检查时应保持患儿心情平静，检查时间约4小时。②脑电图检查前一日晚上清洗头发，并在检查前排空大小便。③患儿检查当日早晨需剥夺睡眠。如躁动、较小的患儿需检查携带镇静剂。④检查当日可进食，继续口服抗癫痫药。⑤告知患儿家属剥夺睡眠的重要性，并严格执行。

【用药指导】

1. 退热剂

（1）目的：降低患儿体温。

（2）方法：口服、肌注、静脉输注、灌肠。

（3）不良反应：表现为上腹部不适，恶心，呕吐等。

（4）注意事项：对于有高热惊厥病史或已出现过高热惊厥的患儿，体温超过 38℃ 即应使用退热剂。嘱患儿多饮水。同一成分退热剂应间隔 6 小时以上服用，一日不超过 4 次。

2. 镇静剂

（1）目的：快速止痉。

（2）方法：静脉输注、肌注、口服、灌肠。

（3）不良反应：呼吸抑制、耐药性、头痛、头晕、恶心、呕吐、大剂量时可致震颤、共济失调等。

（4）注意事项：根据患儿体重精确计算药量；静脉推注时要缓慢。常用药物有地西泮、氯硝西泮、水合氯醛等。

3. 抗生素

（1）目的：控制感染。

（2）方法：静脉输注、口服。

（3）不良反应：少数情况下患儿可发生过敏反应。

（4）注意事项：用药前应做药物过敏试验；输液时如有不适，如胸闷、恶心、皮疹等及时告知医护人员。

【出院指导】

1. 做好患儿家长的心理护理，医护人员根据患儿家长不同的心理特点，应用恰当的言语解除患儿家长的心理障碍。

2. 讲解疾病相关知识，尤其是诱发因素，并告知患儿家长应积极避免。

3. 告知患儿家长平日要供给患儿足够的营养和水分，合理搭配膳食，生活要有规律，较大患儿要进行适当的体育锻炼，以提高机体抵抗力。

4. 居室应开窗通风，注意随季节的变化及时增减衣服，在疾病流行期注意预防感染。

5. 告知患儿家长注意患儿体温变化，家中应备好体温计，指导患儿家长正确的使用方法，并注意观察患儿发热时的表现，如发现患儿面色潮红、呼吸加快、额头发热要立即测量体温，特别是有惊厥史的患儿更应加强观察。

6. 告知患儿家长家中应备用一些常用退热剂，正确掌握药物的剂量和用法。服用退热剂后患儿家长应给患儿多饮水，以利于散热，30 分钟后须复测体温，观察用药效果。

7. 指导患儿家长掌握正确的物理降温方法。

8. 惊厥的紧急处理　患儿在院外一旦发生惊厥，患儿家长应立即解开患儿衣领，把头偏向一侧，尽量去除患儿口中分泌物，保持呼吸道通畅；用筷子或压舌板放在上下臼齿之间，以防舌咬伤，但切勿强行撬开。若患儿抽搐发作不缓解，应立即送往医院。

第十节　癫痫持续状态

【概述】

癫痫持续状态（SE）是指癫痫或（惊厥）一次发作持续30 分钟以上，或两个发作间歇期意识不能完全恢复者，称为癫痫（或惊厥）持续状态。临床多见强直-阵挛持续状态，为儿科急症。

【临床表现】

1. 全面强直-阵挛发作（GTCS）持续状态　是临床常见的癫痫持续状态。表现为强直-阵挛发作反复发生，意识障碍（昏迷）伴高热、代谢性酸中毒、低血糖休克、电解质紊乱（低血钾及低血钙等）和肌红蛋白尿等，可发生心、脑、肝、肾等多脏器功能衰竭。

2. 强直性发作持续状态　多见于 Lennox-Gastaut 综合征患儿，表现为不同程度意识障碍，偶有强直性发作或非典型失神、失张力发作等。

3. 阵挛性发作持续状态　表现为阵挛性发作，持续时间较长伴意识模糊甚至昏迷。

4. 肌阵挛发作持续状态　肌阵挛多为局灶或多灶性，表现为节律性反复肌阵挛发作肌肉呈跳动样抽动，连续数小时或数日，多无意识障碍。特发性肌阵挛发作（良性）患儿很少出现癫痫状态，严重器质性脑病晚期如亚急性硬化性全脑炎、家族性进行性肌阵挛癫痫等较常见。

（1）单纯性肌阵挛状态：见于失神发作和强直-阵挛发作患儿。

（2）症状性肌阵挛状态：较多见，常合并退行性脑病如 Ramsay-Hunt 肌阵挛性小脑协调障碍，进行性肌阵挛性癫痫如肾性脑病、肺性脑病和中毒性脑病等。

5. 失神发作持续状态　表现意识水平降低，甚至只表现反应性学习成绩下降，临床要注意识别。

6. 部分性发作持续状态　单纯部分性运动发作持续状态：表现为身体某部分如颜面或口角抽动、个别手指或单侧肢体持续不停抽动达数小时或数日，无意识障碍，发作终止后可遗留发作部位 Todd 麻痹，也可扩展为继发性全面性发作。

7. 精神运动性癫痫状态　常表现为意识障碍（模糊）和精神症状，如活动减少、呆滞、注意力丧失、定向力差、缄默或只能发单音调，以及焦虑不安、恐惧、急躁、幻觉、妄想等持续数日至数月，常见于颞叶癫痫。

8. 偏侧抽搐状态伴偏侧轻瘫　多发生于幼儿，表现为一侧抽搐，患儿通常意识清醒，伴发作后一过性或永久性同侧肢体瘫痪。

9. 自动症持续状态　少数患儿表现为自动症，意识障碍可由轻度嗜睡至木僵、昏迷和尿便失禁，如不及时治疗常发生全身性发作，可持续数小时至数日，甚至半年，患儿对发作不能回忆。

10. 新生儿期癫痫持续状态　表现多样，不典型，多为轻微抽动，肢体奇异的强直动作，常由一侧肢体转至另一侧肢体或半身抽动，发作时呼吸暂停，意识不清。

【检查指导】

1. 检查项目　脑电图（EEG）。

2. 检查目的　查看脑电是否有异常。

3. 注意事项　①对患儿家属进行此宣教，向患儿家属解释脑电图检查是无痛苦的，检查时应保持患儿心情平静，检查时间约4小时。②脑电图检查前一日晚清洗头发，并在检查前排空大小便。③患儿检查当日早晨需剥夺睡眠。如躁动、较小的患儿需检查携带镇静剂。④检查当日可进食，继续口服抗癫痫药。⑤告知家属剥夺睡眠的重要性，并严格执行。

【用药指导】

1. 抗癫痫药

（1）目的：控制癫痫发作。

（2）方法：口服、静脉滴注。

（3）药物不良反应除有皮疹外，还可表现为：①血流系统：白细胞下降，血小板下降或贫血，对骨髓抑制。②内脏系统：肝、肾功能的改变。③中枢神经系统：头痛、头晕、嗜睡、意识模糊、激动、情绪不稳定、健忘、共济失调、注意力不集中、眼球震颤、复视、疲劳。④消化系统：恶心、呕吐、腹痛等。

（4）用药注意事项

1）口服抗癫痫药应剂量准确，按时服药。

2）用药期间定时监测血药浓度，避免药物剂量不足导致发作控制不理想或过量引起中毒。

3）用药期间定时监测血常规、肝功能。

4）告知患儿家属，不可自行减量、停药。

5）用药期间定时复查，观察用药效果及不良反应。

2. 镇静剂

（1）目的：快速止痉。

（2）方法：静脉输注、肌注、口服、灌肠。

（3）不良反应：呼吸抑制、耐药性、头痛、头晕、恶心、呕吐、大剂量可致震颤、共济失调等。

（4）注意事项：根据患儿体重精确计算药量；静脉推注时要缓慢，并观察患儿的呼吸情况。常用药物有地西泮、氯硝西泮、水合氯醛等。

【出院指导】

1. 注意安全 癫痫患儿在服药期间不能单独外出，以防止交通事故发生。注意患儿安全，禁止单独游泳及攀高，防止坠床或摔伤。发作时禁止强行服药或进食水，避免用强力阻止患儿抽动，以免发生骨折和其他意外。

2. 不可擅自停药 癫痫患儿需长时期服用抗癫痫药物治疗。许多患儿家长怕长期用药对患儿身体有损害，一见病情缓解，就自行停药，结果导致病情反复、加重。

3. 定期复查 癫痫患儿用药期间，需定期到医院复查，注意药物的毒副作用，定期检查血常规、肝功能、肾功能。

4. 合理安排癫痫患儿的生活、学习，保证充分的休息，避免睡眠不足及情绪波动。饮食上要定时定量，不要暴饮暴食；忌辛辣、咖啡等刺激性食物。

5. 避免诱因 家长应细心观察，摸索规律，注意避免诱发患儿发作的因素，如过度疲劳、情绪激动、睡眠不足、进食过量、高声、强光、感冒等。

6. 患儿癫痫发作时的急救

（1）发作时应保证患儿安全，防止坠床及跌倒，不应强行按压患儿四肢。

（2）应有专人看护，解开患儿衣领，将头偏向一侧，尽量清理口中分泌物，保持呼吸道通畅；用勺子或备用的压舌板放在患儿上下臼齿间，以免舌咬伤，但不应强行撬开。

（3）尽快带患儿就医。

（张　萌　王若凡　芦　静　张大华）

第六章

新生儿重症疾病健康教育

第一节　早　产　儿

【概述】

早产儿是指出生时胎龄<37周的新生儿，其中出生体重（birth weight，BW），<2500g者为低出生体重儿（low birth weight，LBW），<1500g者为极低出生体重儿（very low birth weight，VLBW），<1000g为超低出生体重儿（extremely low birth weight，ELBW）。BW在同胎龄儿平均体重的第10百分位以下的早产儿为小于胎龄儿（small for gestational age，SGA），BW在同胎龄平均体重的第90百分位以上的早产儿为大于胎龄儿（large for gestational age，LGA），BW在同胎龄儿平均体重的第10至第90百分位之间的早产儿为适于胎龄儿（appropriate for gestational age，AGA）。在早产儿中，胎龄<32周或出生体重<1500g者临床问题较多，病死率较高，是早产儿治疗和护理的重点。

【临床表现】

1. 外表特点　头大，头长为身长的1/3；囟门宽大，颅缝可分开，头发呈短绒样；耳壳软，缺乏软骨，耳舟不清楚；皮肤红、薄嫩，毳毛多，皮下脂肪少，指甲软；乳腺结节不能触到；吸气时胸壁易凹陷，腹壁薄弱；足跖纹少；男性睾丸未降或未全降，女性大阴唇不能覆盖小阴唇。

2. **体温调节能力差**　体温调节中枢发育不完善，糖原和皮下脂肪少，皮肤散热迅速，产热能力差（活动少，棕色脂肪少），寒冷环境下会导致硬肿症。

3. **呼吸系统**　呼吸浅快而不规则，部分早产儿出现间歇性呼吸暂停及奶后暂时性青紫。呼吸中枢发育不完善及呼吸器官未发育成熟导致呼吸不稳定。呼吸肌发育不全，肋骨软弱，吸气无力致肺膨胀不全。肺泡表面活性物质少，易患呼吸窘迫综合征。咳嗽反射弱，气管、支气管黏液积聚，易产生肺不张或肺炎。机械通气的气压伤或高浓度氧易致支气管肺发育不良。

4. **心血管系统**　早产儿常有动脉导管延迟关闭，常可导致心肺负荷增加，引起充血性心衰、肾脏损害以及坏死性小肠结肠炎。

5. **消化系统**　吸吮力弱，吞咽反射弱，胃容量小，贲门括约肌松弛，易产生溢乳。消化力弱，易发生呕吐、腹胀。坏死性小肠结肠炎发生率高。

6. **神经系统**　各种反射如吸吮、吞咽、觅食、对光、眨眼等均不敏感。肌张力低。出生体重<1500g，胎龄<32周早产儿脑室管膜下存在着发达的胚胎生发层细胞，易发生脑室内出血。早产儿常发生脑室周围实质内的出血性坏死，以后形成脑室周围白质软化。生后3天可行床旁头颅B超检查。

7. **肝脏功能**　因葡萄糖醛酸转移酶不足，胆红素代谢不完全，生理性黄疸持续时间长且重，严重的可发生胆红素脑病。因肝脏贮存维生素K较少，Ⅱ、Ⅶ、Ⅸ、Ⅹ凝血因子缺乏，易致出血。维生素D贮存较少，易发生佝偻病。因肝糖原转变为血糖功能低，易发生低血糖。

8. **血液系统**　出生几天后，外周红细胞及血红蛋白迅速降低。血小板计数略低于足月儿，血管脆弱，易出血。

9. 肾脏功能　肾小球滤过率低，尿浓缩力差。

10. 免疫功能　因从母体获得的 IgG 含量较少，对某些感染的抵抗力较弱，易发生败血症。

11. 早产儿视网膜病和慢性肺病。

【检查指导】

1. 检查项目　血糖测试、血气分析监测、实验室检查（血生化、血常规、尿常规、大便常规）、胸腹部 X 线检查、头颅 B 超检查、心脏超声检查、眼底检查。

2. 检查目的及注意事项

（1）血糖测试

1）目的：测定早产儿的血糖水平，判断早产儿是否发生血糖异常（低血糖或高血糖）。

2）注意事项：早产儿入院后即刻测血糖一次，生后 12 小时内 3 小时测量一次，直至血糖稳定，血糖测试应选择在患儿吃奶之前。

（2）血气分析

1）目的：监测早产儿体内 PaO_2、$PaCO_2$ 及血清离子的变化，可为医生调整治疗方案、判断治疗效果提供依据。

2）注意事项：①患儿哭闹，易导致呼吸增快，二氧化碳过度排出，$PaCO_2$ 值降低。②采血位置：因采血的动脉如有输液，就可能发生溶血及稀释，使 K^+ 升高，Ca^{2+} 降低。如误采为静脉血，因为静脉血不能准确的反映动脉血气状况，它的 pH 在正常情况下与动脉血接近，但当机体患病时，各种代谢均有不同程度的障碍，此时动脉与静脉的 pH 就有明显的差异。③采血的时间：氧疗、停用氧疗或机械通气参数调整 30 分钟后方可采血。④标本的储存：对于检测乳酸的标本，检测前必须在冰水中保存。其他检测项目可在室温或冰水中保存 1 小时。⑤标本的送检时间：$PaCO_2$、PaO_2 和乳酸的检测必须在 15 分钟内完成，其余项目如：pH、电解质、血尿素氮、血红蛋白、血糖和红细胞比积的检测，要求在 1 小时内完成。⑥标本因素：因为气泡会影响血气的 pH、$PaCO_2$、PaO_2 的检测结果，特别是 PaO_2 值。理想的血气标本，其空气气泡应低于 5%。因此标本采集后要立即与空气隔绝，避免血标本混入空气。

（3）实验室检查

1）目的：血生化、血常规、尿常规、大便常规等为常规检查项目，为疾病的判断、治疗提供依据。

2）注意事项：①抽血过程应严格无菌操作。②抽血后，需在针孔处进行局部按压 3~5 分钟，进行止血。注意：不要揉，以免造成皮下血肿。③按压时间应充分。各人的凝血时间有差异，所以当皮肤表层看似未出血就马上停止压迫，可能会因未完全止血，而使血液渗至皮下造成青淤。因此按压时间长些，才能完全止血。如有出血倾向，更应延长按压时间。④若局部出现淤血，24 小时后用温热毛巾或土豆片湿敷，可促进吸收。⑤收集尿标本过程中避免污染影响检查结果。

（4）胸、腹部 X 线检查

1）目的：早产儿胸部 X 线检查用于判断早产儿肺部发育情况及呼吸系统疾病治疗效果。腹部 X 线检查（必要时），用于排除早产儿的肠道疾病，如新生儿坏死性小肠结肠炎。

2）注意事项：检查时，注意移开患儿胸腹部金属物品、去除电极片，给予患儿取仰卧位，双上肢上举，可尽量暴露肺尖部，床头摇平，铅衣保护患儿生殖器。

（5）头颅 B 超检查

1）目的：检查患儿有无神经系统病变，如早产儿颅内出血、早产儿脑室周围白质软化。

2）注意事项：早产儿生后 3 日开始检查。

（6）心脏超声检查

1）目的：了解心脏的结构，判断有无先天性心脏病及动脉导管未闭。

2）注意事项：去除心电电极片；长时间暴露于耦合剂和空气中可能导致低体温；检查过程中注意保暖；剑突下和胸骨上窝探测可能导致患儿尤其是危重患儿的不耐受甚至病情的不稳定，所以检查过程中要监测心率、血压和呼吸的变化。

（7）眼底检查

1）目的：有利于对早产儿视网膜病变进行随访或早期干预。

2）注意事项：详见本章第十一节"早产儿视网膜病变"。

【出院指导】

1. 出院前温馨病房陪住准备

（1）为家长提供安静整洁阳光充足的房间，舒适的床铺、陪床椅，冰箱等居家设施。

（2）陪住当日指导家长呼叫器、床单位、陪床椅等各种设施的使用，并告知安全通道的位置。

（3）责任护士耐心为家长讲解喂奶的注意事项及特殊状况的处理，如母乳喂养时，指导母亲将乳头放于患儿舌头的上方，让其含住大部分的乳晕，上下嘴唇稍外翻似"鱼嘴状"，乳房勿堵住患儿鼻部；奶瓶喂养时，奶液要充满整个奶嘴，以防空气进入导致患儿腹胀；指导其母乳强化剂的添加方法；患儿出现呛奶时，立即将患儿置于侧卧位，拍击其背部并尽快通知责任护士。

（4）责任护士指导家长为患儿更换尿裤、清洗患儿会阴部及预防臀红的方法。责任护士教会家长为患儿洗澡、脐部护理和抚触的正确步骤。

（5）对于支气管肺发育不全（BPD）不能离氧的患儿，责任护士指导家长学会简易监护仪的使用方法以及对患儿缺氧征象的观察，如面色、鼻翼及口唇发绀等，指导家长家庭氧疗的方法及用氧安全。

（6）对于肠造瘘术后的患儿，责任护士教会家长造瘘口的护理，指导家长造瘘袋的选择，袋口的修剪，造口周围皮肤的清洁和保护，异常情况的观察，如外瘘肠管颜色的观察，以及肠管脱出的预防等。

（7）责任护士指导患儿母亲与患儿进行皮肤接触，促进母子交流，增进母婴感情。

（8）出院前通知家长出院时间、讲解如何办理出院手续，并嘱咐家长准备好患儿衣服包被等用物。

（9）发放"NICU 住院宝宝出院指导"，并以此为基础进行出院指导。

2. 出院标准　早产儿出院前，应能自己吸吮进奶，在一般室温中体温恒定，体重以每天 10~30g 的速度稳定增长，并已达 2000g 或以上，近期内无呼吸暂停及心动过缓发作，并已停止用药及吸氧一段时间。

3. 出院后家庭护理

（1）维持患儿的体温稳定

1）早产儿室温维持在 24~26℃，夏季可将空调温度设定在 28℃。室内可开窗通风，但避免给患儿对流风。冬季可使用加湿器。

2）每日监测患儿体温 1~2 次，测量时避开患儿剧烈活动、吃奶后、哭闹后，以免对体温监测产生影响。一般在患儿安静入睡 30 分钟后，将体温表放置在患儿腋下或肩胛后，测量时间 5 分钟。

3）冬季可给患儿头上戴帽子以减少热量散失。

（2）正确喂养

1）如患儿妈妈母乳充足，出院后尽量选择母乳喂养，需要时遵医嘱进行母乳强化喂养。患儿直接吸吮前，妈妈应用清水做好乳头的清洁，哺喂时注意体位，避免堵塞患儿鼻部。

2）如进行配方奶喂养，应按时进行哺喂，避免患儿久睡而未进食情况的发生。奶的温度要适宜,每次喂奶时间为 15~20 分钟,奶液应充满奶嘴,以免患儿吸入空气而引起腹胀、溢乳。

3）奶瓶喂养时注意奶瓶奶具的消毒,可选择消毒奶锅或沸水加热,消毒后奶瓶干燥后可保存 24 小时。

（3）皮肤的护理

1）脐带未脱落前,每日用 75%乙醇擦拭脐带,以保证脐带的清洁、干燥。

2）每次便后应及时更换尿裤,防止臀红或皮炎的发生。

3）保持患儿皮肤清洁,根据家庭情况,建议每 2~3 日给患儿沐浴 1 次,水温 38~40℃（以前臂内侧试水温,感觉适中为宜）,沐浴时家长不可离开,避免水误入双耳。

（4）日常观察:出院后应密切观察患儿精神反应、面色、皮肤颜色、进食情况,并注意大小便的颜色性质和量。出院早期减少人员探望,避免交叉感染。若发现异常应及时就医。在接触患儿的各个环节注意正确实施手卫生。

（5）预防接种

1）患儿应在出生医院完成第 1 次预防接种,包括卡介苗和乙肝第 1 针。

2）心肌酶高、所有疾病的活动期、发热期不宜接种疫苗。

3）接种疫苗 2 周后方可使用免疫球蛋白,使用免疫球蛋白 1 个月后方可接种疫苗。

4）早产儿体重达 2.5kg,矫正胎龄至 37 周后方可接种疫苗

（6）出院带药:责任护士准备好出院带药,耐心地为家长讲解药物的作用、用法,指导服用方式、药物的保存方法、购买途径,必要时进行标注,帮助家长建立口服药服用时间表。患儿出院后家长遵医嘱服药,注意给药的方法及剂量的准确。

（7）复诊：指导家长坚持随访，患儿出院两周后请到早产儿门诊进行随访，届时会对患儿的生长发育、智力运动等情况进行监测以及家庭护理过程中的问题进行指导。

第二节　早产儿呼吸暂停

【概述】

早产儿呼吸暂停（apnea of prematurity，AOP）的发生率与胎龄和出生体重成反比。呼吸中枢和呼吸系统发育未成熟是其主要原因，同时遗传特异性体质及多种神经递质在其发病中亦起十分重要的作用。呼吸暂停分为原发性呼吸暂停和继发性呼吸暂停两种。

【临床表现】

呼吸暂停是早产儿的常见症状。临床上呼吸暂停的定义是呼吸停止>20 秒，伴有心率减慢<100 次/分或出现青紫、血氧饱和度降低和肌张力低下。

【检查指导】

1. 检查项目　血气分析、X 线胸片、实验室检查（血生化、血常规、血培养）。

2. 检查目的及注意事项

（1）血气分析

1）目的：监测患儿体内 PaO_2、$PaCO_2$ 及血清离子的变化，可为医生调整治疗方案、判断治疗效果提供依据。

2）注意事项：①患儿哭闹，易导致呼吸增快，二氧化碳过度排出，$PaCO_2$ 值降低。②采血的时间：氧疗、停用氧疗或机械通气参数调整 30 分钟后方可采血。③标本因素：标本采集后要立即与空气隔绝，避免血标本混入空气。

（2）胸部 X 线检查

1）目的：早产儿胸部 X 线检查用于判断早产儿肺部发育

情况及呼吸系统疾病治疗效果。

2）注意事项：检查时，注意移开患儿胸腹部金属物品、去除电极片，给予患儿取仰卧位，双上肢上举，可尽量暴露肺尖部，床头摇平，铅衣保护患儿生殖器。

（3）实验室检查

1）目的：血生化、血常规、血培养可为疾病的判断、治疗提供依据。

2）注意事项：注意无菌操作，需消毒血培养瓶后再注入血标本。

【用药指导】

1. 氨茶碱

（1）目的：兴奋中枢神经系统，促进呼吸。

（2）方法：首次负荷量 5mg/kg，20 分钟内静脉滴注，12 小时后给维持量，2mg/kg，每隔 12 小时 1 次，静脉滴注。

（3）不良反应：多见恶心、呕吐、腹胀、胃潴留、喂养不耐受、易激惹、心动过速、心律失常等，发生副作用时应减量或换药。血清中茶碱浓度超过 $40\mu g/ml$ 时，可发生发热、失水、惊厥等症状，严重可引起呼吸、心搏骤停。

（4）注意事项：遵医嘱按时按量准确给药，注意有无不良反应及药物副作用，如有异常及时通知医生。应用氨茶碱时，应定期监测患儿血清茶碱浓度，以保证最大的疗效而不发生血药浓度过高的危险；观察患儿喂养情况；密切监测患儿生命体征，心率、呼吸及经皮血氧饱和度。

2. 枸橼酸咖啡因

（1）目的：兴奋中枢神经系统，促进呼吸。

（2）方法：首次负荷剂量 20mg/kg，20 分钟内静脉滴注。24 小时后给维持量，每次 5mg/kg，1 次/天，推荐静脉滴注，有效血药浓度为 $5\sim25\mu g/L$，疗程 5~7 天。

（3）不良反应：易激惹、烦躁不安、颤抖、心动过速、高血压等，这些不良反应与剂量相关。副作用比氨茶碱小，治疗量与中毒量之间的距离大，不改变脑部血流，比氨茶碱半衰期长，应为首选。

（4）注意事项：枸橼酸咖啡因治疗量与中毒量之间距离大，副作用比氨茶碱小，仍应密切观察患儿生命体征及药物副作用的表现。

【出院指导】

1. 出院后的生活环境

（1）保持适宜的环境温度，维持体温正常。

（2）噪声对正在发育的大脑有影响，可引起呼吸暂停，应尽量营造一个安静的环境。

（3）尽量减少亲友探视，避免交叉感染。

（4）每日开窗通风，保持室内空气清新。

（5）使患儿充分休息，保证足够睡眠，患儿哭闹明显时，应及时给予安抚。

2. 喂养时注意事项

（1）强调坚持母乳喂养。

（2）如果不能坚持母乳喂养，应在医生指导下选用早产儿专用配方奶粉。

（3）母亲在哺乳和护理前应洗净双手。

（4）指导母亲注意喂养方式方法，避免意外发生。

3. 用药指导 指导患儿家属出院后遵医嘱给予患儿服药，不擅自增减药量或停药，做好药物不良反应的自我监测，如有异常及时就医。

4. 家庭护理中注意

（1）维持有效呼吸，教会患儿家属如何观察病情变化，关注患儿呼吸节律及频率的变化。如在家中发生呼吸暂停发作时可先给予物理刺激，促使呼吸恢复，如托背、弹足底等。

（2）保持舒适体位，使气道开放。

（3）注意亲子间的亲密接触，包括触摸、亲吻、拥抱、面对面注视、发出愉快的声音等。

（4）适当的婴儿锻炼。

（5）指导家属进行正确手卫生。

（6）适时预防接种。

5. 病情监测指导　注意观察患者精神反应，有无烦躁不安、易激惹等症状出现；口唇、甲床、皮肤有无苍白，活动度降低，有无心率增快、气促、呼吸暂停等症状；评估患儿吃奶情况，有无吸吮力减弱，呕吐，腹泻；注意患儿腹部体征，触诊有无肝脾增大；指导患儿家属如何观察病情变化，若发生病情变化应及时就诊。

6. 坚持随访　患儿出院两周后请到早产儿门诊进行随访，届时会对患儿的生长发育、智力运动等情况进行监测以及家庭护理过程中的问题进行指导。

第三节　新生儿败血症

【概述】

新生儿败血症（neonatal septicemia）是指细菌侵入血液循环并生长繁殖，产生毒素造成的全身感染。常见病原体为细菌，但也可为真菌、病毒、原虫及其他病原体，该病是新生儿期常见的危重疾病之一。在抗生素不断发展的今天，其发病率和病死率仍居高不下。新生儿败血症已成为新生儿、特别是早产儿死亡的主要病因。因此，早期诊断、正确治疗，对于降低新生儿病死率尤为重要。

【临床表现】

早期表现为哭声弱、体温不稳定等继而发展为精神萎靡、嗜睡、不吃、不哭、不动、面色发灰、早产儿可有体温不升。

败血症区分早发和晚发，早发败血症主要强调细菌来源于宫内和产时。对于早发及晚发败血症的时间界限仍有争议，目前临床上有 48 小时、72 小时、5 天、7 天等不同时间界值。

1. 病理性黄疸日渐加重生理性黄疸消退延迟或退而复现、黄疸加重无法用其他原因解释。

2. 出血倾向皮肤黏膜瘀点、瘀斑、紫癜，呕血、便血、肺出血、严重者发生弥散性血管内凝血（DIC）。

3. 休克征象面色苍白，皮肤发花，血压下降，尿少或无尿。

4. 中毒性肠麻痹出现呕吐、拒奶、腹胀、腹泻等症状。

5. 脑膜炎出现凝视、尖叫、呕吐、前囟饱满、抽搐等。

6. 肝脾肿大。

7. 其他气促、发绀、呼吸暂停。

【检查指导】

1. 检查项目　血常规、血培养、尿液培养、脑脊液培养及脑脊液涂片找真菌、病原菌抗原检测

2. 检查目的及注意事项

（1）血常规

1）目的：最基本的血液检验，血液由液体和有形细胞两大部分组成，血常规检验的是血液的细胞部分。血液有三种不同功能的细胞—红细胞（俗称红血球）、白细胞（俗称白血球）、血小板。通过观察数量变化及形态分布，判断疾病，是医生诊断病情的常用辅助检查手段之一。

2）注意事项：①抽血过程应严格无菌操作。②抽血后，需在针孔处进行局部按压 3~5 分钟，进行止血。注意：不要揉，以免造成皮下血肿。③按压时间应充分。各人的凝血时间有差异，所以当皮肤表层看似未出血就马上停止压迫，可能会因未完全止血，而使血液渗至皮下造成青淤。因此按压时间长些，才能完全止血。如有出血倾向，更应延长按压时间。④若

局部出现淤血，24 小时后用温热毛巾或土豆片湿敷，可促进吸收。

（2）血培养

1）目的：是临床诊断败血症的重要方法，阳性结果对明确诊断、对症治疗有极高的应用价值。

2）注意事项：①皮肤消毒：血培养为防止皮肤寄生菌污染，可使用消毒剂（碘伏或 75% 乙醇）对皮肤进行严格仔细的消毒处理，最大限度地降低皮肤污染。②培养瓶消毒：用 75% 乙醇消毒血培养瓶橡皮塞子；75% 乙醇作用待 60 秒；在血液注入血培养瓶之前，用无菌纱布或棉签清除橡皮塞子表面剩余的乙醇，然后注入血液。

（3）尿液培养

1）目的：准确地检测尿液是否存在细菌。

2）注意事项：①尿液收集要新鲜，放置时间不宜超过 1 小时，否则细菌大增，出现假阳性。②膀胱内尿液停留时间短（不到 6 小时），或饮水太多，稀释了尿中细菌，影响了结果的正确性。③中段尿收集不符合标准，外阴消毒对尿培养影响很大，消毒液过多而混入尿标本，抑制了细菌生长，出现假阴性结果。因此，为了检查尿液中有无细菌，是什么细菌，对哪些药物最敏感，必须把尿道口洗干净，否则培养出来的细菌就不是尿中感染之病原菌，是污染的细菌。④尿培养前曾使用抗菌药物，可出现假阴性。

（4）脑脊液培养及脑脊液涂片找真菌

1）目的：检查脑脊液本身是否是无菌的，如有细菌确定它的种类。

2）注意事项：①检查前：对患儿家属进行检查的介绍和讲解；给予患儿禁食 4~6 小时，排空大小便；不能配合检查的患儿给予镇静剂。②检查时：严格无菌操作，穿刺时避免引起微血管损伤，如患儿出现呼吸、脉搏、面色苍白等异常改变时，应立即停止操作；在鞘内给药时，应先放出等量脑脊液，然后再给予等量容积的药物注入。③检查后：去枕仰卧 4~6 小时，可避免术后低颅压性头痛；6 小时后缓慢改变体位，防止直立性低血压，腰穿处禁沾水，防止感染。

【用药指导】

1. 抗生素

（1）目的：预防、控制感染。

（2）方法：遵医嘱选择有效抗生素进行口服或静脉用药。

（3）不良反应：少数情况下发生过敏反应、毒性反应。

（4）注意事项：输液前做药物皮试，输液过程中注意患儿有无过敏反应，注意控制输液速度，加强巡视，防止输液外渗。

2. 支持治疗

（1）目的：纠正循环障碍及水、电解质、酸碱平衡紊乱，保证充足的营养供应。

（2）方法：遵医嘱每日进行静脉输液，输液总量为 60~100ml/kg。

（3）不良反应：心力衰竭、肺水肿、输液外渗等。

（4）注意事项：输液速度应慢，以免发生心力衰竭及肺水肿，输液时加强巡视，防止输液外渗，患儿静脉补液过程中，应注意患儿出入量的变化，遵循静脉补液原则。

【出院指导】

1. 出院后的生活环境

（1）保持适宜的环境温度，维持体温正常。

（2）噪声对正在发育的大脑有影响，可引起呼吸暂停，应尽量营造一个安静的环境。

（3）尽量减少亲友探视，避免交叉感染。

（4）每日开窗通风，保持室内空气清新。

（5）使患儿充分休息，保证足够睡眠，患儿哭闹明显时，应及时给予安抚。

2. 喂养时注意事项

（1）强调坚持母乳喂养。

（2）如果不能坚持母乳喂养，应在医生指导下选用早产儿专用配方奶粉。

（3）母亲在哺乳和护理前应洗净双手。

（4）指导母亲注意喂养方式方法，避免意外发生。

3. 用药指导　指导患儿家属出院后遵医嘱给予患儿服药，不擅自增减药量或停药，做好药物不良反应的自我监测，如有异常及时就医。

4. 家庭护理中注意

（1）维持有效呼吸，教会患儿家属如何观察病情变化，关注患儿呼吸节律及频率的变化。如在家中发生呼吸暂停发作时可先给予物理刺激，促使呼吸恢复，如托背、弹足底等。

（2）保持舒适体位，使气道开放。

（3）注意亲子间的亲密接触，包括触摸、亲吻、拥抱、面对面注视、发出愉快的声音等。

（4）适当的婴儿锻炼。

（5）指导家属进行正确手卫生。

（6）适时预防接种。

5. 病情监测指导　注意观察患者精神反应，有无烦躁不安、易激惹等症状出现；口唇、甲床、皮肤有无苍白，活动度降低，有无心率增快、气促、呼吸暂停等症状；评估患儿吃奶情况，有无吸吮力减弱，呕吐，腹泻；注意患儿腹部体征，触诊有无肝脾增大；指导患儿家属如何观察病情变化，若发生病情变化应及时就诊。

6. 坚持随访　患儿出院两周后请到早产儿门诊进行随访，届时会对患儿的生长发育、智力运动等情况进行监测以及家庭护理过程中的问题进行指导。

第四节 新生儿呼吸窘迫综合征

【概述】

新生儿呼吸窘迫综合征（respiratory distress syndrome，RDS）又称新生儿肺透明膜病（hyaline membrane disease of the newborn，HMD）。多见于早产儿，是由于缺乏肺表面活性物质（pulmonary surfactant，PS）所致，是新生儿重要的呼吸系统疾病。临床上以出生后不久即出现进行性加重的呼吸困难、青紫、呼气性呻吟、吸气性三凹征和呼吸衰竭为特征的疾病。病理以出现嗜伊红透明膜和肺不张为特征。

【临床表现】

主要见于早产儿，在生后 6 小时内出现呼吸窘迫，为代偿性潮气量减少而表现为呼吸急促（呼吸频率>60 次/分）、鼻翼扇动、呼气性呻吟、吸气三凹征、发绀、肌张力低下、呼吸暂停甚至出现呼吸衰竭。在无并发症的情况下症状于 24~48 小时达高峰，72 小时后症状开始缓解，自然过程约为 3~5 天。呼吸窘迫呈进行性加重是本病的特点。

【检查指导】

1. 检查项目 血气分析、羊水检查、X 线检查、胃液震荡试验。

2. 检查目的及注意事项

（1）血气分析

1）目的：血气分析 PaO_2 下降，$PaCO_2$ 升高，pH 降低，可为医生调整治疗方案、判断治疗效果提供依据。

2）注意事项：①患儿哭闹，易导致呼吸增快，二氧化碳过度排出，$PaCO_2$ 降低。②采血的时间：氧疗、停用氧疗或机械通气参数调整 30 分钟后方可采血。③标本因素：标本采集后要立即与空气隔绝，避免血标本混入空气。

173

（2）羊水检查

1）目的：羊水检查，分娩前抽取羊水测磷脂（PL）和鞘磷脂（S）的比值，如低于 2∶1，提示胎儿肺发育不成熟。

2）注意事项：此项检查均在产科完成。

（3）X 线检查

1）目的：早期两肺野普遍透明度降低，内有散在的细小颗粒和网状阴影；之后出现支气管充气征。重者整个肺野不充气呈"白肺"。X 线检查典型表现可分为四级：Ⅰ级：细小的颗粒状影，在心缘内的支气管充气影；Ⅱ级：广泛的网状颗粒阴影，支气管充气影超出心缘；Ⅲ级：更广泛的高密影，更广泛的支气管充气影，达支气管第 2、3 级分支，心缘仍可辨；Ⅳ级：整个肺野模糊不清，缺乏支气管充气影，不能分辨心缘，白肺表现。

2）注意事项：检查时，注意移开患儿胸腹部金属物品、去除电极片，给予患儿取仰卧位，双上肢上举，可尽量暴露肺尖部，床头摇平，铅衣保护患儿生殖器。

（4）胃液震荡试验

1）目的：胃液 1ml 加 95% 酒精 1ml，震荡 15 秒后静止 15 分钟，如果沿管壁有多层泡沫为阳性。阳性者可排除本病。目前此试验临床应用少。

2）注意事项：目前病房未进行此项检查。

【用药指导】

1. 用药目的 肺表面活性物质（PS）可降低肺泡表面张力，保持肺的功能残气量，防止呼气末肺泡萎陷，从而达到治疗的目的。

2. 用药方法 通过气管插管快速滴入 PS。目前用于新生儿 RDS 的肺表面活性物质有多种剂型，包括人工合成的（无蛋白）和天然的（来自动物肺组织）产品。临床使用的 PS 主要为猪肺磷脂（固尔苏，液态，首剂 200mg/kg）和牛肺磷脂

（珂立苏，固态，首剂 100mg/kg）两种剂型。

3. 不良反应

（1）肺出血，发育越不成熟的早产儿发病率越高。

（2）一过性气道阻塞可有短暂的血氧下降和心率、血压波动。

4. 注意事项 操作过程中严格执行无菌操作原则；密切观察患儿心率呼吸及血氧饱和度的变化；给药后 6 小时内尽量避免气道内吸引；较成熟的患儿一般可以采用 INSURE 技术。INSURE 技术可以减少机械通气，降低支气管肺发育不良（BPD）的发生率。虽然会增加肺表面活性物质的使用，但越早使用 INSURE 技术，越能避免机械通气。

【出院指导】

1. 安排出院前的温馨病房陪住，帮助患儿家长做好回家前的过渡工作。以"NICU 住院宝宝出院指导"为基础，指导患儿家长对孩子进行生活护理，如喂养指导、新生儿洗澡、脐部护理、体温监测以及感染的预防，并告知患儿家长特殊情况的处理，如新生儿吐奶的处理、体温升高的处理等。

2. 指导家长在家庭中观察患儿的缺氧征象，如面色、口唇及口周发绀等。

3. 帮助家长矫正奶瓶的刻度；指导家长需要母乳强化时正确加入母乳强化剂的剂量；喂奶时奶液应充满整个奶嘴，防止吸入空气。喂奶后多抱一会儿并轻叩背部，头部和上身抬高 30 度。吸吮过程中如出现鼻翼、口唇发绀，应将奶嘴立即拔出，让患儿稍事休息、给予吸氧或提高吸氧流量。

4. 为患儿家长讲解家庭氧疗 首先帮助家长矫正氧饱和度监测仪，指导家长观测患儿血氧饱和度在 90%、80% 及 70% 时患儿的面色、鼻翼及口周、嘴唇、甲床等部位颜色的差别。指导家长使用家庭氧气装置（家用制氧机或氧气瓶）以及用氧安全，并选择合适的用氧方式（鼻旁、鼻导管），通过降低氧流量、间断吸氧等方式逐步离氧。告知家长更换氧气的途径。

5. 出院前通知家长出院时间，使家长做好人员、车辆及氧气准备。讲解如何办理出院手续，并准备好患儿衣服包被、协助固定好吸氧管等用物。

6. 为患儿准备好出院带药，向家长讲解口服药的作用、用法，指导服用方式、药物的保存方法、购买途径，必要时进行标注，帮助家长建立口服药服用时间表。

7. 责任护士要做好详细的出院指导，包括复诊日期、时间，复诊所需用品，复诊时氧气准备充足，当日复诊为避免等候时间过长、氧气补充等可寻求随诊护士的帮助等。

8. 帮助家长做好出院后计划，应积极随访，监测早产儿持续营养支持以改善其生长、发育及营养状况。

第五节　新生儿肺气漏

【概述】

新生儿肺气漏指肺泡内空气外逸形成的综合征。包括间质性肺气肿（pulmonary interstitial emphysema，PIE）、纵隔气肿（pneumomediastinum）、心包积气（pneumopericardium）、皮下气肿（subcutaneous emphysema）、气腹（pneumoperitoneum）、血管内积气（intravascular air）和气胸（pneumothorax），所有上述气漏的发生均源于间质性肺气肿。气漏的发病率为1%~2%，近年来因正压呼吸机广泛使用，发病率明显提高达5%~20%，应用CPAP者为40%。在呼吸窘迫综合征患儿为27%，且有半数以上的气漏表现为气胸。本节主要介绍新生儿气胸的护理。

新生儿气胸是指任何原因引起的肺泡过度充气，肺泡腔压力增高或肺泡腔与间质间产生压力阶差及邻近组织压迫，导致肺泡壁破裂而产生。气胸是新生儿急危重症之一，发病急，进展快，常表现为突发的呼吸困难，面色发绀，若处理不及时可危及生命。

【临床表现】

气胸发生时，原有的呼吸系统疾病常突然恶化，如突然呼吸加快伴呻吟、面色苍白或发绀。由于肺泡通气量的降低，萎陷侧的肺血流未经氧合，出现肺内右向左分流，使低氧进一步加重。患侧胸廓抬高而使两侧胸廓不对称、呼吸暂停和心动过缓的发作增加、心尖搏动移位、患侧呼吸音降低，心输出量降低；大量积气所致的血压下降、心率下降。部分患儿患侧胸廓隆起或因横膈降低而使腹部饱满。

【检查指导】

1. 检查项目　胸部透光试验、X线检查、胸腔穿刺诊断。

2. 检查目的及注意事项

（1）胸部透光试验

1）目的：胸部透光试验：常采用光线强度较大的光纤冷光源直接接触胸壁进行探查，在检查时保持室内光线较暗，当存在大量气胸时，整个患侧胸腔透亮，而对侧由于受压而透光范围很小。可在进行胸部X线检查前作出气胸的诊断并进行治疗。

2）注意事项：关闭病室灯光，左右两侧对照检查。

（2）X线检查

1）目的：对诊断有决定性意义。较大张力性气胸时在X线片较易辨认，可表现为患侧肺有脏层与壁层胸膜分离的透亮区，横膈平坦和纵隔向对侧移位，同侧肺叶萎陷。

2）注意事项：检查时患儿取仰卧位，双上肢外展90°，注意移开患儿胸腹部金属物品、去除电极，移开胃管管端，床头摇平，铅衣保护患儿生殖器。

（3）胸腔穿刺诊断

1）目的：当张力性气胸引起临床急剧变化时，可胸腔穿刺进行诊断，同时也作为治疗。

2）注意事项：保持胸腔穿刺针固定完好且通畅，对于哭闹患儿及时给予安抚，必要时连接胸腔闭式引流或持续负压引流。

【用药指导】

1. 抗生素

（1）目的：预防、控制感染。

（2）方法：遵医嘱选择有效抗生素进行口服或静脉用药。

（3）不良反应：少数情况下发生过敏反应、毒性反应。

（4）注意事项：输液前做药物皮试，输液过程中注意患儿有无过敏反应，注意控制输液速度，加强巡视，防止输液外渗。

2. 支持治疗

（1）目的：纠正循环障碍及水、电解质、酸碱平衡紊乱，保证充足的营养供应。

（2）方法：遵医嘱每日进行静脉输液，输液总量为 60～100ml/kg。

（3）不良反应：心力衰竭、肺水肿、输液外渗等。

（4）注意事项：输液速度应慢，以免发生心力衰竭及肺水肿，输液时加强巡视，防止输液外渗，患儿静脉补液过程中，应注意患儿出入量的变化，遵循静脉补液原则。

【出院指导】

1. 对有胎粪吸入史、围生窒息史、过期产儿、有机械通气史、经鼻持续气道正压通气（NCPAP）、肺部感染、早期胸片有肺膨胀不均匀的患儿密切监测病情变化及生命体征，仔细观察患儿有无呼吸困难或呼吸困难加重、对氧需求增加、突然持续性发绀、血压下降、局部胸廓不对称、呼吸音减低、心音遥远低钝等气胸症状及体征，发现异常及时通知医生，必要复查床旁 X 线胸片，以及时诊断给予相应处理。

2. 注意穿刺处伤口敷料清洁干燥、伤口有无红肿及分泌物，避免伤口感染。

3. 出院前气胸均已治愈，通知家长出院时间、讲解如何办理出院手续，并嘱咐家长准备好患儿衣服包被等用物。

4. 责任护士准备好出院带药，耐心地为家长讲解药物的作用、用法，指导服用方式、药物的保存方法、购买途径，必要时进行标注，帮助家长建立口服药服用时间表。

5. 以"NICU 住院宝宝出院指导"为基础，指导患儿家长对孩子进行生活护理，如喂养指导、新生儿洗澡、脐部护理、体温监测以及感染的预防，并告知患儿家长特殊情况的处理，如新生儿吐奶的处理、体温升高的处理等。

6. 告知患儿家长复诊日期、时间，复诊时所需用品。

7. 给家长发放出院患儿手册。

第六节　早产儿支气管肺发育不良

【概述】

支气管肺发育不良（bronchopulmonary dysplasia，BPD）又称新生儿慢性肺病（chronic lung disease，CLD），是早产儿呼吸系统常见疾病。BPD 是新生儿慢性肺疾病的一种常见形式，具有独特的临床、影像学及组织学特征。目前的有关研究中，认为氧气毒性、机械损伤（压力损伤）、容量损伤以及出生前后的感染对未成熟肺最可能造成影响。

【临床表现】

1. 主要见于早产儿，尤其是胎龄 < 28 周，出生体重 < 1000g 者。胎龄愈小、体重愈轻，发病率愈高。

2. BPD 分期　第 I 期以原发病为主要症状，如呼吸加快，缺氧导致低氧血症及高碳酸血症。第 II 期为再生期，临床症状无好转，需氧量明显增加，常有三凹征和发绀。

第Ⅲ期为 BPD 早期，可不用呼吸机，严重病例仍需呼吸机。第Ⅳ为慢性 BPD 期，患儿表现为慢性肺功能不全，不得不依赖呼吸机生存，生长缓慢或停滞，呼吸急促伴三凹征，肺部时常听到啰音或哮鸣音，病程短者可于数周内死亡，病程迁延者可达数月到数年，虽有可能逐渐恢复，但多死于继发性肺部感染、心功能不全、肺动脉高压及肺心病。幸存者常有肺功能障碍。

【检查指导】

1. 检查项目 血气分析检查、肺部 X 线检查、肺部 CT。

2. 检查目的及注意事项

（1）血气分析检查

1）目的：判断机体是否存在酸碱平衡失调以及缺氧和缺氧程度的可靠指标。

2）注意事项：①采血位置：因采血的动脉如有输液，就可能发生溶血及稀释，使 K^+ 升高，Ca^{2+} 降低。如误采为静脉血，因为静脉血不能准确的反映动脉血气状况，它的 pH 在正常情况下与动脉血接近，但当机体患病时，各种代谢均有不同程度的障碍，此时动脉与静脉的 pH 就有明显的差异。②气泡：因为气泡会影响血气的 pH、$PaCO_2$、PaO_2 的检测结果，特别是 PaO_2。理想的血气标本，其空气气泡应低于 5%。③标本的储存：对于检测乳酸的标本，检测前必须在冰水中保存。其他检测项目可在室温或冰水中保存 1 小时。④标本的送检时间：$PaCO_2$、PaO_2 和乳酸的检测必须在 15 分钟内完成，其余项目如：pH、电解质、血尿素氮、血红蛋白、血糖和红细胞比积的检测，要求在 1 小时内完成。

（2）肺部 X 线检查

1）目的：可表现为肺过度充气和肺纹理轮廓模糊，偶见小泡状影；轻型病变 X 线常无明显改变，或仅见磨玻璃状改变。肺部 X 线表现不作为疾病严重性的评估依据。

2）注意事项：检查时患儿取仰卧位，移开其胸腹部金属物品、去除电极片，移开胃管管端，床头摇平，铅衣保护患儿生殖器。

（3）肺部 CT

1）目的：发现早期或各种间质性病变，在诊断中具有重要价值。

2）注意事项：检查前禁食 4 小时，检查前 30 分钟服用镇静剂，陪同者应穿好 CT 工作人员提供的 X 线防护服。

【用药指导】

1. 糖皮质激素

（1）目的：抗炎，减轻肺水肿，扩张支气管。

（2）方法：气道局部雾化给药为宜，剂量每次 $50\mu g$，每天 2 次，疗程一周。

（3）不良反应：对神经系统发育造成损害。

（4）注意事项：雾化吸入后用温水毛巾擦净患儿口鼻处皮肤雾化液，以提高用药安全性。

2. 利尿剂

（1）目的：减轻体内水分过度负荷。

（2）方法：每天或隔天使用呋塞米直至能够停氧。

（3）不良反应：低钠血症、低钾血症、低钙血症、高钙尿症、胆石症、肾结石、肾钙质沉着症、耳毒性。

（4）注意事项：及时准确地供应营养可以减少使用呋塞米的副作用。

3. 支气管扩张剂

（1）目的：可短期改善肺功能。

（2）方法：每 12 小时用一次。

（3）不良反应：心动过速、高血压、甚至心律不齐等。

（4）注意事项：雾化吸入后用温水毛巾擦净患儿口鼻处皮肤雾化液，以提高用药安全性。

4. 营养支持、限制液体量

（1）目的：保障能量供应，及时补充微量元素和维生素，保证充足的营养供应。限制液体入量。

（2）方法：遵医嘱每日进行静脉输液，能量为 140～160kal/（kg·d），进食不足者加用肠道外营养。限制液体入量，一般每天 100～120ml/kg。

（3）不良反应：心力衰竭、肺水肿、输液外渗等。

（4）注意事项：输液速度应慢，以免发生心力衰竭及肺水肿，输液时加强巡视，防止输液外渗，患儿静脉补液过程中，应注意患儿出入量的变化，遵循静脉补液原则。

5. 抗生素

（1）目的：根据痰培养药敏结果合理选用抗生素，预防、控制感染。

（2）方法：遵医嘱选择有效抗生素进行静脉或口服用药。

（3）不良反应：少数情况下发生过敏反应、毒性反应。

（4）注意事项：输液前做药物皮试，输液过程中注意患儿有无过敏反应，注意控制输液速度，加强巡视，防止输液外渗。

【出院指导】

1. 安排出院前的温馨病房陪住，帮助患儿家长做好回家前的过渡工作。

2. 指导家长在家庭中观察患儿的缺氧征象，如面色、鼻翼及口唇发绀等。

3. 帮助家长矫正奶瓶的刻度；指导家长需要母乳强化时正确加入母乳强化剂；喂奶时奶液应充满整个奶嘴，防止吸入空气。喂奶后多抱一会儿并轻叩背部，头部和上身抬高 30°。吸吮过程中如出现鼻翼、口唇发绀，应将奶嘴拔出，让患儿稍事休息、给予吸氧或提高吸氧流量。

4. 为患儿家长讲解家庭氧疗　首先帮助家长矫正氧饱和

度监测仪，指导家长观测患儿血氧饱和度在90%、80%及70%时患儿的面色、鼻翼及口周、嘴唇、甲床等部位颜色的差别。指导家长使用家庭氧气装置（家用制氧机或氧气瓶）以及用氧安全，并选择合适的用氧方式（鼻旁、鼻导管），通过降低氧流量、间断吸氧等方式逐步离氧。告知家长更换氧气的途径。

5. 出院前通知家长出院时间，使家长做好人员、车辆及氧气准备。讲解如何办理出院手续，并准备好患儿衣服包被、协助固定好吸氧管等用物。

6. 为患儿准备好出院带药，向家长讲解口服药的作用、用法，指导服用方式、药物的保存方法、购买途径，必要时进行标注，帮助家长建立口服药服用时间表。

7. 责任护士要做好详细的出院指导，包括复诊日期、时间，复诊所需用品，复诊时氧气准备充足，当日复诊为避免等候时间过长、氧气补充等可寻求随诊护士的帮助等。

8. 帮助家长做好出院后计划，应积极随访，监测早产儿持续营养支持以改善其生长、发育及营养状况。

第七节　新生儿持续肺动脉高压

【概述】

新生儿持续性肺动脉高压（PPHN）又称持续胎儿循环（persistent fetal circulation，PFC），是由于多种病因引起新生儿出生后肺循环压力和阻力正常下降障碍，动脉导管和（或）卵圆孔水平的右向左分流持续存在（即胎儿型循环过渡到正常"成人"型循环发生障碍）所致的一种新生儿持续缺氧和发绀的病理状态。以出生不久即出现严重低氧血症、肺动脉压显著增高、血管反应异常、动脉导管和（或）卵圆孔水平的右向左分流不伴有发绀型先天性心脏病（但可以并存）为特征。

【临床表现】

多为足月儿或过期产儿，早产儿亦可发生，常有羊水被胎粪污染的病史。生后除短期内有呼吸困难外，常表现为正常；然后，在生后数小时内出现氧合不稳定、进行性发绀，与肺部疾病的严重程度不相匹配，吸高浓度氧后多数患儿的青紫症状仍不能改善。心脏听诊第二心音亢进，可闻及心脏杂音（三尖瓣反流所致）。如仅存在动脉导管水平的右向左分流，可有导管前后的氧合差异。

【检查指导】

1. 检查项目　心导管检查、彩色多普勒超声心动、胸部X线。

2. 检查目的及注意事项

（1）心导管检查

1）目的：心导管检查可直接测量肺动脉压，对PPHN有重要的诊断价值，但它为创伤性检查，故不适合对于危重新生儿的监测。

2）注意事项：检查前需要行中心静脉穿刺术区备皮及清洁皮肤；行青霉素皮试及造影剂碘过敏试验。检查后12小时内穿刺侧肢体制动，伤口局部加压包扎，观察穿刺点有无出血与血肿，如有异常立即通知医生；检查足背动脉搏动情况，比较两侧肢端的颜色，温度，感觉与运动功能情况；监测患儿的一般状态及生命体征；密切观察术后并发症，如心律失常，空气栓塞，出血，感染，热原反应，心脏压塞，心脏壁穿孔等；预防感染。

（2）彩色多普勒超声心动

1）目的：彩色多普勒超声心动可证实卵圆孔和（或）动脉导管水平的右向左分流，定量估测肺动脉的压力，同时还可排除各种发绀型先天性心脏病，目前已成为新生儿PPHN最重要的诊断手段，并广泛地应用于 PPHN 的治疗效果的评估。

2）注意事项：去除心电电极片；长时间暴露于耦合剂和空气中可能导致低体温；检查过程中注意保暖；剑突下和胸骨上窝探测可能导致患儿尤其是危重患儿的不耐受甚至病情的不稳定，所以检查过程中要监测心率、血压和呼吸的变化。

（3）胸部 X 线

1）目的：胸部 X 线约半数患儿胸部 X 线片示心脏增大。

2）注意事项：检查时，注意移开患儿胸腹部金属物品、去除电极片，给予患儿取仰卧位，床头摇平，铅衣保护患儿生殖器。

【用药指导】

1. 西地那非

（1）目的：降低肺血管阻力，纠正右向左分流和改善氧和。

（2）方法：口服，每次 1~2mg/kg，4 次/日。

（3）不良反应：烦躁哭闹、面色潮红、消化不良、鼻塞等。

（4）注意事项：密切监测血压情况，避免联合使用西地那非和有机硝酸酯类或提供 NO 类药物（如硝普钠）。

2. 硫酸镁

（1）目的：降低肺血管阻力，纠正右向左分流和改善氧合。

（2）方法：静脉滴注，负荷量 200mg/kg，20 分钟入；维持量 20~150mg/（kg·h）。

（3）不良反应：面色潮红、出汗、恶心、呕吐、反应差、呼吸抑制、心律失常、肌张力低下、吸吮力弱等。

（4）注意事项：密切监测血钙和血压的变化。

3. 吗啡

（1）目的：保持患儿镇静。

（2）方法：每次 0.1 ~ 0.3mg/kg 或以 0.1mg/（kg·h）

维持。

（3）不良反应：恶心、呕吐、呼吸抑制，血压下降、发绀，尿少、体温下降、皮肤湿冷、肌张力低下、呼吸深度抑制等急性中毒症状

（4）注意事项：可引起眩晕、呕吐及便秘等不良反应；慢性阻塞性肺疾患、支气管哮喘、肺源性心脏病禁用；急性左心衰竭晚期并出现呼吸衰竭时忌用；肝功能减退者忌用。对呼吸抑制的程度与使用吗啡的剂量并行，过大剂量可致急性吗啡中毒病人出现昏睡、呼吸减慢、瞳孔缩小针尖样，进而可致呼吸麻痹而死亡。

【出院指导】

1. 指导家长在家庭中观察患儿的缺氧征象，如面色、鼻翼及口唇发绀等。

2. 帮助家长矫正氧饱和度监测仪，指导家长观测患儿血氧饱和度在90%、80%及70%时患儿的面色、鼻翼及口周、嘴唇、甲床等部位颜色的差别。指导家长使用家庭氧气装置（家用制氧机或氧气瓶）以及用氧安全。

3. 帮助家长矫正奶瓶的刻度；指导家长需要母乳强化时正确加入母乳强化剂的剂量；喂奶时奶液应充满整个奶嘴，防止吸入空气。喂奶后多抱一会儿并轻叩背部，头部和上身抬高30°。吸吮过程中如出现鼻翼、口唇发绀，应将奶嘴拔出，让患儿稍事休息、必要时给予吸氧。

4. 出院前通知家长出院时间、讲解如何办理出院手续，并嘱咐家长准备好患儿衣服包被等用物。

5. 责任护士准备好出院带药，耐心地为家长讲解药物的作用、用法，指导服用方式、药物的保存方法、购买途径，必要时进行标注，帮助家长建立口服药服用时间表。如口服西地那非，应将药物用温水溶解后，按医嘱剂量准确抽吸喂入。有无出现消化不良、呕吐、腹泻、面部水肿等不良反应。

6. 以"NICU 住院宝宝出院指导"为基础，指导患儿家长对孩子进行生活护理，如喂养指导、新生儿洗澡、脐部护理、体温监测以及感染的预防。

7. 坚持随访，告知患儿家长复诊日期、时间，复诊时所需用品。

第八节　早产儿动脉导管未闭

【概述】

动脉导管是胎儿时期肺动脉和主动脉间的正常通道，是胎儿循环的重要途径。出生后，随着呼吸的开始，肺循环压力降低，血氧分压提高，动脉导管于生后数小时至数日在功能上关闭；生后 3 个月左右解剖上亦完全关闭。若持续开放并出现左向右分流者即为动脉导管未闭（patent ductus arteriosus，PDA）。

胎龄小、出生体重低、宫内窘迫、出生窒息、新生儿呼吸窘迫综合征、败血症、生后 3 日内摄入液量过多是 PDA 的高危因素。

【临床表现】

1. 临床症状取决于动脉导管的粗细和肺动脉压力的大小。导管口径较细者，分流量小及肺动脉压力正常，临床可无症状，仅在体检时发现心脏杂音。导管粗大者分流量大，影响生长发育，患儿活动后气急、呛咳、疲劳、多汗、体重不增，易发生反复呼吸道感染及充血性心力衰竭。如合并重度肺动脉高压，即出现青紫。偶因扩大的肺动脉压迫喉返神经而引起声音嘶哑。

2. 早产儿机体各种调节机制尚不完善，对脉压增宽、舒张期体循环血供减少（周围脏器的灌注压下降）的耐受较差，即使分流量不太大，也可导致早产儿坏死性小肠结肠炎

（NEC）、肾功能减低、心肌尤其心内膜下的心肌供血不足及颅内出血。早产儿 NEC 病死率较高，早期关闭动脉导管可降低病死率，所以凡早产儿有腹胀、粪便或胃残留物中有血、肠鸣音减弱尤其有肠壁积气者应考虑尽早关闭动脉导管。

【检查指导】

1. 检查项目　心电图检查、胸部 X 线检查、超声心动图检查、心导管检查和造影。

2. 检查目的及注意事项

（1）心电图检查

1）目的：心电图导管粗和分流量大者可有左心室肥大和左心房肥大、合并肺动脉高压时右心室肥大。

2）注意事项：保持患儿安静状态，患儿哭闹时给予安抚，避免检查时接触患儿影响检查结果，去除电极片时避免皮肤损伤。

（2）胸部 X 线检查

1）目的：胸部 X 线检查导管粗、分流量大者心脏增大，以左心室增大为主，也可有左房增大，主动脉结扩大，肺门血管阴影增大、搏动强烈，有"肺门舞蹈"，肺野充血。当并发肺动脉高压时右心室也增大，肺动脉段可突出。

2）注意事项：检查时患儿取仰卧位，移开其胸腹部金属物品、去除电极片，移开胃管管端，床头摇平，铅衣保护患儿生殖器。

（3）超声心动图检查

1）目的：超声心动图左心房、左心室、主动脉内径增宽，肺动脉扩张。二维超声心动图可直接显示肺动脉分叉近左侧分支处有动脉导管与降主动脉相沟通，仔细检测可观察动脉导管的形态、粗细及长短。叠加多普勒彩色血流显像时可在动脉导管和肺动脉主干内探及收缩期和舒张期连续性高速湍流，以此可确定诊断。连续波式多普勒超声心动图结合血压可估算肺动脉压力。彩色血流显像可显示连续性血流讯号从降主动脉通过动脉导管注入肺动脉，并沿肺动脉外侧壁向肺动脉根部方向流动。

2）注意事项：去除心电电极片；长时间暴露于耦合剂和空气中可能导致低体温；检查过程中注意保暖；剑突下和胸骨上窝探测可能导致患儿尤其是危重患儿的不耐受甚至病情的不稳定，所以检查过程中要监测心率、血压和呼吸的变化。

（4）心导管检查和造影

1）目的：单纯动脉导管未闭一般不需要做心导管检查。怀疑合并其他心血管畸形者如主动脉缩窄或主动脉弓离断等，而超声心动图未能明确诊断者，才需考虑做心导管检查。

2）注意事项：检查前需要行中心静脉穿刺术区备皮及清洁皮肤；行青霉素皮试及造影剂碘过敏试验。检查后 12 小时内穿刺侧肢体制动，伤口局部加压包扎，观察穿刺点有无出血与血肿，如有异常立即通知医生；检查足背动脉搏动情况，比较两侧肢端的颜色，温度，感觉与运动功能情况；监测患儿的一般状态及生命体征；密切观察术后并发症，如心律失常，空气栓塞，出血，感染，热原反应，心脏压塞，心脏壁穿孔等；预防感染。

【用药指导】

1. 吲哚美辛

（1）目的：一种有效的治疗，尤其在生后的最初几天早期应用，可使大约 85% 患儿的动脉导管关闭，但在早产儿高达 25% 的患儿服用吲哚美辛关闭动脉导管后可发生再通，这部分患儿大多需要手术治疗。

（2）方法：首剂 0.2mg/kg，静脉滴注，第 2 剂、第 3 剂 0.1~0.2mg/kg，间隔 12 小时，总剂量不超过 0.6mg/kg。

（3）不良反应：一过性少尿：尿量<1ml/（kg·h）、暂时

性肾功能不全、因血小板凝聚降低引起的胃肠道出血。

（4）注意事项

1）交叉过敏反应：本品与阿司匹林有交叉过敏性。由阿司匹林过敏引起的喘息病人，应用本品时可引起支气管痉挛。

2）本品因对血小板聚集有抑制作用，可使出血时间延长，停药后此作用可持续 1 天。用药期间血尿素氮及血肌酐含量也常增高。

3）为减少药物对胃肠道的刺激，本品宜于饭后服用或与食物或制酸药同服。

2. 布洛芬

（1）目的：通过抑制花生四烯酸经环氧化酶-2 催化生成前列腺素途径，从而促进 DA 关闭。

（2）方法：首剂 10mg/kg，第 2 剂、第 3 剂 5mg/kg，每剂间隔 24 小时。

（3）不良反应：腹胀、呕吐、水肿，一过性少尿：尿量<1ml/（kg·h）、过敏性皮疹、哮喘、凝血功能障碍、消化道出血。

（4）注意事项

1）肠胃病及高血压患者慎用。

2）有支气管哮喘病史患者，可能会引起支气管痉挛。

3）并用抗凝血药的患者，服药的最初几日应随时监测其凝血酶原时间。

【出院指导】

1. 出院前通知家长出院时间、讲解如何办理出院手续，并嘱咐家长准备好患儿衣服包被等用物。

2. 密切观察患儿有无咳嗽、气急、气促、喂养困难的表现。

3. 指导家长坚持定期随访，对患儿生长发育情况进行密切监测。告知患儿家长复诊日期、时间，复诊时所需用品。

4. 以"NICU 住院宝宝出院指导"为基础，指导患儿家长对孩子进行生活护理，如喂养指导、新生儿洗澡、脐部护理、体温监测以及感染的预防，并告知患儿家长特殊情况的处理，如新生儿吐奶的处理、体温升高的处理等。

5. 准备好出院带药，耐心地为家长讲解药物的作用、用法，指导服用方式、药物的保存方法、购买途径，必要时进行标注，帮助家长建立口服药服用时间表。

6. 必要时行外科手术治疗。

第九节　早产儿贫血

【概述】

早产儿贫血（anemia of prematurity），与足月儿一样，早产儿生后也会出现血红蛋白（hemoglobin，Hb）降低，是正细胞正色素性贫血。早产儿贫血的标准与胎龄有关，胎龄越小，出生体重越低，贫血出现的时间越早，贫血的程度也越重，持续的时间越长。出生时贫血的定义，胎龄不足 28 周，血红蛋白<120g/L；胎龄 28 周以上，血红蛋白<130g/L；而足月儿血红蛋白<145g/L；早产儿出生后血红蛋白含量快速下降，在生后 4~8 周时，可能降低到 65~90g/L。

【临床表现】

部分早产儿虽有贫血，但无症状，可称为早产儿生理性贫血；另一部分早产儿可出现苍白、淡漠、进食困难、体重不增、呼吸困难、呼吸暂停、心率增快，少数病例有下肢、足、阴囊、颜面水肿。

【检查指导】

1. 检查项目　血常规、红细胞形态、网织红细胞计数、血清胆红素、抗人球蛋白试验。

2. 检查目的及注意事项

（1）血常规

1）目的：红细胞计数和血红蛋白可确定有无贫血及其程度。

2）注意事项：①抽血过程应严格无菌操作。②抽血后，需在针孔处进行局部按压 3~5 分钟，进行止血。注意：不要揉，以免造成皮下血肿。③按压时间应充分。各人的凝血时间有差异，所以当皮肤表层看似未出血就马上停止压迫，可能会因未完全止血，而使血液渗至皮下造成青淤。因此按压时间长些，才能完全止血。如有出血倾向，更应延长按压时间。④若局部出现淤血，24 小时后用温热毛巾或土豆片湿敷，可促进吸收。

（2）红细胞形态

1）目的：观察血涂片中红细胞大小、形态及染色情况，对贫血诊断有较大启示。

2）注意事项：同血常规。

（3）网织红细胞计数

1）目的：可反映骨髓造红细胞的功能。

2）注意事项：同血常规。

（4）血清胆红素

1）目的：胆红素是血红蛋白分解产物，溶血性贫血及内出血患儿总胆红素及间接胆红素明显增加，而体外出血性贫血则无胆红素增加。

2）注意事项：同血常规。

（5）抗人球蛋白试验

1）目的：大部分新生儿溶血性贫血是由于同种免疫反应引起的，直接 Coombs 试验可测红细胞上的抗体，而间接 Coombs 试验可测血浆中的抗体以助鉴别诊断。

2）注意事项：同血常规。

【用药指导】

1. 口服铁剂

（1）目的：缓解患儿贫血的情况。

（2）方法：补充铁剂元素，铁剂量为 2～3mg/（kg·d），补充时间至少 3 个月。早产儿补充铁剂时间最早为生后 2 周开始，不能迟于生后 2 个月，补充剂量为 2mg/（kg·d）（体重 1500～2000g），3mg/（kg·d）（体重 1000～1500g），4mg/（kg·d）（体重<1000g）。

（3）不良反应：口服铁剂可致胃肠道反应如恶心、呕吐、腹泻或便秘等。

（4）注意事项：可在两餐之间服用，既可减少对胃肠道的刺激又有利于吸收。口服铁剂后患儿大便颜色会变黑色或呈柏油样，停药后可恢复。

2. 重组人促红细胞生成素

（1）目的：促进红细胞生成。

（2）方法：国内目前使用重组 EPO，每次 250U/kg，每周 3 次，皮下注射或静脉滴注，疗程 4～6 周。

（3）不良反应：EPO 有较高的安全性，在早产儿以外的其他人群中发现的 EPO 可导致的不良反应包括：高血压、皮疹、骨痛、抽搐、产生 EPO 抗体等，但在早产儿未见相关报道。其他不良反应包括一过性中性粒细胞减少，停药后可恢复。

（4）注意事项：应用重组人促红细胞生成素可减少输血次数，但不能减少输血量。生后 7 天内使用重组促红细胞生成素，可能增加早产儿视网膜病（ROP）发病的风险，不提倡早期（生后 1 周内）使用。

3. 输血治疗

（1）目的：纠正贫血。

（2）方法：急性贫血，合并失血性休克的早产儿可予红细胞15~20ml/kg快速输入，监测血压、心率、尿量、肤色等，调整输入速度和量。严重的慢性贫血，一般按10~15ml/kg输入浓缩红细胞，在4小时左右输入。

（3）不良反应：输注血液或血制品时可能发生输血反应，输血反应包括发热反应、过敏反应、溶血反应。输入红细胞不仅会抑制内源性促红细胞生成素的产生，还增加了血液传播疾病的感染风险，如CMV、HIV、HBV、HCV感染。反复输血还可能引起移植物抗宿主反应。现在提倡采用同一供血者分装或固定供血者（如患儿亲属）血源，以减少供血者数量，减少不良反应。

（4）注意事项：输血过程中密切观察病情变化，及时正确处理输血反应，为了确保患者输血安全，在输血时备有可供抢救的氧气、设备及抢救药品，以便能够迅速、有效地采取抢救措施。

【出院指导】

1. 出院后的生活环境

（1）保持适宜的环境温度，维持体温正常。

（2）噪声对正在发育的大脑有影响，可引起呼吸暂停，应尽量营造一个安静的环境。

（3）尽量减少亲友探视，避免交叉感染。

（4）每日开窗通风，保持室内空气清新。

（5）使患儿充分休息，保证足够睡眠，患儿哭闹明显时，应及时给予安抚。

2. 喂养时注意事项

（1）强调坚持母乳喂养。

（2）如果不能坚持母乳喂养，应在医生指导下选用早产儿专用配方奶粉。

（3）母亲在哺乳和护理前应洗净双手。

（4）指导母亲注意喂养方式方法，避免意外发生。

（5）纯母乳喂养新生儿 1 个月开始补充铁剂预防贫血、补充鱼肝油预防佝偻病。6 个月内不需添加辅食。

3. 用药指导　指导患儿家属出院后遵医嘱给予患儿服药，不擅自增减药量或停药，做好药物不良反应的自我监测，如有异常及时就医。早产儿补充铁剂时间最早为 2 周，不能迟于生后 2 个月，并需要持续补充 12~15 个月。口服铁剂可致胃肠道反应如恶心、呕吐、腹泻或便秘等，因此可在两餐之间服用，既可减少对胃肠道的刺激又有利于吸收。口服铁剂后患儿大便颜色会变黑色或呈柏油样，停药后可恢复。

4. 家庭护理中注意

（1）维持有效呼吸，教会患儿家属如何观察病情变化，关注患儿呼吸节律及频率的变化。如在家中发生呼吸暂停发作时可先给予物理刺激，促使呼吸恢复，如托背、弹足底等。

（2）保持舒适体位，使气道开放。

（3）注意亲子间的亲密接触，包括触摸、亲吻、拥抱、面对面注视、发出愉快的声音等。

（4）适当的婴儿锻炼。

（5）指导家属进行正确手卫生。

（6）适时预防接种。

5. 病情监测指导　注意观察患者精神反应，有无烦躁不安、易激惹等症状出现；口唇、甲床、皮肤有无苍白，活动度降低，有无心率增快、气促、呼吸暂停等症状；评估患儿吃奶情况，有无吸吮力减弱，呕吐，腹泻；注意患儿腹部体征，触诊有无肝脾增大；严密观察病情变化，注意患儿是否有出血倾向、发热、寒战等症状。指导患儿家属如何观察病情变化，若发生病情变化应及时就诊。

6. 坚持随访，患儿出院两周后请到早产儿门诊进行随访，届时会对患儿的生长发育、智力运动等情况进行监测以及家庭护理过程中的问题进行指导。

第十节　早产儿脑白质损伤

【概述】

早产儿脑白质损伤（white matter damage，WMD）指 24～35 周出生的早产未熟儿由血管损伤和炎症反应而致的大脑白质病变，是早产儿最常见的脑损伤形式，常发生在胎龄小于 32 周并存活 1 周以上的极不成熟儿。最严重的结局是脑室周围白质软化（periventricular leukomalacia，PVL），是特定部位白质的坏死，即侧脑室外侧角背侧和外侧的白质，包括前角、体部、视辐射区（三角区和枕角）和听辐射区（颞角），胎龄越低则病情越严重，会造成小儿神经系统后遗症，如脑瘫、视听功能异常、认知障碍等。

【临床表现】

早产儿脑白质损伤时缺乏特异性的神经系统症状体征，往往同时伴有全身多种严重性疾病，临床表现均为非特异性。新生儿期，单纯依靠临床难以确定脑白质损伤发生的病变。脑组织缺血是各种原因导致 PVL 的共同病理基础，缺氧缺血和宫内感染史 PVL 的两大主要致病因素。

【检查指导】

1. 检查项目　影像学检查颅脑超声、CT、MRI 等。

2. 检查目的及注意事项

（1）颅脑超声检查

1）目的：颅脑超声对早期脑室旁白质损伤有较好的诊断效果。颅脑超声诊断脑室旁白质软化的最佳时间是脑损伤后 3～4 周。颅脑超声因其便于床边操作的优势，超声具有廉价、便捷、动态观察的特点，因此国内将其列为首选的检查方法。

2）注意事项：检查前准备：无需特殊准备，只要患儿处于相比较安静的状态即可，一般不用服镇静剂。

（2）头颅 CT

1）目的：头颅 CT 早期水肿阶段表现为在脑室周围呈明显双侧对称性低密度区，以侧脑室前角上外侧最为多见，但 CT 对白质病变早期诊断的敏感性和特异性较差，使其在早期诊断中的应用受到影响。

2）注意事项：检查前禁食 4 小时，检查前 30 分钟服用镇静剂。陪同者应穿好 CT 工作人员提供的 X 线防护服。

（3）MRI

1）目的：弥散加权磁共振成像技术（diffusion weighted magnetic resonance imaging，DWMRI）对组织水肿性病变有极高的诊断敏感性。MRI 对弥漫性 PVL 的诊断较有价值，除可发现囊肿外，还可显示脑白质减少、脑室增大、神经胶质增生和髓鞘形成延迟。

2）注意事项：检查前 30 分钟服用镇静剂，陪同者应穿好防护服。

3. 其他

（1）近年已有学者探讨脑电图对早产儿脑损伤的诊断价值，当发育中的脑发生白质损伤时，脑电图在急性期表现为背景活动的抑制，可存在发作性痫样放电；在病变后期，可表现为脑电活动成熟延迟，散在尖波。但这种变化并非脑白质损伤的特异性改变。

（2）针对早产儿脑室旁白质损伤是缺血性损伤这一基本发病机制，有作者推荐应用近红外光谱测定技术（near infrared spectroscopy，NIRS），通过实时监测脑组织中氧的变化，及时发现脑血流动力学改变，预测可能发生的脑白质损伤。

【用药指导】

营养神经药物

（1）目的：神经节苷脂能够促进中枢神经系统损伤的功

能恢复，对损伤后继发性神经退化有保护作用。

（2）方法：遵医嘱静脉给药。

（3）不良反应：少数情况下发生过敏反应如皮疹等

（4）注意事项：在配制神经节苷脂时应选用 0.9%氯化钠注射液或 5%葡萄糖注射液溶解并稀释。

【出院指导】

1. 做好出院指导

（1）指导患儿家长接触患儿前后洗手，正确地进行奶瓶奶具消毒，防止感染的发生。

（2）指导家长合理的喂养患儿，选择合适的奶方及奶量，以满足患儿生长发育的需要。

（3）指导患儿家长如何观察患儿神经系统症状及体征。如早期有无抑制、反应淡漠、肌张力低下、双侧肢体活动有无不对称，晚期有无惊厥的表现。

（4）指导家长对患儿神经系统的早期干预，可给予患儿进行新生儿抚触、听音乐，矫正胎龄至 40 周时，如患儿病情稳定，有条件者可进行游泳训练。指导家长如何训练患儿的视听功能。

（5）制订患儿出院后随访计划，强调随访的重要性。

2. 做好门诊随访工作　定期监测患儿生长发育指标，评价患儿智力运动及视听功能结果，并给予干预指导，如物理康复，视听功能训练等。

第十一节　早产儿视网膜病变

【概述】

早产儿视网膜病（retinopathy of prematurity，ROP）原称晶体后纤维增生症，是早产儿和低体重儿的眼部视网膜血管增生性疾病。1942 年由 Terry 首次报道，1984 年正式定名为早产儿视网膜病，是视网膜新生血管生长异常而导致视网膜发育的异常，毛细血管提前收缩甚至闭塞可导致新生血管长入玻璃体，视网膜水肿、出血、纤维化甚至牵拉而导致视网膜脱离。出生孕周和体重越小，发病率越高。ROP 严重时可导致失明，是世界范围内儿童致盲的重要原因，对家庭和社会造成沉重的负担。

【临床表现】

1. 早产儿视网膜病变发生部位分为 3 个区：

Ⅰ区：以视乳头中央为中心，视乳头中央到黄斑中心凹距离的两倍为半径画圆。

Ⅱ区：以视乳头中央为中心，视乳头中央到鼻侧锯齿缘为半径画圆的Ⅰ区之后的环状区域。

Ⅲ区：Ⅱ区以外剩余的部位。

2. 早产儿视网膜病变分期早产儿视网膜病变（急性）分为 1~5 期：

（1）1 期：约发生在矫正胎龄 34 周，在眼底视网膜颞侧周边有血管区与无血管区之间出现分界线。

（2）2 期：平均发生于矫正胎龄 35 周（32~40 周），眼底分界线隆起呈嵴样改变。

（3）3 期：平均发生于矫正胎龄 36 周（32~43 周），眼底分界线的嵴样病变上出现视网膜血管扩张增殖，伴随纤维组织增殖。

（4）4 期：由于纤维血管增殖发生牵拉性视网膜脱离，先起于周边，逐渐向后部极发展。

（5）5 期：视网膜发生完全性脱离（大约在出生后 40 周）。

3. ROP 各期的表现

（1）1 期：在周边部有血管区与无血管区之间出现大致与锯齿缘平行的灰白色分界线。

（2）2 期：分界线隆起，变宽呈嵴样改变，视网膜内组织增生。

（3）3 期："嵴"上发生视网膜血管扩张、增生，伴随纤维组织增生。

（4）4 期：不完全性视网膜脱离。

（5）5 期：漏斗状视网膜脱离。

4. 一些特定的病变

（1）附加病变：指后极部至少 2 个象限出现视网膜血管扩张、迂曲，严重的附加病变还包括虹膜血管充血或扩张、瞳孔散大困难（瞳孔强直），玻璃体可有混浊。附加病变提示活动期病变的严重性。存在附加病变时用 "+" 表示，如 3 期+。

（2）阈值病变：Ⅰ区或Ⅱ区的 3 期+，相邻病变连续至少达 5 个钟点，或累积达 8 个钟点，是必须治疗的病变。阈值病变平均发生于矫正胎龄 37 周。

（3）阈值前病变：只存在明显 ROP 病变但尚未达到阈值病变的严重程度，分为 "Ⅰ型阈值前病变" 和 "Ⅱ型阈值前病变"。阈值前病变平均发生于矫正胎龄 36 周。

（4）急进型后极部 ROP：发生在后极部，通常位于Ⅰ区，进展迅速、常累及 4 个象限，病变平坦，嵴可不明显，血管短路不仅发生于视网膜有血管和无血管交界处，也可发生于视网膜内；严重的 "附加病变"，曾称为 "Rush" 病，常发生在极低体重的早产儿。

【检查指导】

1. 检查项目　视网膜病变筛查。

2. 检查目的及注意事项

（1）目的：有利于对早产儿视网膜病变进行随访或早期干预。

（2）注意事项

1）进行眼底检查前需充分散瞳，一般与检查前 1 小时给予 0.5%复方托比卡胺眼药水散瞳，用药前用棉签将眼睛分泌物、眼泪擦拭干净，以免冲淡药液影响效果，每间隔 10~15分钟给予患儿双眼点眼 1 次，连续点 3 次。滴药前后，要做好手部消毒，以防交叉感染。

2）眼底检查后给予妥布霉素眼药水点眼，预防感染。

3）避免强光刺激患儿双眼。

4）严密观察患儿生命体征的变化。

5）注意散瞳药后的副作用：如有无心率过快、面色潮红、烦躁不安等。

6）加强眼部护理，同时观察眼结膜是否红肿、损伤，发现问题及时处理。

【出院指导】

1. 出院时向家长、讲解如何办理出院手续，并嘱咐家长准备好患儿衣服包被等用物。

2. 责任护士准备好出院带药，耐心地为家长讲解药物的作用、用法，指导使用保存方法，必要时进行标注，帮助家长建立口服药服用时间表。如进行眼药水点眼时，应先清除眼部分泌物，轻轻拉开眼睑，进行点眼，每次滴眼 1~2 滴即可。用后关紧瓶盖，开盖 1 个月后请不要再使用。

3. 以"NICU 住院宝宝出院指导"为基础，指导患儿家长对孩子进行生活护理，如喂养指导、新生儿洗澡、脐部护理、体温监测以及感染的预防。

（1）出院后的生活环境

1）保持适宜的环境温度，维持体温正常。

2）噪声对正在发育的大脑有影响，可引起呼吸暂停，应尽量营造一个安静的环境。

3）尽量减少亲友探视，避免交叉感染。

4）每日开窗通风，保持室内空气清新。

5）使患儿充分休息，保证足够睡眠，患儿哭闹明显时，应及时给予安抚。

（2）喂养时注意事项

1）强调坚持母乳喂养。

2）如果不能坚持母乳喂养，应在医生指导下选用早产儿专用配方奶粉。

3）母亲在哺乳和护理前应洗净双手。

4）指导母亲注意喂养方式方法，避免意外发生。

（3）家庭护理中注意

1）注意亲子间的亲密接触，包括触摸、亲吻、拥抱、面对面注视、发出愉快的声音等。

2）适当的婴儿锻炼。

3）指导家属进行正确手卫生。

4）适时预防接种。

4. 特别强调眼底检查的复诊流程。

5. ROP 复诊频率一般根据眼底病变情况确定。

（1）Ⅰ区无 ROP 1 期或 2 期 ROP 每周检查 1 次。

（2）Ⅰ区退行 ROP，1~2 周检查 1 次。

（3）Ⅱ区 2 期或 3 期病变，每周检查 1 次。

（4）Ⅱ区 1 期病变，1~2 周检查 1 次。

（5）Ⅱ区 1 期或无 ROP，或Ⅲ区 1 期、2 期，可 2~3 周随诊。每次复诊，发放复诊卡，以书面形式告知患儿家属目前的病情及复诊时间、预约电话等。

6. 终止检查的条件，满足以下条件之一可终止随诊：

（1）视网膜血管化（鼻侧已达锯齿缘，颞侧距锯齿缘 1 个视乳头直径）。

（2）矫正胎龄 45 周，无阈值前病变或阈值病变，视网膜血管已发育到Ⅲ区。

（3）视网膜病变退行。

（蒙景雯　钱晶京　姜　然　李春华　徐　丹　王　欢）

第七章

儿童重症疾病健康教育

第一节 脓 毒 症

【概述】

脓毒症系侵入机体的感染病原引发的全身炎症反应。脓毒症是由环境和机体遗传因素相互作用，机体多个系统参与，经多个阶段发展而成的多基因相关的复杂疾病。是创伤、烧伤、休克、感染、大手术等临床危急重患儿的严重并发症之一，也是诱发脓毒症休克（Septic Shock）、多脏器功能障碍综合征（multiple organ dysfunction syndrome，MODS）的重要原因。脓毒症是指感染引起的全身性炎症反应综合征（systematic inflammatory response syndrome，SIRS）伴有或已实的感染。严重脓毒症定义为脓毒症并伴有脏器功能不全和组织低灌注。脓毒性休克指脓毒症诱导的持续低血压，对液体复苏无效。

【诊断】

1. 脓毒症的诊断标准

（1）一般情况：发热（>38.5℃）或低体温（核心温度<36℃）、心率>90次/分或超过正常年龄相关值的2个标准差、心动过速、意识障碍、明显的水肿或液体正平衡（>20ml/kg，24小时后）、无糖尿病情况下的高血糖（>140mg/dl或7.7mmol/L）。

（2）炎症情况：白细胞增多（＞12×10⁹/L）或白细胞减少（＜4×10⁹/L）或白细胞计数正常（有超过10%的幼稚白细胞）、血浆C反应蛋白水平超过正常值的2个标准差、血浆前降钙素原水平超过正常值的2个标准差。

（3）血流动力学情况：低血压（成人收缩压＜90mmHg，平均动脉压＜70mmHg，或收缩压下降＞40mmHg，或低于正常年龄相关值的2个标准差）。

（4）脏器功能障碍情况：低氧血症、急性少尿（尽管已进行液体复苏，但尿量＜0.5ml/（kg·h），持续至少2小时）、尿素升高＞0.5mg/dl、凝血功能异常（国际标准化比值INR＞1.5或APTT＞60秒）、肠梗阻（肠鸣音消失）、血小板减少、高胆红素血症。

（5）组织灌注：高乳酸血症、毛细血管再充盈时间延长。

2. 严重脓毒症的诊断标准

（1）脓毒症诱导的低血压。

（2）乳酸高于正常值上限。

（3）尽管已进行液体复苏，尿量＜0.5ml/（kg·h），持续至少2小时。

（4）急性肺损伤。

（5）尿素氮＞2.0mg/dl。

（6）胆红素＞2mg/dl。

（7）血小板计数＜100×10⁹/L。

（8）凝血功能异常（国际标准化比值INR＞1.5）。

【检查指导】

1. 检查项目　血气分析、动脉血压、中心静脉压、无创心排出量监测、PCT、乳酸、机械通气。

2. 检查目的及注意事项

（1）血气分析

1）目的：监测患儿的氧合、气体交换及酸碱平衡状态。

2）注意事项：①患儿哭闹，易导致呼吸增快，二氧化碳过度排出，$PaCO_2$ 值降低。②采血的时间：氧疗、停用氧疗或机械通气参数调整 30 分钟后方可采血。③标本因素：标本采集后要立即与空气隔绝。

（2）动脉血压的监测

1）目的：有助于发现需要紧急处理的病情变化，提供可靠的血流动力学改变程度的指标，从而使患儿得到及时、准确而合理的治疗。

2）注意事项：①妥善固定，避免移动。动脉穿刺侧肢体可用自黏性弹性绷带包裹，必要时给予夹板固定、制动。翻身时动作轻柔，避免导线牵拉。②保持管路通畅。③严格无菌操作，预防感染，换能器处应用无菌治疗巾覆盖。④注意观察穿刺部位有无红肿、渗液、出血等情况。⑤观察肢体血运情况：如发现颜色、温度变化立即通知医生。⑥拔管时应按无菌操作原则，拔出导管后按压穿刺部位及其上方 10~20 分钟。

（3）中心静脉压

1）目的：对急危重症患儿进行中心静脉压监测以观察、判定病情和指导治疗，观察疗效。有助于评估 ICU 危重症患儿的血容量、前负荷、右心功能等变化。

2）注意事项：①保持测压管零点始终与右心房同一水平。②患儿哭闹、烦躁、咳嗽、呕吐时，均可影响中心静脉压值。③保持管路通畅。④防止污染，定时更换测压管路，严格无菌操作。

（4）无创心排出量监测（NICOM）

1）目的：监测心功能。

2）注意事项：①校准期间保持患儿安静。②测试过程中，请尽量避免过分晃动导联线。③贴电极片时，如患儿身上有伤口，请避开伤口 1~2cm 的距离。并确保 4 片电极将心脏包裹住。④确保导联线的夹子完全夹住电极片的中间的黑色部位，不可只夹一半或没有完全夹住。

（5）PCT（降钙素原）

1）目的：诊断或监测细菌炎性疾病感染。

2）注意事项：空腹或随机采集肝素抗凝血或不抗凝2~3ml。

（6）乳酸

1）目的：血乳酸测定可反映组织氧供和代谢状态以及灌注不足。

2）注意事项：在空腹及休息状体下抽血。抽血时不用止血带，不可用力握拳。如用止血带，应在穿刺后除去止血带2分钟后再抽血。抽血后应立即注入试管中，每管2ml，颠倒混合3次，不可产生气泡。

（7）机械通气

1）目的：改善肺泡通气，纠正呼吸性酸中毒；促进组织氧合，纠正低氧血症；减低呼吸功耗；保持呼吸道通畅；为应用镇静剂和肌松剂提供通气保障。

2）注意事项：①防止交叉感染，减少人员流动，严格限制探视。②保持导管固定。③及时清理管路冷凝水，防止进入呼吸道，造成感染。④有效的清除呼吸道分泌物。⑤保持气道的湿化。⑥加强口腔护理，及时清除过度的唾液，预防呼吸机相关性肺炎。⑦体位：床头抬高30°。⑧皮肤护理：勤更换体位，保持皮肤清洁干燥，防止压疮发生。⑨活动肢体预防深静脉血栓形成，同时增加肌力。⑩提供足够的营养支持。

【用药指导】

1. 抗生素

（1）目的：预防、控制感染。

（2）方法：遵医嘱静脉输液。

（3）不良反应：少数情况下发生过敏反应，毒性反应。

（4）注意事项：输液时如有不适，如胸闷、恶心、皮疹等，及时告知医护人员。

2. 血管活性药物

（1）目的：改善血压、心输出量和微循环。

（2）方法：遵医嘱静脉输液。

（3）不良反应：胸痛、呼吸困难、心跳缓慢等。

（4）注意事项：穿刺部位出现皮肤颜色改变，疼痛时，及时告知医护人员。

【出院指导】

1. 注意生命体征的变化，每日测量体温 2 次，定时测量血压及脉搏。

2. 卧床休息。

3. 居住环境安静，保持室内温湿度适宜，定时开窗通风。

4. 注意个人卫生及口腔卫生，出汗时及时更换衣物，避免着凉。

5. 鼓励患儿多饮水，吃新鲜水果。给予清淡饮食。给予患儿高热量、高蛋白、易消化和富含维生素的饮食。

6. 出院后多做心理疏导，保持心情愉快。

7. 注意原发病的治疗及护理，身体不适及时就诊。

第二节　脓毒性脑病

【概述】

脓毒症时经常发生脑功能障碍（包括轻微的认知和意识改变），脓毒症时脑病的发生并不需要细菌进入血液或直接进入大脑。因此，为了和病原微生物或损伤直接引起的脑病区分开来，人们将那些由感染所致的系统性反应引起的弥漫性中枢神经系统功能障碍称为脓毒性脑病（sepsis associated encephalopathy，SAE），也称为脓毒症相关性脑病。

【临床表现】

早期阶段，患儿主要表现为注意力不集中，随着疾病的进展可出现意识障碍，终末阶段甚至出现昏迷。部分患儿可并发多发性神经病和肌病。体征上可表现为肌张力增高，未见脑神经异常表现。这些均无特异性。

【检查指导】

1. 检查项目　腰椎穿刺、视频脑电图、脑电双频指数。

2. 检查目的及注意事项

（1）腰椎穿刺

1）目的：采取脑脊液进行常规、生化、免疫、细胞及细菌学检查，协助诊断；测定脑脊液压力。

2）注意事项：①采取侧卧位，背部与床边垂直，头向胸前弯曲，腰向后弓起。②腰椎穿刺后去枕平卧6小时，严重颅内压增高者应卧床1~2日。③术后12~24小时应注意观察意识情况、呼吸、心率、血压、瞳孔和肢体运动等变化。

（2）视频脑电图

1）目的：诊断癫痫、致病灶的定位。

2）注意事项：检查前1日洗头；衣服要适当不可过多；监测期间尽量少吃或不吃零食；如有癫痫发作，要掀开患儿的被子及身上的覆盖物，让患儿的身体尽量暴露在监测范围内。

（3）脑电双频指数（BIS）

1）目的：用于镇静水平的精确判断、节省镇静药物，有效提高床旁的管理效率，减少呼吸机使用的日数，提高患儿的舒适性。

2）注意事项：BIS传感器、转换器及连线等，尽量不要与其他传导物体连接，以减少干扰；定期检查传感器的粘贴度，避免造成松脱影响示数的准确性，同时检查皮肤有无过敏及破损；观察患儿的意识状态是否与参数相符，及时通知医生；由于BIS受肌肉活动的影响较大，因此在患儿烦躁或其他原因导致患儿的体动均可使得 BIS 值假性增高。

【出院指导】

1. 注意生命体征的变化。每日测量体温 2 次。定时测量血压及脉搏。

2. 卧床休息。

3. 居住环境安静，保持室内温湿度适宜，定时开窗通风。

4. 注意个人卫生及口腔卫生。出汗时及时更换衣物，避免着凉。

5. 鼓励患儿多饮水，吃新鲜水果。给予清淡饮食。给予患儿高热量、高蛋白、易消化和富含维生素的饮食。

6. 出院后多做心理疏导，保持心情愉快。

7. 注意原发病的治疗及护理，身体不适及时就诊。

第三节 急性呼吸衰竭

【概述】

急性呼吸衰竭（acute respiratory failure，ARF）是指由于直接或间接原因导致呼吸功能异常，是肺脏不能满足机体代谢的气体交换需要，造成显著的动脉血氧下降和（或）二氧化碳潴留，并由此引起一系列病理生理改变以及代谢紊乱的临床综合征。由于小儿尤其婴幼儿在呼吸系统解剖、肺力学方面的发育不成熟，易发生呼吸衰竭，是儿科危重抢救的主要问题，病死率较高。

【临床表现】

1. 与原发病相关的临床表现吸气性喉鸣为上气道梗阻的征象，如喉炎、喉软化等。呼气延长伴喘鸣是下气道梗阻的征象，如毛细支气管炎及支气管哮喘等。

2. 呼吸困难周围性呼吸衰竭表现为呼吸困难、鼻扇、三凹征、点头状呼吸、呻吟等。早期表现为呼吸增快、喘息，以后可出现呼吸无力及缓解，严重者呼吸停止。

3. 低氧血症面色发绀，烦躁、意识模糊甚至昏迷、惊厥。病初心率增快，后可减慢，心音低钝。

4. 高碳酸血症可有皮肤潮红、嘴唇暗红、眼结膜充血。头痛、烦躁、摇头（婴幼儿）、多汗等。神智淡漠、嗜睡、昏迷、抽搐等。心率增快、血压上升，严重时心率减慢、血压下降。

【检查指导】

1. 检查项目　动脉血气、胸部 X 线检查。

2. 检查目的及注意事项

（1）动脉血气检查。

（2）胸部 X 线检查

1）目的：能够观察肺部、胸膜、胸腔等疾病，另外可观察胸腔积液和肺炎等表现。

2）注意事项：检查者应除去检查部位一切显影物品，做好必要的防护。

【用药指导】

呼吸兴奋剂：尼可刹米、洛贝林、二甲弗林、氨茶碱等。

（1）目的：兴奋呼吸中枢，使呼吸加深加快，通气量增加，提高了血中氧分压，降低了血中二氧化碳分压。

（2）方法：静脉。

（3）不良反应：当大剂量应用时可出现血压增高、心悸、心动过速、咳嗽、呕吐、皮肤瘙痒、震颤、肌强直、出汗、颜面潮红和发热等。中毒时可出现惊厥，继而则中枢抑制。

（4）注意事项：需谨慎应用，对神经肌肉疾病引起的急性呼吸衰竭无效，使用时注意先改善气道阻塞，后用呼吸兴奋剂，否则增加呼吸肌无效做功，使呼吸肌疲劳而加重呼吸衰竭。

【出院指导】

1. 饮食指导　给予患儿高热量、高蛋白、易消化和富含维生素的饮食。

2. 注意休息。

3. 指导家长观察患儿疾病情况

（1）定时监测体温，如体温升高，及时就医，控制体温。

（2）指导家长观察患儿呼吸情况，教会家长如何数患儿呼吸频率，如呼吸过快，及时就医。

（3）指导家长观察患儿面部及口唇颜色有无发绀及呼吸困难，如出现发绀或呼吸困难，应就近就医，以便争取急救时间。

第四节　急性心力衰竭

【概述】

心力衰竭（heart failure）是指由于各种原因引起心脏工作能力（心肌收缩或舒张功能）下降使心排血量绝对或相对不足，不能满足全身组织代谢需要的病理状态。它由四部分组成：心功能障碍、运动耐力下降、肺体循环充血以及后期的心律失常等。临床上心力衰竭是危急重症，特别是急性心力衰竭，起病急，进展快，如不及时诊断和处理，则严重威胁患儿生命。

【临床表现】

1. 交感神经兴奋和心肌功能障碍的表现　哭闹、烦躁不安、精神不振、食欲缺乏、汗多尿少、心脏扩大、心动过速、心音低钝重者常出现奔马律、脉搏无力、血压偏低、脉压小四肢末梢发凉、皮肤发花等。

2. 肺淤血表现　呼吸困难、气促、咳嗽、端坐呼吸、肺底部可闻及湿啰音、咳粉红色泡沫痰等。

3. 体循环淤血表现　肝脏肿大、颈静脉怒张、肝颈静脉回流征阳性、尿少、水肿等。

【检查指导】

1. 检查项目 胸部 X 线检查、心电图、超声心动、心肌酶检查、中心静脉压测定和动脉血压监测。

2. 检查目的及注意事项

（1）胸部 X 线检查

1）目的：可以显示心脏外形和各房室的大小，有助于原发心脏病的诊断。

2）注意事项：检查者应除去检查部位一切显影物品，做好必要的防护。

（2）心电图

1）目的：对心律失常及心肌缺血引起的心力衰竭有诊断及治疗意义。

2）注意事项：当啼哭、深呼吸、四肢乱动时均会影响结果，所以应在患儿安静时进行，必要时可给予镇静。

（3）超声心动

1）目的：可观察心脏大小、心内结构、瓣膜情况、血管位置、血流方向、心包积液和心功能测定等。对于病因诊断，病情评估和指导治疗均十分重要。

2）注意事项：去除心电电极片；长时间暴露于耦合剂和空气中可能导致低体温，检查过程中注意保暖；剑突下和锁骨上窝探测可能导致患儿尤其是危重患儿的不耐受甚至是病情的不稳定，所以检查过程中要监测心率、血压及呼吸的变化。

（4）心肌酶

1）目的：在临床中应用较广，心肌炎和心肌缺血时，心肌酶可升高，其中肌酸磷酸激酶（CPK）、同工酶（CK-MB）升高意义较大。

2）注意事项：心肌梗死胸痛发作后 4~6 小时患儿血清 CK-MB 先于总活性开始升高，12~36 小时达峰值，多在 72 小时内恢复正常。如果梗死后 3~4 日 CK-MB 仍持续不降，表明心肌梗死仍在继续进行，如果下降的 CK-MB 再次升高则提示原梗死部位病变扩展或有新的梗死病灶。

（5）动脉血压的监测

1）目的：有助于发现需要紧急处理的病情变化，提供可靠的血流动力学改变程度的指标，从而使患儿得到及时、准确而合理的治疗。

2）注意事项：①妥善固定，避免移动。动脉穿刺侧肢体可用自黏性弹性绷带包裹，必要时给予夹板固定、制动。翻身时动作轻柔，避免导线牵拉。②保持管路通畅。③严格无菌操作，预防感染，换能器处应用无菌治疗巾覆盖。④注意观察穿刺部位有无红肿、渗液、出血等情况。⑤观察肢体血运情况：如发现颜色、温度变化立即通知医生。⑥拔管时应按无菌操作原则，拔出导管后按压穿刺部位及其上方 10~20 分钟。

（6）中心静脉压

1）目的：对急危重症患儿进行中心静脉压监测以观察、判定病情和指导治疗，观察疗效。有助于评估 ICU 危重症患儿的血容量、前负荷、右心功能等变化。

2）注意事项：①保持测压管零点始终与右心房同一水平。②患儿哭闹、烦躁、咳嗽、呕吐时，均可影响中心静脉压值。③保持管路通畅。④防止污染，定时更换测压管路，严格无菌操作。

【用药指导】

1. 强心药 洋地黄类药物包括地高辛、毛花苷 C 及毒毛花苷 K。

（1）目的：小剂量使用时有强心作用，能使心肌收缩力加强。

（2）方法：口服、静脉。

（3）不良反应：洋地黄类药物有效剂量和中毒剂量十分接近，且药物毒性较大，当有心肌损伤或有先天性心脏病时使用洋地黄类药物容易导致洋地黄中毒，一旦出现中毒症状，应立即停药，并测定血清洋地黄类药物、钾、镁浓度及肾功能，建立静脉输液并监测心电图。若血钾正常，一般停药 12～24 小时后，中毒症状可消失。若血钾低或正常、肾功能正常者，可静脉滴注 0.3%氯化钾，有Ⅱ度房室传导阻滞者禁用。高度房室传导阻滞者可应用临时起搏器。

（4）注意事项：用药前首先要了解近 2 周内是否用过洋地黄类药物及使用情况。情况不了解时，宜从小剂量开始。每次使用洋地黄制剂前应测量脉搏，新生儿<120 次/分，婴儿<90 次/分，幼儿<80 次/分，年长儿<70 次/分，应停用并报告医生处理。避免与钙剂同用。

2. 利尿剂 包括呋塞米、布美他尼、氢氯噻嗪、螺内酯、氨苯蝶啶等。

（1）目的：减轻肺水肿，降低血容量、回心血量及心室充盈压，减轻心室前负荷。

（2）方法：静脉、口服。

（3）不良反应：电解质紊乱、血压下降、血尿酸升高、糖耐量减低、代谢紊乱、氮质血症。

（4）注意事项：应用利尿剂易引起电解质紊乱，应监测电解质变化。

3. 转换酶抑制剂 包括卡托普利、依那普利、贝那普利等。

（1）目的：能扩张小动脉和静脉，减轻心室前、后负荷，降低心肌耗氧和冠状动脉阻力，增加冠状动脉血流和心肌供氧，改善心功能。

（2）方法：口服。

（3）不良反应

1）中枢神经系统：昏厥、头晕、眩晕、感觉异常、失眠及疲乏，由低血压 引起，尤其在缺钠或血容量不足时。

2）心血管系统：心悸、轻度心率增高、首剂时低血压、头晕等。

3）胃肠道：味觉障碍、恶心、呕吐、腹泻、腹痛、便秘、口干、味觉迟钝、食欲减退、口腔有咸味或金属味、体重下降等。

4）血液系统：粒细胞增多及各类细胞减少。

5）过敏反应：血清病样反应、关节痛及皮肤损害。

6）肾脏：尿酮、肾功能损害、肾病综合征、肾小球肾炎等。

7）皮肤：皮疹、荨麻疹、斑丘疹、血管性神经性水肿及光过敏。

8）其他：抗核抗体检测阳性、咳嗽等。

（4）注意事项

1）对此药过敏或白细胞减少的患儿禁用。

2）当发现有血管性水肿症（如面部、眼、舌、喉、四肢肿胀、吞咽或呼吸困难、声音嘶哑）应立即停药。

3）肾功能不全患儿慎用。

4）用药期间应定期检查白细胞分类计数、尿红细胞和蛋白、血清电解质等。

5）严格限钠饮食或透析者，首剂易发生突然而严重的低血压。

6）最好饭前1小时服药，因食物可减少本品的吸收。

【出院指导】

1. 饮食指导给予低盐或无盐、易消化、富含维生素及钾的饮食，多吃含纤维素多的蔬菜、水果。避免暴饮暴食，宜少食多餐以减轻心脏负荷。

2. 嘱患儿多休息，避免做剧烈运动。

3. 遵医嘱按时服药，避免自行增加或减少药物剂量及种类，指导家长及年长患儿自行监测脉搏的方法。

第五节 急性肾衰竭

【概述】

由于肾内或肾外因素致肾功能损害、肾功能下降，不能维持机体内环境平衡，临床出现急性少尿或无尿，伴氮质血症、水电解质、酸碱失衡及相应的临床症状及体征等，统称为急性肾衰竭（acute renal failure，ARF），简称急性肾衰。目前，急性肾损伤（acute kidney injury，AKI）正在逐步取代传统的急性肾衰竭（acute renal failure，ARF）的概念。

【临床表现】

急性肾衰竭一般要经过少尿期（或无尿期）、多尿期和恢复期三个阶段。

1. 少尿性肾衰

（1）尿量减少：尿量＜400ml/d 或＜250ml/m², ＜50ml/d 为无尿。一般持续 10 日左右，休克 1~2 周，少尿期长者肾损害重，预后差。少尿期存在的主要问题：

1）水潴留：表现为全身水肿、胸腹水、严重者可发生脑水肿、心力衰竭、肺水肿等，脑水肿表现为头痛、视力模糊、嗜睡、惊厥甚至昏迷。肺水肿表现为端坐呼吸、咳血性痰，两肺布满湿啰音。

2）电解质紊乱：表现为三高三低，即高钾、高磷、高镁和低钠、低钙、低氯血症。①高钾血症：表现为烦躁、嗜睡、恶心、呕吐、四肢麻木、胸闷等症状，并出现心率缓慢、心律不齐以及心电图的改变（P-R 间期延长，房室传导阻滞、心室纤颤等）；超过 6.5mmol/L 是为危险境界，是此期死亡的首要原因。②低钠血症：稀释性低钠血症：表现为体重增加、水肿、头痛、神志淡漠，甚至出现昏迷；缺钠性低钠血症：多有腹泻、呕吐、等体液丢失史。③高血磷和低血钙：由于组织坏死及肾功能不全，磷在体内蓄积，使血磷增高。钙在肠道内与磷结合，从肠道排出，引起低血钙。④高镁血症：表现为肌无力、血压下降和深反射消失，心脏传导阻滞。

3）代谢性酸中毒：酸性代谢产物在体内蓄积引起酸中毒，表现恶心、呕吐、疲乏、嗜睡、呼吸深大而快，重者可出现低血压、休克。

4）氮质血症：蛋白质代谢产物及细胞分解产物蓄积体内引起全身各系统中毒症状。首先出现消化道症状，如恶心、呕吐、腹部不适等。神经系统可出现意识障碍、躁动、抽搐、昏迷等症状。血液系统，可出现贫血、出血倾向、皮肤瘀斑等。

5）心力衰竭、肺水肿：表现为呼吸困难、端坐呼吸、心率加快、听诊肺底部湿啰音、下肢水肿。

6）高血压：由血容量增加和循环中肾素血管紧张素水平增高所致，严重者可出现高血压脑病。

（2）多尿期：尿量逐渐增加，5～6日可达利尿高峰，表明肾功有所好转，排出体内积存水分，但也可能是肾小管回吸收原尿减少，而发生利尿。此时由于大量水分及电解质随尿排出，发生低血钾、低血钠等电解质紊乱情况，同时易出现感染、心律失常、低血压和上消化道出血。

（3）恢复期：肾功能逐渐恢复，血尿素氮及肌酐逐渐恢复正常。肾小球滤过功能恢复较快，肾小管恢复较慢。

2. 非少尿性肾衰　非少尿性肾衰是指无少尿或无尿表现，每日平均尿量可达 600～800ml。

【检查指导】

1. 检查项目　血常规、尿常规、生化全项、凝血功能、血型、感染筛查、放射学检查、腹膜透析。

2. 检查目的及注意事项

（1）尿液检查

1）目的：尿液检查是小儿泌尿系统疾病诊断和疗效观察

的首选项目，是用药安全监测的重要保障。

2）注意事项：清洁外阴后，留取中段尿。盛器应清洁、干燥。对于不能配合的婴幼儿，应先消毒会阴后，使用塑料采集袋黏附于尿道外口收集尿样。定时尿应以排空尿开始计算时间，将全时间段各次尿及到时间后排空膀胱中的尿全部送检。

（2）放射学检查：主要包括 X 线检查、CT 及磁共振检查。

1）目的：X 线检查对肾血管病变的诊断及鉴别诊断有重要的诊断价值。磁共振检查可进一步提高肾实质性病变影像学诊断的准确性。

2）注意事项：增强 CT 需检查前禁食 4~6 小时，一位家长陪同签字；平扫 CT 无需特殊准备。

（3）腹膜透析指导

1）目的：能有效地清除尿毒症毒素及水分，纠正水电解质紊乱及代谢性酸中毒，并为患儿创造了等待肾脏移植的机会。

2）置管前注意事项：①遵医嘱给予患儿备皮，范围为剑突下至大腿上 1/3（包括会阴，脐部）。②置管前 1 日给予患儿清淡饮食，术前禁食水 6 小时。③置管当日给予患儿清洁灌肠。

3）置管后注意事项：①术后卧床休息 24 小时，第 2 日可轻微活动，避免剧烈活动。保持大便通畅，避免用力过度。注意个人卫生，避免淋浴。②保持导管妥善固定，避免牵拉。③注意观察记录透出液的颜色、性状及量。注意有无混浊、血性的透出液，有无絮状物，如透出液有异常，立即告知医生。④观察出口处皮肤的情况，预防感染，如有红肿、疼痛、分泌物等要立即通知医生，给予处理。⑤准确记录腹透差量及 24 小时尿量，注意患儿有无水肿。⑥每次腹膜透析结束后更换碘伏帽。⑦钛接头处用无菌纱布包扎固定，纱布每日更换

1次。⑧腹膜透析短管每6个月更换1次，如发生腹膜炎，待感染控制后立即更换并记录更换时间。⑨保持患儿皮肤清洁，无感染患儿置管术后6周可淋浴，指导患儿及家长正确的淋浴方法。

【用药指导】

1. 碳酸钙、枸橼酸钙或醋酸钙

（1）目的：纠正低钙血症。

（2）方法：口服。

（3）不良反应：嗳气、便秘。偶可发生高血钙、碱中毒。过量长期服用可引起胃酸分泌反跳性增高，并可发生高钙血症。

（4）注意事项：因大量口服钙剂有碍铁的吸收，故应于餐间补充铁剂，用药过程中监测血钙磷及碱性磷酸酶。

2. 叶酸、铁剂

（1）目的：纠正贫血。

（2）方法：口服。

（3）不良反应：不良反应较少，罕见过敏反应，长期用药可出现畏食、恶心、腹胀等胃肠症状。大量服用叶酸使可使尿呈黄色。

（4）注意事项：口服大量叶酸可影响微量元素锌的吸收。

3. 抗生素

（1）目的：预防、控制感染。

（2）方法：遵医嘱静脉输液。

（3）不良反应：少数情况下发生过敏反应；毒性反应。

（4）注意事项：输液时如有不适，如胸闷，恶心，皮疹等，及时告知医护人员。

4. 血管紧张素转化酶抑制剂（ACEI）及高血压一线治疗药物

（1）目的：改善肾脏血流动力学，减少蛋白尿，干预肾小球硬化及肾小管间质纤维化。

（2）方法：口服。

（3）不良反应：该类药物不良反应轻，有低血压，一时性蛋白尿，高钾血症、窦性心动过缓、头痛等。

（4）注意事项：与其他药物合用时注意药物相互作用。

【出院指导】

1. 饮食原则

（1）蛋白质摄入量：1.5~2.0kg/d，总量小于50g/d。

（2）蛋白质分配：60%的优质蛋白均匀分配在三餐中。

（3）尿少及高钾血症时禁食含钾高的水果和蔬菜，如香蕉、橙子。

（4）保证维生素、钙及微量元素的摄入。

（5）注意饮食卫生。

（6）低盐标准：食盐小于3g/d，（钠小于2g/d）。

（7）低脂标准：40~50g/d。

2. 控制水盐摄入的方法

（1）不要养成常饮水的习惯，餐间可以吃一些温凉的水果和蔬菜，以降低口渴感。

（2）将每日允许的液体总量分开喝，且每次小口喝，不要一饮而尽。

（3）水肿的患儿每日早上空腹测体重，水肿消退后每周二空腹测体重，尽量控制体重的增长，尽可能地找点事做，分散口渴注意力。

（4）减少含有大量水分的食物，如布丁、粥、汤、牛奶、冰激凌等。

3. 注意监测血压。

4. 腹膜透析护理

（1）经常查看腹膜透析物品，做到保存得当，没有潮湿、破损。视情况及时购买腹膜透析液及其他透析物品，不要因为缺少物品或药品导致腹膜透析被迫暂时中断。

（2）严密观察患儿的生命体征变化，包括体温、脉搏、呼吸、血压，还要注意患儿的精神状态。

（3）每日清洁口腔和会阴部1~2次，预防感染。

（4）进行腹膜透析操作时，应洗净双手、戴口罩，严格按无菌操作规程操作。

（5）透析时可根据情况让患儿采取卧位、半卧位或适当抬高床头，排液时帮助转换体位，有利于引流通畅，亦可预防压疮发生。

（6）年长儿腹膜透析治疗时，每次输入时间以15分钟为宜，幼儿则可根据透入量的多少及患儿的耐受程度来决定，但也不能过长。透入液的温度应考虑季节变化，冬季一般为36~37℃，夏季一般为35~36℃即可。

（7）及时发现感染征象，密切观察体温变化，注意腹部有无压痛，并仔细观察流出液的颜色、性状及量，观察有无混浊及絮状物。

（8）需详细记录透入和透出的时间、透入量和透出量。

（9）每日清晨空腹（引流出透析液后）测量体重。注意有无水肿。

（10）每次透析结束时，一定要记住夹闭管道，管端处套上一次性无菌碘伏帽，外部短管用无菌纱布包扎，根据不同患儿的特点将外部短管妥善固定在患儿腹壁上（可以用胶布或缝制适宜的兜肚）。

第六节　多脏器功能障碍综合征

【概述】

多脏器功能障碍综合征（multiple organ dysfunction syndrome，MODS）是指在严重创伤严重感染、休克、重型胰腺炎、大面积烧伤、外科大手术等原发病发生 24 小时后，同时或序贯发生两个或两个以上脏器功能障碍以致衰竭的临床综合征。MODS 既不是一种独立的疾病，也不是单一脏器功能损害的演变过程，而是一种涉及多个器官、系统功能损害的复杂的病理实体，在其发病过程中还表现出失控的全身炎症、高动力循环状态和持续高代谢等全身炎症反应综合征（systemic inflammatory response syndrome，SIRS）。

MODS 在概念上强调：

1. 原发的致病因素是急性的，继发的受损器官远离原发损害的部位。

2. 原发损害与 MODS 的发生至少间隔 24 小时。

3. 受损器官原来的功能基本正常，功能障碍是可逆的，一旦阻断其发病机制，器官功能可能恢复。

4. 各器官功能障碍的严重程度不同，可为器官的完全衰竭，也可为器官的生化性衰竭（如血清肌酐升高）。

【临床表现】

MODS 的临床症状主要是原发病和各系统器官功能损伤的表现。其早期器官功能损伤常被原发病症状所掩盖，MODS 表现又随病期不同而有所变化，表现出序贯性和进行性的特点。

1. 呼吸系统　临床表现有呼吸增快、氧合指数（PaO_2/FiO_2）<40kPa、胸部 X 线示双肺浸润征象。严重者可发生急性呼吸窘迫综合征（ARDS），患儿表现为进行性的呼吸困难、发绀，氧合指数逐步减小至≤26.7KPa（200mmHg）等。

2. 血液系统　各种严重的感染性疾病、休克、血管炎等，均可发生血管内膜异常，成为血液凝固机制活化及血小板破坏的原因，促进 DIC 形成及急性贫血危象的产生。DIC 的临床表现有皮肤出现多部位瘀斑和紫癜，呕血、便血、咯血及血尿，低血压或休克、器官功能障碍、微血管病性溶血性贫血。实验室检查可见血浆纤维蛋白原<1.5g/L，凝血酶原时间>15秒或比正常延长3秒以上、纤维蛋白降解产物（FDP）>20mg/L，部分活化凝血酶时间（APTT)>60秒。

3. 心血管系统　MODS患儿发生心功能障碍或衰竭主要是长时间组织缺氧、细菌毒素和各种炎症介质所致。心功能衰竭的主要临床表现是心肌收缩力减弱、心输出量降低、心脏指数降低、心肌酶增高，可出现血压降低、肝脏增大、尿量减少、水肿等。

4. 肾脏　MODS中，肾功能障碍或肾衰竭常常是晚期表现。患儿表现为少尿或无尿，代谢产物潴留、电解质及酸碱平衡紊乱。

5. 肝脏　当肝脏功能遭到严重损害时，患儿有明显的消化道症状，可有黄疸、腹水，甚至昏迷；实验室检查可见血清丙氨酸转氨酶或天冬氨酸转氨酶>2倍正常值，血清胆红素>34.2mmol/L，血清白蛋白≤25g/L。

6. 胃肠道　MODS的各种基础疾病如败血症、感染性休克都是严重应激反应，胃肠功能障碍突出表现为应激性溃疡性出血，患儿可有不同程度胃肠黏膜糜烂、溃疡和出血。腹胀、肠蠕动减弱或麻痹，甚至坏死性小肠结肠炎、肠穿孔、X线腹部立位片显示肠管扩张和液平面。

7. 中枢神经系统　由于病因不同，脑功能障碍发生的时期也不同，突出的表现为意识障碍。患儿可出现头痛、躁动、恍惚、抽搐、嗜睡、昏睡、昏迷，病理反射阳性等。

【检查指导】

连续性肾脏替代治疗（CRRT）

（1）目的：清除体内毒素、炎症介质和过多水分，纠正电解质紊乱和酸中毒。

（2）注意事项

1）控制置换液及透析液的温度，防止造成低体温的不良反应。

2）小儿对液体失衡的耐受性差，应严格计算出入液量，保证液体平衡。

3）注意营养成分的丢失，及时补充氨基酸及水溶性维生素等成分。

4）注意抗凝剂的用量，随时调整剂量，防止凝血或出血。

5）注意观察血管穿刺部位，防止出血或感染。

6）针对患儿的不同病情、年龄、体重和血压情况，正确设定血流量和超滤量，根据病情变化及时调整设置。

7）对于水肿的患儿，应定时翻身，加强皮肤护理，给予按摩，使用气垫床。

【用药指导】

1. 血管活性药物

（1）目的：改善血压、心输出量和微循环。

（2）方法：遵医嘱静脉输液。

（3）不良反应：胸痛、呼吸困难、心跳缓慢等。

（4）注意事项：穿刺部位出现皮肤颜色改变，疼痛时，及时告知医护人员。

2. 利尿药

（1）目的：增加电解质及水的排泄，使尿量增加。

（2）方法：口服、静脉。

（3）不良反应：水电解质紊乱。大剂量静脉给药可引起耳鸣、听力下降或耳聋。恶心、呕吐、上腹不适等。

（4）注意事项：患儿出现恶心、呕吐、腹胀等情况，及时通知医生及时处理；监测血糖；定期监测电解质。每日测体重。

3. 强心药

（1）目的：增强心肌收缩力，增加心输出量。

（2）方法：静脉、口服。

（3）注意事项：遵医嘱准确给药，使用药物前监测心率，不能钙剂同时服用要间隔 6 小时。

（4）洋地黄中毒：最重的反应是各类心律失常。

（5）胃肠道表现：恶心、呕吐、腹泻。

（6）神经系统表现：眩晕、头痛、疲倦、失眠、谵妄、视力模糊、黄视和绿视等。

4. 甘露醇

（1）目的：使组织脱水，降低眼压，渗透性利尿。

（2）方法：静脉。

（3）不良反应：水和电解质紊乱；寒战、发热；排尿困难；血栓性静脉炎；甘露醇外渗可引起组织水肿，皮肤坏死；过敏引起皮疹、荨麻疹、呼吸困难、过敏性休克；头晕、视力模糊；口渴等。

（4）注意事项：静脉输注时尽量使用大静脉，如发现静脉红肿应及时给予处理。在用药前仔细检查药液是否有结晶，应使用带有过滤器的输液器。

【出院指导】

1. 注意生命体征的变化。每日测量体温 2 次。定时测量血压及脉搏。

2. 卧床休息。

3. 居住环境安静，保持室内温湿度适宜，定时开窗通风。

4. 注意个人卫生及口腔卫生。出汗时及时更换衣物，避免着凉。

5. 鼓励患儿多饮水，吃新鲜水果。给予清淡饮食。给予患儿高热量、高蛋白、易消化和富含维生素的饮食。

6. 出院后多做心理疏导，保持心情愉快。

7. 注意原发病的治疗及护理，身体不适及时就诊。

第七节　哮喘持续状态

【概述】

支气管哮喘是小儿时期常见的气道慢性炎症性疾病。哮喘危重状态，又称哮喘持续状态（status asthmaticus）指哮喘发作时，经常规应用支气管舒张剂和糖皮质激素等哮喘缓解药物治疗后，临床症状仍不缓解，出现进行性呼吸困难的严重哮喘发作。

【临床表现】

哮喘急性发作，出现咳嗽、喘息、呼吸困难、大汗淋漓和烦躁不安，甚至表现出端坐呼吸、语言不连贯、严重发绀、意识障碍和心肺功能不全的征象。如肺部听诊呼吸音遥远或听不到哮鸣音，则提示气道严重阻塞，可危及生命，应立即进行抢救。

【检查指导】

1. 检查项目　支气管舒张试验，血气分析，变态反应状态测试。

2. 检查目的及注意事项

（1）支气管舒张试验

1）目的：通过给予支气管舒张药物的治疗，观察阻塞气道舒缓反应的方法。若 FEV_1（第一秒用力呼吸容积）上升≥12%且绝对值增加≥200ml，或 PEF（呼吸峰流速值）上升≥20%或绝对值增加≥60L/min，提示气道阻塞存在可逆性，则支持哮喘的诊断。

2）注意事项：①为使同一受试者前后两次或不同受试者的试验结果具有可比性，必须对支气管舒张试验质量进行严格控制，使试验方法标准化。②对已知支气管舒张剂过敏者，禁用该类舒张剂。③有严重心功能不全者慎用 β_2 受体激动剂；有青光眼、前列腺肥大排尿困难者慎用胆碱能受体拮抗剂。④有肺量计检查禁忌证者禁忌通过用力肺活量评价气道可逆性改变。

（2）血气分析

1）目的：监测患儿的氧合、气体交换及酸碱平衡状态。

2）注意事项：①患儿哭闹，易导致呼吸增快，二氧化碳过度排出，$PaCO_2$ 降低。②采血的时间：氧疗、停用氧疗或机械通气参数调整 30 分钟后方可采血。③标本因素：标本采集后要立即与空气隔绝。

（3）变态反应状态测试

1）目的：用变应原做皮肤试验有助于明确过敏原，是诊断变态反应的首要手段。

2）注意事项：全身或点刺部位皮肤患有皮疹、皮炎时不宜进行试验；哮喘急性发作时不宜进行试验；3 日内使用了抗组织胺药物或全身使用糖皮质激素不宜进行试验；点刺皮肤局部使用糖皮质激素不宜进行试验。

3）副作用（非常罕见）：①局部反应：可用抗组织胺药治疗。②全身反应：偶可发生，一旦发生过敏性休克应立即注射肾上腺素。臂部变应原注射部位或点刺部位以上扎止血带，并给予吸氧、输液、静脉输入糖皮质激素和抗组织胺药等抗休克的治疗。

【用药指导】

1. 抗生素

（1）目的：预防、控制感染。

（2）方法：遵医嘱静脉输液。

（3）不良反应：少数情况下发生过敏反应；毒性反应。

（4）注意事项：输液时如有不适，如胸闷，恶心，皮疹等，及时告知医护人员。

2. 平喘药

（1）目的：缓解支气管平滑肌痉挛，使其松弛和扩张，缓解呼吸困难症状。

（2）方法：口服、静脉，喷雾或吸入给药。

（3）不良反应

1）肌肉震颤、心率加快、心律失常、头痛、低钾血症等。

2）口咽干燥、口味改变。过量时可减少呼吸道分泌，抑制纤毛运动，有可能加重呼吸道阻塞。

3）胃肠道、心血管系统症状。中枢神经兴奋引起失眠、抽搐甚至死亡。

（4）注意事项

1）宜睡前服用；多饮水。

2）氨茶碱宜清晨服用。

3）忌与牛奶同服；禁食牛肉、鸡蛋；禁同时服用红霉素。

4）禁止饮酒。

5）用平喘药后忌开车。

3. 激素类药物

（1）目的：有效地控制气道炎症。

（2）方法：口服、静脉，喷雾或吸入给药。

（3）不良反应：使用不当，会并发和加重感染。长期使用可使机体防御能力降低，易导致葡萄球菌感染或病毒性疾病的发生。激素可使蛋白质分解代谢加快，使蛋白质合成受到抑制；激素还可抑制淋巴细胞发育与分化，降低免疫防御反应，影响患儿免疫力；可延缓伤口愈合；激发和加重消化性溃疡；高热突然下降还可造成虚脱或昏厥等现象。所以，这类激素不能作为常规退热药应用。

（4）注意事项：一旦症状控制良好，应该逐渐将药物剂量减至最低有效剂量。长期超生理剂量的服用，可出现向心性肥胖、满月脸、紫纹、皮肤变薄、肌无力、肌肉萎缩、低血钾、水肿、恶心、呕吐、高血压、糖尿、痤疮、多毛、感染、胰腺炎、伤口愈合不良、骨质疏松、诱发或加重消化道溃疡、儿童生长抑制、诱发精神症状等。眼部长期大量应用，可引起血压升高，导致视神经损害、视野缺损、后囊膜下白内障、继发性真菌或病毒感染。

【出院指导】

1. 自我保护呼吸道的方法

（1）适当进行体能锻炼，注意气候变化，尽量避免到人群密集的公共场所，避免感冒。

（2）室内经常开窗通风，保持空气清新，不在空气污浊的场所停留，避免吸入二手烟。

（3）尽量避免雾霾、风沙等空气质量差时外出，如需外出最好佩戴口罩。

（4）发生上呼吸道感染，及时就医用药，彻底治疗，以免发生肺炎。

2. 保持良好的饮食习惯和营养状况，每日保证充足休息和活动。

3. 突发状况处理　若出现严重哮喘，用药不能缓解时应立即就近就诊。

4. 随访　随访频率为治疗后 2 年内 3~6 个月随访一次，2~5 年内每 6 个月随访 1 次，5 年后每年随访 1 次。

第八节　癫痫持续状态

【概述】

癫痫持续状态（status epileptic，SE）为常见的神经系统危重症，即 1 次癫痫发作持续超过 30 分钟或 2 次及 2 次以上间断发作，发作期间无意识恢复。癫痫持续状态是儿科常见危重急症，若不及时处理，可造成大脑不可逆性损害，甚至危及患儿生命。

【临床表现】

根据有无抽搐发生，SE 可分为惊厥性癫痫持续状态（convulsive status epileptic，CSE）和非惊厥性癫痫持续状态（non convulsive status epileptic，NCSE）两大类。

1. 惊厥性癫痫持续状态（CSE）发作时以全身或者局部肌肉抽搐为主，伴意识丧失，占 SE 的 70% 以上。

2. 非惊厥性癫痫持续状态（NCSE）发作时以意识障碍和（或）精神行为异常为主要表现，无肌肉抽搐，占 SE 的 20%~25%。

【检查指导】

1. 检查项目　脑电图，头颅 CT、头颅 MRI 等颅脑影像学检查。

2. 检查目的及注意事项

（1）脑电图

1）目的：确诊癫痫发作与癫痫最重要的检查手段，典型脑电图可见是棘波、尖波、棘-慢复合波等癫痫样波。

2）注意事项：脑电图检查过程中，避免电极脱落，若有电极脱落，及时通知医护人员。注意观察并记录患儿抽搐发作情况并准确记录抽搐发作开始时间，发作形式以及发作持续时间。期间如应用镇静药物需准确记录时间。

（2）头颅 CT、头颅 MRI 等颅脑影像学检查

1）目的：显示病变部位、大小、形态，对判断癫痫病灶具有重要参考价值。

2）注意事项：对于能配合的患儿应提前剥夺睡眠 6~8 小时，并备用镇静剂以防止患儿不能配合。

【用药指导】

1. 镇静药

（1）目的：快速控制发作。

（2）方法：遵医嘱口服、灌肠、静脉或肌肉给药。

（3）不良反应

1）常见的不良反应：嗜睡、头昏、乏力等，大剂量可有共济失调、震颤。

2）罕见的不良反应：皮疹，白细胞减少。

（4）注意事项

1）严重的急性乙醇中毒，可加重中枢神经系统抑制作用。

2）重度重症肌无力，病情可能被加重。

3）低蛋白血症时可导致易睡难醒。

2. 抗癫痫药

（1）目的：控制癫痫发作。

（2）方法：严格按照医嘱服用。

（3）不良反应

1）急性不良反应：出现在用药初期，以中枢神经系统和胃肠道表现为主，与起始剂量大小及加量速度密切相关，一般随用药时间延长逐渐耐受。

2）特异体质性反应：如过敏性皮疹、不可逆性肝坏死、再生障碍性贫血等，可为致命性。

3）慢性不良反应：如认知与行为障碍、体重增加或减少、青春期性生殖激素影响、脱发、骨质及钙磷代谢等。如苯巴比妥、卡马西平等，长期服用可能导致骨密度降低，因骨质疏松而增加骨折的危险，可预防性服用钙剂和维生素 D。

（4）注意事项

1）建立良好的医患关系，提高患儿的依从性。强调科学性和规范性治疗，使癫痫发作得以长期而完全控制。

2）关注患儿不同时期生长发育质量。从药物选择起始的治疗全过程，尽可能减少或避免各种近、远期不良反应，以提高所用药物的长期保留率。

3）重视并及时干预相关共患病，尤其是对患儿远期预后产生严重不良后果的其他躯体疾病和精神行为障碍。

【出院指导】

1. 指导家长合理安排患儿的生活与学习，保证患儿充足的睡眠时间，避免情绪激动、受寒、感染，禁止游泳或登高等运动。

2. 用药指导　责任护士耐心讲解用药的目的，药物的用法，嘱家长按时、按量服药，不可擅自增减药物剂量。

3. 教会家长癫痫发作时的紧急处理措施

（1）保持呼吸道通畅：癫痫发作时应立即松解患儿衣领和裤带，让患儿仰卧位，头偏向一侧。

（2）降温：连续抽搐可使脑组织的基础代谢率增高，脑组织需氧量增加，导致脑水肿加重，降温是减轻脑水肿、保护脑组织的必要措施，通常采用物理降温。

（3）防止患儿受伤

1）专人守护，床单位配置柔软的床垫、床旁护架，保护患儿以免碰伤。在上下齿间放置软垫，防止舌咬伤，剪短指甲，置软布于患儿手中。

2）患儿癫痫发作时切勿用力牵拉或按压患儿肢体，以防骨折或关节脱位。

3）患儿周围不可放置危险物品，避免癫痫发作时发生意外。

（4）及时就近就医。

4. 解除患儿的精神负担：结合不同年龄患儿的心理状态，有针对性地进行心理疏导，给予关怀、爱护，鼓励他们与同伴交流，建立信心。

5. 随访　应在专科医生指导下进行定期随访，了解患儿服药的依从性，并监测药物疗效和不良反应。对于发作控制满意者,建议每3~6个月随访1次。对于难治性癫痫及一些特殊癫痫综合征,应增加随访次数,并制订个性化随访计划。

(李恩芹 王 硕 王会娟 杨 慧)

第八章

小儿外科系统疾病健康教育

第一节　小儿脑积水

【概述】

小儿脑积水（hydrocephalus）是由各种原因引起的脑脊液分泌过多、循环受阻或吸收障碍而导致脑脊液在脑室系统和（或）蛛网膜下腔集聚，使脑室扩大、脑实质相对减少，临床上常伴有颅内压增高。在新生儿的发病率为 0.3%～0.5%，如脑积水作为婴幼儿单一先天性病变，其发生率为 0.09%～0.15%。

【临床表现】

1. 大多在为出生后数周或数月内出现头颅快速增大，少数出生时头颅就明显大于正常。测量头围（自头枕结节至前额凸起之周径）与正常婴儿的正常值相比较，即可得出头围增大的确切值。

2. 前囟扩大、隆起、张力较高，患儿直立时仍不凹陷，严重时后囟甚至侧囟均扩大。

3. 颅缝分开、头型变圆、颅骨变薄变软，甚至透明。头部叩诊呈"破壶音"，重症者叩诊时有震动感。

4. 头发稀疏，头皮薄而亮，额部头皮静脉怒张。

5. 脑颅大而面颅较小，严重时因眶顶受压，眼球下移，

234

巩膜外露，形成所谓的"落日征"。

6. 神经系统体征眼球震颤、共济失调、四肢肌张力增强或轻瘫等。

7. 晚期或病情重时，则出现生长发育严重障碍、进食困难、呕吐、智力低下、视力减退甚至失明、癫痫、痉挛性肢体瘫痪、意识障碍而逐渐衰竭死亡。

【检查指导】

1. 检查项目　CT 及 MRI。

2. 检查目的　可准确判断脑室大小、皮层的厚度、鉴别脑积水的病因。

3. 检查前准备及注意事项

（1）检查前一日洗头，勿擦头油等护发品。

（2）发热的患儿：体温需降至 37.5℃ 以下，以防止检查过程中出现灼伤。

（3）对不能配合的（年龄小于 10 岁）患儿：检查前 8 小时内剥夺睡眠，遵医嘱按每公斤体重给予 10% 水合氯醛检查前口服，药物的具体服用时间由 MRI 检查医师告知。

4. 检查时配合及注意事项

（1）去除身上的金属物品，如头饰、耳环、项链、手链、手表、别针等，不要穿戴有金属饰物的衣服，因为这些物品在扫描时会造成金属伪影，会影响图像质量。

（2）确保患儿头部稳定，不晃动。必要时给予约束带约束。

（3）确保患儿除照射部位以外的部位有铅衣保护，防止辐射影响患儿的生长发育。

5. 检查后注意事项

（1）告知患儿多饮水。

（2）密切观察患儿的神志、呼吸，避免因服用 10% 水合氯醛影响对患儿神志的判断。

【围术期指导】

1. 术前准备及注意事项

（1）完善术前各项检查，遵医嘱抽血查化验项目、备血，行抗生素过敏试验，做好健康教育。

（2）加强营养，给予高热量、高蛋白、高维生素的饮食，以提高机体抵抗力和术后组织的修复能力。

（3）皮肤准备：术前 10~12 小时按开颅常规剃头、洗头外还需备皮，从锁骨上部到耻骨联合，两侧至腋后线，包括同侧上臂上 1/3 和腋窝部，注意脐部清洁。

（4）密切观察患儿生命体征、神志、瞳孔变化，及早发现脑疝的形成，积极配合抢救。

（5）呕吐严重时补充各种营养，保证患儿每日入量，防止发生脱水、电解质失衡，必要时遵医嘱给予适量的止吐剂。

（6）出现癫痫发作时按癫痫护理常规护理（详见本章第十三节癫痫发作的护理）。

（7）手术前常规准备：洗澡、更衣、禁食水，佩戴腕带等。

（8）术晨留置套管针。

2. 术后注意事项

（1）密切观察患儿的神志、瞳孔、生命体征的变化及肢体活动的情况。

（2）严密观察头部和腹部伤口敷料有无液体外渗，保持敷料的清洁干燥并固定好。年幼患儿适当给予约束，防止抓挠敷料及伤口。

（3）注意体温>38.5℃以上应采取有效的降温措施，降低脑细胞的耗氧量及基础代谢，给予冰敷、冰枕、放置两侧颈部、双腋下及腹股沟。对降温患儿应观察面色、脉搏、呼吸及出汗情况，防止引起虚脱。30 分钟后复测体温。同时检测其他相关指标，如血常规等，以便早期发现感染的先兆。

（4）保持呼吸道通畅：及时清理口鼻分泌物，氧流量为2~4L/min，必要时给予雾化吸入，预防肺部感染。

（5）指导患儿合理卧位，不可按压分流管，以防止因引流不通畅导致颅内高压。

（6）指导患儿及家长头部皮肤的保护，预防皮肤压疮。

（7）术后禁食水期间遵医嘱给予补液，6小时后可给予喂奶，常规监测电解质变化，防止低钠血症的发生。

（8）观察患儿有无恶心、呕吐，腹部有无腹痛、腹胀、腹部包块、腹泻的情况，预防脑室腹腔分流管刺激腹膜引起腹泻，遵医嘱预防性使用双歧杆菌三联活菌，增加肠道有益菌群。

（9）经常更换体位，避免长时间压迫手术部位导致局部组织缺血、缺氧致皮肤抵抗力下降而发生坏死。

3. 康复指导及康复训练

（1）遵医嘱在患儿术后第2日小婴儿可抱起，年幼儿可以坐起，如未出现恶心、呕吐等颅压改变的症状，可同术前活动。

（2）如果术后第2日患儿因脑室腹腔分流管压力过高或过低，导致颅压改变，需继续卧床休息，给予平卧或侧卧位，待颅压稳定后方可进行活动。

【用药指导】

1. 抗生素

（1）目的：预防、控制感染。

（2）方法：遵医嘱静脉输液。

（3）不良反应：少数情况下发生过敏反应、毒性反应。

（4）注意事项：输液时如有不适，如胸闷，恶心，皮疹等，及时告知医护人员。

2. 降低颅内压药　甘露醇。

（1）目的：降低颅内压，防止脑疝。

（2）方法：遵医嘱静脉输液。

（3）不良反应

1）水和电解质紊乱。

2）口渴、一过性头晕、眩晕、视物模糊。

3）寒战、发热、排尿困难。

4）血栓性静脉炎，如外渗可致组织水肿、皮肤坏死。

5）过敏性皮疹、荨麻疹、呼吸困难、过敏性休克。

（4）注意事项

1）甘露醇遇冷易结晶，故应用前应仔细检查。

2）使用有过滤器的输液器输注，输液器单用。

3）药物在 0.5 小时之内输完。

4）使用 PICC 导管输注时前后要冲管。

5）已确诊为肾小管坏死的无尿患儿禁用；严重失水者禁用；颅内有活动性出血者禁用；急性肺水肿或严重肺淤血者禁用。

3. 抗癫痫和抗惊厥类药　如丙戊酸钠、苯巴比妥钠、卡马西平、苯妥英钠。

（1）目的：消除或减轻癫痫发作，预防抽搐发作。

（2）方法：口服、静脉。

（3）不良反应

1）偶有肝损害。

2）致畸胎危险。

3）消化道紊乱（恶心、胃痛）。

4）皮疹、皮炎。

5）其他非特异性症状：头晕、乏力、嗜睡、疲劳。

（4）注意事项

1）遵医嘱按时、按量服用，不能私自停药、换药、减量。

2）如有漏服，不能两次剂量同时服用，应按剂量顺延。

3）服药期间如临时加用其他药物应向医师咨询有无交互

作用。

4）服药时若出现不适，如出现皮疹、恶心、呕吐等应及时就诊。

5）定期复查血尿常规和肝肾功能，必要时查血药浓度。

4. 促进脑功能恢复药　如单唾液酸四己糖神经节苷脂钠。

（1）目的：脑代谢改善及促进中枢神经系统损伤的功能恢复。

（2）方法：静脉。

（3）不良反应：皮疹。

（4）注意事项

1）遵医嘱使用。

2）使用本品前，应仔细阅读药物说明书。

3）输液时，若出现皮疹，及时告知医师。

4）已证实对本品过敏者禁用。

5）遗传性糖脂代谢异常（神经节苷脂累积病，如：家族性黑蒙性痴呆、视网膜变性病）禁用。

【出院指导】

分流术后患儿的护理是一个长期的工作，而且非常关键，不仅关系到治疗效果和分流管使用寿命，还与很多合并症能否预防有关。

1. 注意休息，保持睡眠充足，增加抵抗力，适度活动，患儿日常活动不受影响，但最好避免跳舞、武术、球类竞技等剧烈活动。

2. 伤口应注意　伤口一般术后 10 日拆线，拆线后伤口可以不必包扎。需要保持伤口清洁干燥，避免汗水浸泡，术后一个月应避免水洗。如果伤口局部出现红肿、渗液、渗血、肿胀等情况应及时就医，少数患儿会出现皮下线头排异，如果发现有线头外露，需到当地外科处理，另外伤口要避免受压，分流管路径全程应避免摩擦和外伤，以避免分流管外露或断裂。平日不可让患儿用手去抓挠伤口，以防伤口感染。小婴儿应多翻身，避免压迫分流泵（头部伤口附近凸出的部位），如果皮肤破损感染，会导致脑炎，最终需拔管。

3. 很多脑积水患儿需要终生治疗，平时应注意：由于患儿脑发育与普通小儿不同，血脑屏障有缺陷，易患脑炎，如果在家出现感冒、咳嗽、发热等感染症状要及时处理，可早期使用抗生素（静滴或口服）做到早期控制，以避免炎症向颅内发展导致分流管堵塞、感染等情况发生。

4. 合理饮食，进食易消化的食物，多食蔬菜、水果，保持大便通畅，避免腹胀并及时治疗，便秘或有慢性肠梗阻病史的患儿，应吃易消化的饮食，长时间腹胀会导致脑脊液吸收障碍并造成分流管腹腔端包裹甚至肠穿孔。

5. 使用可调压管的患儿要远离磁场（如音箱、电喇叭、电动玩具等）。避免做核磁，因为磁场可导致分流管压力变化，患儿会出现头痛呕吐，平卧和饮水后可能好转，严重者颅内可出现积液或出血，如出现上述情况应及时就诊，并行CT检查、测量分流泵压力值。

6. 分流术后复查时间一般是术后3个月，以后根据医嘱可半年到1年复查1次，复查时请带好CT、MRI胶片和病历资料。

7. 出院后定时、定量按医嘱给患儿服药，不可擅自停药或加减药量。服用抗癫痫药的需注意：（常用抗癫痫药有丙戊酸钠、苯巴比妥、卡马西平、苯妥英钠等）。

（1）遵医嘱按时、按量服用，不能私自停药、换药、减量。

（2）如有漏服，不能两次剂量同时服用，应按剂量顺延。

（3）服药期间如临时加用其他药物应向医生咨询有无交互作用。

（4）服药时若出现不适，如出现皮疹、恶心、呕吐等应及时就诊。

（5）定期复查血尿常规和肝肾功能，必要时查血药浓度。

8. 分流管堵塞后患儿会出现头痛、呕吐、烦躁、拒食、哭闹、意识差、前囟饱满或前囟凸起、分流泵按不动或按下后不回弹，应立即到医院就诊并复查头颅 CT。

9. 出院后 1 个月不要洗头，尽量少去公共场所，防止交叉感染。

10. 怀抱患儿时注意周围环境，防止意外磕碰、撞击和硬性物体碰撞分流泵，以免引起分流泵管断裂。

11. 婴幼儿分流后随着身高增长，大约在 10 岁左右需要更换长的分流管。应每年复查，必要时查腹部 X 线片子确定腹腔内分流管的长度。

第二节　小儿鞘膜积液

【概述】

鞘膜积液（hydrocele）是由于某种因素，在睾丸下降时鞘状突的腹膜衍生来的鞘膜分泌和吸收功能失去平衡，如分泌过多或吸收过少，导致积液超过正常量而形成囊肿。

【临床表现】

一般无全身症状，多由家人发现一侧或两侧腹股沟或阴囊肿大，大小不一，增长较慢，不引起疼痛，积液量较多时可有阴囊坠胀感。女孩偶有鞘膜积液，称为 Nuck 囊肿，也称子宫圆韧带囊肿，主要表现为小阴唇的上部或腹股沟区扪及囊性肿块。

【检查指导】

1. 检查项目　尿常规、血常规、生化全项、凝血功能、感染筛查、X 线胸片、B 超检查。

2. 检查目的及注意事项

（1）血常规、生化全项、凝血功能、血型、感染筛查、尿常规的目的及注意事项详见"临床常见疾病健康教育手册——外科分册"总论部分。

（2）X线胸片

1）目的：可显示肺部阴影的位置、大小、形态，排除肺炎等上呼吸道疾病。

2）注意事项：检查时脱掉厚衣服，摘掉饰物（项链、手镯、耳环）。陪同者穿铅衣。

（3）B超检查

1）目的：可了解阴囊积液情况。

2）注意事项：无。

【围术期指导】

1. 术前准备及注意事项

（1）病情观察：观察患儿阴囊有无肿胀，腹股沟有无肿块。

（2）术前禁食水6~8小时。

（3）皮肤准备：清除手术区域毛发及污垢，清洁手术区皮肤。

（4）预防禁食水可能发生的电解质紊乱，术前给予静脉补液。

2. 术后注意事项

（1）体位：术后6小时可下床，手术当日以卧床休息为主。避免患儿哭闹及做跑、跳等剧烈运动。

（2）饮食：术后6小时可进普食，当日饮食宜清淡易消化。术后1日恢复正常饮食。

（3）伤口护理：保持伤口敷料清洁干燥，观察伤口有无渗血、渗液。勤换尿裤，防止大小便污染伤口，伤口敷料一旦污染或潮湿立即更换敷料。

【用药指导】

鞘膜积液为无菌手术，术前及术后无需应用抗生素。

【出院指导】

1. 术后 1 个月内避免剧烈运动。

2. 合理饮食，预防便秘。

3. 注意个人卫生，防止大小便污染伤口。

4. 定期随访。

第三节　小儿包茎

【概述】

包茎（phimosis）指包皮口狭窄或者包皮与阴茎头粘连，包皮不能向后翻开，不能露出尿道外口和阴茎头。

【临床表现】

1. 包皮口均小，直径约 0.1～0.3cm，不能上翻，经常发炎。

2. 排尿不畅或尿不尽，同时包皮内有鼓包出现。

3. 还可能伴有排尿困难、包皮或阴茎头溃疡或结石、包皮水肿等。

【检查指导】

1. 检查项目　血常规、生化全项、凝血功能、感染筛查、尿常规、X 线胸片。

2. 检查目的及注意事项

（1）血常规、生化全项、凝血功能、血型、感染筛查、尿常规的目的及注意事项详见"临床常见疾病健康教育手册——外科分册"总论部分。

（2）X 线胸片

1）目的：可显示肺部阴影的位置、大小、形态，排除肺炎等上呼吸道疾病。

2）注意事项：检查时脱掉厚衣服，摘掉饰物（项链、手镯、耳环）。陪同者穿铅衣。

【围术期指导】

1. 术前准备及注意事项

（1）局麻手术者：术前不需要禁食。全麻手术者：术前禁食水 6~8 小时。

（2）皮肤准备：剔除手术区域毛发，清洁手术区域皮肤。

（3）病情观察：如果包皮、龟头红肿或炎症严重时，先应用抗生素控制感染。术前每日用硼酸粉泡阴茎，每日 2 次，每次 20 分钟。

2. 术后注意事项

（1）局麻下行手术，患儿术后可自由活动，饮食正常。全麻术后 6 小时食易消化普食，第 2 日正常饮食。

（2）使用支被架支撑被子，防止摩擦引起出血。

（3）及时处理伤口疼痛，合理镇痛。

（4）观察伤口渗血、渗液情况。一旦发现活动性出血，立即给予无菌纱布局部压迫止血。同时密切观察龟头血运。压迫止血效果不明显者，可以加用少量血管收缩剂，例如肾上腺素，辅助压迫止血。

（5）保持会阴部清洁、干燥，防止大小便污染伤口。

（6）避免患儿剧烈活动、哭闹、用力排便，以免引起阴茎勃起，伤口出血。

【用药指导】

1. 抗生素

（1）目的：预防、控制感染。

（2）方法：术后遵医嘱口服抗生素 3 日。

（3）不良反应：少数情况下发生过敏反应、毒性反应。

（4）注意事项：如出现胸闷，恶心，皮疹等，及时告知医护人员。

2. 硼酸粉外用

（1）目的：清洁伤口，促进伤口愈合。

（2）方法：术后第 3 日开始遵医嘱硼酸泡阴茎。配制方法：硼酸粉 1 袋+200ml 温水。使用方法：每日 2 次，每次 20 分钟。

（3）不良反应：无。

（4）注意事项：外用泡阴茎，勿内服，接触硼酸后要洗净双手。

【出院指导】

1. 穿较为宽松的衣物，减少阴茎头的摩擦。

2. 使家长及患儿了解术后阴茎轻度红肿及有少量渗出液是正常的现象。

3. 如果有渗血或异常情况及时到医院就诊。

4. 术后抗生素连服 3 日，从术后第 3 日开始遵医嘱硼酸泡阴茎。配制方法：硼酸粉 1 袋+200ml 温水。使用方法：每日 2 次，每次 20 分钟。

第四节　小儿阑尾炎

【概述】

阑尾炎（appendicitis）是指阑尾腔梗阻和细菌入侵引起的一种小儿常见的急腹症，如果治疗不及时可并发腹膜炎，甚至死亡。

【临床表现】

1. 腹痛　为小儿急性阑尾炎的主要症状，开始是脐周和上腹部疼，后转移至右下腹部。痛为持续性，如为梗阻性阑尾炎则伴有阵发性剧烈绞痛，阑尾穿孔引起弥漫性腹膜炎后，则全腹有持续性疼痛。

2. 胃肠道症状　患儿可有食欲减退。于发病初期有恶心、呕吐。呕吐次数不多，病初为反射性呕吐，当阑尾穿孔形成弥漫性腹膜炎时则产生腹胀及频繁呕吐。患儿常有便秘，如并发腹膜炎或盆腔脓肿时，可有多次稀便。

3. 体温和脉搏 一般患儿早期体温略上升，随病情发展可以很快上升到38~39℃，甚至更高，年龄越小变化越快。脉搏的加快与体温成正比，中毒越严重，脉搏越快且弱。

4. 腹部体征 固定右下腹压痛、腹肌紧张、反跳痛，部分患儿可扪及腹部包块，结肠充气试验阳性，腰大肌刺激征和举腿试验阳性。

【检查指导】

1. 检查项目 血常规、生化全项、凝血功能、感染筛查、尿常规、X线胸片、B超检查、X线腹部平片、CT检查。

2. 检查目的及注意事项

（1）血常规、生化全项、凝血功能、血型、感染筛查、尿常规的目的及注意事项详见"临床常见疾病健康教育手册——外科分册"总论部分。

（2）B超检查

1）目的：B超下正常阑尾无影像显示，当阑尾炎时可见阑尾的直径有不同程度的增大，≥6mm则可以确定阑尾炎诊断。

2）注意事项：检查前禁食水。

（3）X线腹部平片

1）目的：阑尾有炎症时，平片示右下腹异常气体影，右腹壁线消失，腰大肌阴影模糊，腰椎向右侧弯曲等征。

2）注意事项：检查时脱掉厚衣服，取正确体位。陪同者穿铅衣。

（4）CT检查

1）目的：直接显示阑尾及周围软组织和炎症。

2）注意事项：检查前患儿禁食水。由于CT机属于放射线检查机器，所以有一定的放射线损伤，陪同者应注意防护。

【围术期指导】

1. 术前准备及注意事项

（1）心理护理：讲解手术的方式方法，术前术后的注意事项，减轻患儿及家属紧张程度。

（2）术前禁食水 6~8 小时。

（3）皮肤准备：剔除手术区域毛发，清洁手术区域皮肤。

（4）病情观察：监测患儿生命体征变化，高热者给予降温处理。观察患儿呕吐情况及大便情况，呕吐者防止误吸。观察患儿腹痛的部位、性质、程度，有无压痛、反跳痛、腹肌紧张等。

（5）术前留置套管针，行抗生素皮试，遵医嘱使用抗生素。合理补液，纠正脱水及电解质紊乱。

（6）禁用止痛剂，禁止灌肠。

2. 术后注意事项

（1）术后面罩吸氧，心电监护，监测患儿生命体征变化。

（2）全麻术后去枕平卧 6 小时，腰麻需去枕平卧 10~12 小时。全麻 6 小时后可取半卧位，以减轻伤口疼痛，有利于炎症局限。

（3）术后：轻症患儿术后当日禁食。术后 1 日进流质饮食，术后第 2 日进半流质饮食，术后 3~4 日过渡到普食。避免牛奶、豆制品等产气食物，以免引起腹胀。

（4）保持腹腔引流管通畅，防打折、弯曲、受压、脱出。妥善固定引流管。引流袋位置应低于引流管出口平面。

（5）观察伤口有无渗血、渗液，保持伤口敷料的清洁干燥。

（6）严密观察病情变化，发热者给予降温处理。降温过程中注意及时更换干净衣物。

（7）观察腹部体征，注意肠蠕动恢复情况。

（8）观察大便频次、形状，协助患儿进行生活护理。

（9）术后早期下床活动，防止发生肠粘连、肠梗阻。

（10）合理使用抗生素。

【用药指导】

1. 抗生素

（1）目的：预防、控制感染。

（2）方法：遵医嘱静脉输液。

（3）不良反应：少数情况下发生过敏反应、毒性反应。

（4）注意事项：输液时如有不适，如胸闷，恶心，皮疹等，及时告知医护人员。

2. 电解质溶液

（1）目的：补充热量和水分、电解质。

（2）方法：遵医嘱静脉输液。

（3）不良反应：输注过多、过快可引起水钠潴留、肺和组织水肿、血压升高、心率加快，甚至左心衰竭。

（4）注意事项：心、肾功能不全、高血压、肺水肿、腹水、尿量减少及颅内压增高的患儿慎用。输液时如有不适，如胸闷、心悸等，及时告知医护人员。

【出院指导】

1. 饮食　养成良好的饮食习惯，注意饮食卫生，不要暴饮暴食，少食多餐。禁止饮酒，忌食生、冷、辛辣食品。少食油炸及不易消化食物。

2. 活动　适当运动，避免饭后跑、跳、蹦等剧烈运动。

3. 加强锻炼，增强体质，预防各种疾病的发生，如积极预防上呼吸道感染、麻疹，急性扁桃体炎等。

4. 如出现呕吐、腹痛等症状及早就诊。

第五节　先天性直肠肛门闭锁

【概述】

先天性肛门闭锁症（anal atresia）又称锁肛、无肛门症，是消化道畸形最常见的疾病，占新生儿 1/1500～1/5000，男多于女。婴儿出生后即肛门、肛管、直肠下端闭锁，外观看不见肛门在何位置。

【临床表现】

1. 肛门异常　正常位置无肛门，皮肤凹陷。

2. 异常瘘口　直肠末端形成瘘管，位于不同位置。

3. 肠梗阻　无瘘者或直肠末端瘘口狭小，致排便困难，出生后即可出现腹胀，呕吐，瘘口较大者可暂无症状，数月后逐渐出现排便困难。

【检查指导】

1. 检查项目　血常规、生化全项、凝血功能、感染筛查、尿常规、X 线检查、钡灌肠、CT 或 MRI 检查。

2. 检查目的及注意事项

（1）血常规、生化全项、凝血功能、血型、感染筛查、尿常规的目的及注意事项详见"临床常见疾病健康教育手册——外科分册"总论部分。

（2）X 线检查

1）目的：可见直肠与肛门之间有一段距离，是最为传统和经典的诊断方法。

2）注意事项：检查时脱掉厚衣服，取正确体位。陪同者穿铅衣。

（3）钡灌肠

1）目的：从肛门插进 1 个肛管、灌入钡剂再通过 X 线检查，可显示直肠尿道瘘及直肠盲端位置。

2）注意事项：①造影前 2 日不要服含铁、碘、钠、铋、银等药物。②造影前 1 日不宜多吃纤维类和不易消化的食物。③造影前 1 日晚上，吃少渣饮食如豆浆、面条、稀饭等。④造影当日早晨禁食，包括开水、药品。⑤检查前排空大便，并做清洁洗肠，再去做钡灌肠。⑥有结肠活动性大出血暂不做钡灌肠检查。

（4）MRI 检查

1）目的：MRI 能多平面准确显示 ARM 闭锁水平、有无瘘管，清楚显示盆底 SMC 的发育情况及与远端直肠的关系、骶尾椎、骶髓等及泌尿生殖系统的发育异常，明确术后新直肠与 SMC 关系及两者之间有无异常组织等，是迄今为止能同时发现这些异常的唯一影像学检查方法。

2）注意事项：不配合者可给予 10% 水合氯醛检查前口服。

（5）CT 检查

1）目的：CT 扫描可清楚地显示耻骨直肠肌和外括约肌的解剖结构。

2）注意事项：检查时脱掉厚衣服，取正确体位。陪同者穿铅衣。

【围术期指导】

1. 术前准备及注意事项

（1）配合完成各项术前检查。

（2）术前准备，剔除手术区毛发，清洁手术区皮肤。

（3）病情观察及护理。

1）观察患儿生命体征、精神状态及反应。

2）保持患儿呼吸通畅，防止误吸，有高热、腹胀者给予低流量鼻导管吸氧 $0.5 \sim 1L/min$。

3）保暖：早产儿和低体重儿使用辐射台或暖箱保暖。

4）高热患儿给予物理降温。

5）观察患儿会阴部及肛门局部情况，有瘘口者应保持会阴部清洁干燥。

6）观察患儿腹胀程度及呕吐次数、性质、量及呕吐方式。

7）遵医嘱留置胃管，持续胃肠减压，观察引流液颜色、量、性状并记录。

8）准确记录出入量，入院后患儿应立即禁食水，静脉应用抗生素及补液治疗。

9）有瘘口者遵医嘱给予洗肠（洗肠方法同一穴肛）。

2. 术后注意事项

（1）病情观察及护理

1）持续心电监护，监测患儿血氧饱和度、心率、呼吸变化，定时测量生命体征，观察患儿意识情况，皮肤黏膜颜色及温度、四肢末梢循环等情况。

2）保持呼吸道通畅，及时清理患儿呼吸道分泌物，给予鼻导管吸氧 0.5~1L/min。痰液黏稠者应遵医嘱雾化吸入。

3）高热患儿做好物理降温。

4）禁食期间严格记录 24 小时出入量，遵医嘱复查生化，合理应用抗生素及补液，预防、纠正水电解质紊乱。

5）观察患儿腹部体征的变化，患儿腹胀有无缓解、肛门排便情况。

6）肠造瘘患儿做好造瘘口护理。

7）肛门成形术患儿术后肛门内应填塞凡士林纱布压迫止血，多于术后 24 小时内自行脱落，保持患儿肛门部清洁、干燥，便后及时用生理盐水棉球清洗肛周后外涂药膏，避免伤口被尿液、粪便污染。若患儿肛周皮肤发红、糜烂，清洁肛门后给予烤灯，烤灯后涂以复方氧化锌软膏等保护患儿皮肤。

（2）体位与活动

1）肛门成形术后患儿应取侧卧位或俯卧位休息，以充分暴露肛门。

2）肠造瘘术的患儿多取瘘口侧卧位休息。

3）加强患儿翻身，促进肠蠕动。

（3）管道护理

1）胃管：保持胃管通畅，妥善固定胃管，观察引流液的颜色、性质、量。通常 2~3 日肠蠕动恢复后遵医嘱拔除。已行肠切除、肠吻合的患儿通畅术后 5 日遵医嘱拔除胃管。

2）保留尿管：保持尿管通畅，妥善固定尿管，准确记录尿量。留置期间避免尿管脱落。通常 3~5 日拔除。

（4）并发症的观察及护理

1）伤口感染：主要由于大便刺激，污染伤口所致，患儿表现为高热、肛周红肿，有黄色脓性分泌物。按时给予肛门护理，及时清理粪便。

2）肛门狭窄：多与手术瘢痕，术后未有效扩肛有关。发生后应及时扩肛。

3）造瘘口坏死：观察造瘘口血液循环情况，肠黏膜有无颜色发暗、发紫、发黑现象等，如果发现异常应立即通知医生。

4）肠管脱出：与营养不良有关。一旦发生，应立即用无菌纱布包裹脱出肠管，通知医生急诊手术缝合、固定、回纳。

5）造瘘口狭窄：多与术后造口水肿，炎性反应未得到有效控制有关。术后 2 周开始，用手指或扩肛器扩张造瘘口，每周 2 次，每次 5~10 分钟，持续 3 个月。每次操作时指套或扩肛器应涂液状石蜡，沿肠腔方向逐渐深入，动作应轻柔，忌用暴力，以免损伤造瘘口或肠管。

（5）肛门成形术后禁食水，排气后遵医嘱人工喂养。奶量由少到多，喂奶间隔由长到短。

（6）肠造瘘术后肠蠕动恢复后遵医嘱人工喂养，循序渐进。

【用药指导】

1. 抗生素

（1）目的：预防、控制感染。

（2）方法：遵医嘱静脉输液。

（3）不良反应：少数情况下发生过敏反应、毒性反应。

（4）注意事项：输液时如有不适，如胸闷、恶心、皮疹等，及时告知医护人员。

2. 术前、术后禁食期间完全胃肠外营养支持（静脉高营养）

（1）目的：是通过静脉供给患儿所需的营养物质，使患儿在不能进食的情况下仍保持正氮平衡，维持良好的营养状态，有利于伤口愈合，降低死亡率。

（2）方法：遵医嘱静脉输液。

（3）不良反应：少数情况下发生过敏反应。

（4）注意事项：输液时如有不适，如胸闷、恶心、皮疹等，及时告知医护人员。

【出院指导】

1. 保持肛周清洁干燥，给予肛门护理。

2. 造瘘者培养家长造瘘口护理知识。

3. 加强营养，合理饮食，注意个人卫生，防止便秘和腹泻。

4. 培养、训练定时排便习惯。

5. 术后 14 日起，在医师或专业护士指导下开始扩肛，至术后 3 个月每日 1 次，30 分钟/次，3 个月后隔日 1 次，30 分钟/次，坚持半年左右。

6. 定期复查，如患儿出现腹胀、高热、大便恶臭等情况应及时复诊。

第六节　小儿隐睾

【概述】

隐睾（cryptorchidism）是指一侧或双侧睾丸未能按照正常发育过程从腰部腹膜后下降至同侧阴囊内，又称睾丸下降不全，是小儿最常见的男性生殖系统先天性疾病之一。

【临床表现】

隐睾可发生于单侧或双侧，以单侧较为多见。单侧隐睾者，右侧的发生率略高于左侧。但即使是双侧隐睾，仍有适量的雄激素产生，可维持男性第二性征的发育，也很少影响成年后的性行为。

一般无自觉症状。主要表现为患侧阴囊扁平，单侧者左、右侧阴囊不对称，双侧隐睾阴囊空虚、瘪陷。

【检查指导】

1. 检查项目　血常规、生化全项、凝血功能、感染筛查、尿常规、X 线胸片、B 超检查、CT 检查。

2. 检查目的及注意事项

（1）血常规、生化全项、凝血功能、血型、感染筛查、尿常规的目的及注意事项详见"临床常见疾病健康教育手册——外科分册"总论部分。

（2）X 线胸片

1）目的：可显示肺部阴影的位置、大小、形态，排除肺炎等上呼吸道疾病。

2）注意事项：检查时脱掉厚衣服，摘掉饰物（项链、手镯、耳环）。陪同者穿铅衣。

（3）B 超检查

1）目的：对不能扪及的隐睾行超声波检查。

2）注意事项：无。

（4）CT 检查

1）目的：对判断患侧有无睾丸及睾丸的位置的判断有一定的帮助。

2）注意事项：检查时脱掉厚衣服，陪同者穿铅衣。

【围术期指导】

1. 术前护理准备及注意事项

（1）皮肤准备：剔除手术区域毛发，清洁手术区域皮肤。注意保护患儿隐私。

（2）完善术前各项检查。

2. 术后注意事项

（1）术后 6 小时内给予心电监护，密切观察患儿生命体征变化。给予面罩吸氧 3~4L/min。

（2）术后 6 小时后给予易消化普食。进食前先喂少量水，不呛不吐再开始进食。

（3）伤口敷料清洁干燥，严密观察伤口有无渗血。由于局部炎症反应、渗血和组织渗出，阴囊可出现红肿或痛性的硬质包块，应向家长充分解释，减少顾虑。

（4）随时清理患儿大小便，防止伤口敷料被污染。伤口敷料潮湿或被污染时及时给予更换，防止切口感染。

（5）术后 6 小时即可下地活动，手术当日以卧床休息为主。剧烈活动易造成阴囊内渗出增加，指导患儿勿行跑、跳等剧烈运动。

【用药指导】

为无菌手术，无需用抗生素。

【出院指导】

1. 合理安排休息，保持伤口清洁干燥，术后 7~10 日阴囊伤口拆线。

2. 3 个月内避免剧烈活动。

3. 指导家长正确观察阴囊和睾丸发育情况，发现阴囊红肿加剧、阴囊内包块持续增大等不适时，应及时就诊。

第七节　新生儿脐窦

【概述】

脐窦（umbilical sinus）系卵黄管的肠端闭合而脐端未闭所形成的窦道。脐窦黏膜分泌少量无色无臭液体。

【临床表现】

在脐带脱落后，经常有黏液自脐部排出。窦道容易并发感染，此时分泌物为脓血性。脐部皮肤因经常受分泌物的刺激，可发生充血红肿或湿疹样变。如分泌物引流不畅，可形成脓肿。

【检查指导】

1. 检查项目 尿常规、血常规、生化全项、凝血功能、感染筛查、X 线胸片、脐部造影。

2. 检查目的及注意事项

（1）血常规、生化全项、凝血功能、血型、感染筛查、尿常规的目的及注意事项详见"临床常见疾病健康教育手册——外科分册"总论部分。

（2）X 线胸片

1）目的：可显示肺部阴影的位置、大小、形态，排除肺炎等上呼吸道疾病。

2）注意事项：检查时脱掉厚衣服，摘掉饰物（项链、手镯、耳环）。陪同者穿铅衣。

（3）脐部造影

1）目的：自脐部中央凹陷处插入细导管，自导管注入造影剂，可显示盲管的走向和长度，并可排除脐肠瘘和脐尿管瘘。

2）注意事项：动作轻柔，防止发生损伤。

【围术期指导】

1. 术前准备及注意事项

（1）术前遵医嘱使用抗生素。

（2）高热患儿给予降温处理。

（3）脐部冲洗：方法：配制 0.05% 的碘伏液 20ml，用细导管插入脐部中央凹陷处的窦道中冲洗窦道，将窦道中的脓性分泌物冲出。每日冲洗 3～4 次，直至脐周红肿减轻或缩小，分泌物减少或消失。冲洗时注意动作要轻柔，遇阻力不要用力冲洗。

（4）术前禁食水 6~8 小时。

（5）清洁手术区域皮肤，剔除手术区毛发。

（6）术前禁食期间给予静脉补液。

2. 术后注意事项

（1）术后去枕平卧位 6 小时。

（2）术后 6 小时后可母乳或配方奶喂养，喂奶时注意观察患儿有无呛咳、呕吐、腹胀等情况。若是奶后出现腹胀情况，及时通知医生，遵医嘱禁食补液。

（3）监测患儿生命体征，密切观察患儿病情变化。

（4）体温过高给予降温处理，遵医嘱给予降温药。

（5）观察伤口敷料有无渗血渗液，保持伤口敷料的清洁干燥，按时更换敷料。

（6）观察患儿有无腹胀、呕吐等情况，如有异常及时通知医生。

【用药指导】

1. 抗生素

（1）目的：预防、控制感染。

（2）方法：遵医嘱静脉输液。

（3）不良反应：少数情况下发生过敏反应、毒性反应。

（4）注意事项：输液时如有不适，如胸闷、恶心、皮疹等，及时告知医护人员。

2. 电解质溶液

（1）目的：补充热量和水分、电解质。

（2）方法：遵医嘱静脉输液。

（3）不良反应：输注过多、过快可引起水钠潴留、肺和组织水肿、血压升高、心率加快，甚至左心衰竭。

（4）注意事项：心、肾功能不全、高血压、肺水肿、腹水、尿量减少及颅内压增高的患儿慎用。输液时如有不适，如胸闷、心悸等，及时告知医护人员。

【出院指导】

1. 保持脐部清洁干燥，勤换尿裤，避免感染。

2. 观察患儿脐部情况，若有渗血渗液，红肿等及时就诊。

第八节　小儿肠梗阻

【概述】

肠梗阻（ileus）系指肠内容物在肠道中不能顺利通过和运行。当肠内容物通过受阻时，则可产生腹胀、腹痛、恶心呕吐及排便障碍等一系列症状，严重者可导致肠壁血供障碍，继而发生肠坏死，如不积极治疗，可导致死亡。肠梗阻是常见的急腹症之一。

【临床表现】

1. 腹痛　为阵发性绞痛。空肠或上段回肠梗阻，每 3～5 分钟发作 1 次，回肠末端或大肠梗阻，每 6～9 分钟发作 1 次，发作间歇期疼痛缓解，绞痛期间伴有肠鸣音亢进，肠鸣音呈高调，有时可闻气过水声。麻痹性肠梗阻可以无腹痛，高位小肠梗阻绞痛不严重，中段或低位肠梗阻则呈典型剧烈的绞痛，位于脐周或定位不确切。每次绞痛可持续数秒到数分钟。如果阵发性绞痛转为持续性腹痛，则应考虑已发展为绞窄性肠梗阻了。

2. 呕吐　梗阻以后，肠管的逆蠕动使患儿发生呕吐。呕吐物开始为胃内容物，以后为肠内容物。高位小肠梗阻绞痛不重，但呕吐频繁。中段或远端小肠梗阻，呕吐出现较晚，低位小肠梗阻呕吐物有时呈"粪便样"，是由于肠内容物的滞留、细菌的过度生长，分解肠内容物所致。

3. 腹胀　多发生在晚期，高位小肠梗阻不如低位者明显，结肠梗阻因回盲瓣存在，很少发生反流，梗阻常为闭襻性，故腹胀明显。绞窄性肠梗阻时，腹部呈不对称性膨胀，可以摸到膨大的肠襻。

4. 排气与排便停止　肠梗阻患儿，一般都停止由肛门排便与排气。但是肠系膜血管栓塞与肠套叠可以排出稀便或血性黏液。结肠肿瘤、憩室或胆石梗阻的患儿也常常有黑色大便。

【检查指导】

1. 检查项目　血常规、生化全项、凝血功能、感染筛查、尿常规、X线胸片、B超检查。

2. 检查目的及注意事项

（1）血常规、生化全项、凝血功能、血型、感染筛查、尿常规的目的及注意事项详见"临床常见疾病健康教育手册——外科分册"总论部分。

（2）X线胸片

1）目的：可见梗阻以上肠管积气、积液与肠管扩张。

2）注意事项：检查时脱掉厚衣服，摘掉饰物（项链、手镯、耳环）。陪同者穿铅衣。

（3）B超检查

1）目的：可见肠腔声像蠕动，可见液体滞留。

2）注意事项：检查前禁食水。

【围术期指导】

1. 术前准备及注意事项

（1）心理护理。

（2）术前禁食水。

（3）皮肤准备：剔除手术区域毛发，清洁手术区域皮肤。

（4）病情观察：监测患儿生命体征变化，高热者给予降温处理。观察患儿呕吐情况，防止误吸。观察患儿腹痛的部位、性质、程度。观察患儿有无感染中毒征象。

（5）术前留置套管针，行抗生素皮试，遵医嘱使用抗生素。合理补液，纠正脱水及电解质紊乱。

（6）禁用止痛剂，禁止灌肠。

2. 术后注意事项

（1）按照全麻术后护理常规护理，术后面罩吸氧，心电监护，监测患儿生命体征变化。

（2）全麻术后去枕平卧 6 小时，术后第 1 日可取半卧位，以减轻伤口疼痛，有利于炎症局限。

（3）保持胃肠减压通畅，观察胃液颜色、性质、量。

（4）禁食期间准确记录出入量。

（5）待肠功能恢复，拔除胃管后给予流质饮食，然后半流质饮食，逐渐过渡到普食。避免牛奶、豆制品等产气食物，以免引起腹胀。

（6）观察伤口有无渗血、渗液，保持伤口敷料的清洁干燥。

（7）严密观察病情变化，发热者给予降温处理。降温过程中注意及时更换干净衣物。

（8）观察腹部体征，注意肠蠕动恢复情况。

（9）术后早期下床活动，防止肠粘连的发生。

（10）合理使用抗生素，禁食期间给予完全胃肠外营养支持。

（11）留置中心静脉（PICC/CVC）输注高营养者，严格按照无菌操作原则给予中心静脉换药及护理。

【用药指导】

1. 抗生素

（1）目的：预防、控制感染。

（2）方法：遵医嘱静脉输液。

（3）不良反应：少数情况下发生过敏反应、毒性反应。

（4）注意事项：输液时如有不适，如胸闷、恶心、皮疹等，及时告知医护人员。

2. 术前、术后禁食期间完全胃肠外营养支持（静脉高营养）

（1）目的：是通过静脉供给患儿所需的营养物质，使患儿在不能进食的情况下仍保持正氮平衡，维持良好的营养状态，有利于伤口愈合，降低死亡率。

（2）方法：遵医嘱静脉输液。

（3）注意事项：输液时如有不适，如胸闷，恶心，皮疹等，及时告知医护人员。

（4）不良反应：少数情况下发生过敏反应。

【出院指导】

1. 给予患儿高营养高热量易消化的食物。

2. 患儿出现腹痛、呕吐、排气排便停止等症状及时就诊。

3. 术后早期活动，避免肠粘连。

第九节　一穴肛

【概述】

一穴肛为先天性泄殖腔分化不全，属一种罕见的仅见于女性的先天性肛门直肠畸形，即直肠、阴道、尿道共同开口在一个腔内，大、小便都由这个共同的开口排出，亦称泄殖腔畸形，易被误诊为先天性无肛。

【临床表现】

主要表现是出生后发现无正常肛门，只有"女阴部"，常被认为这就是患儿阴道。其实它并非真正意义上的阴道，而是一个集排尿、排便、生殖于一体的器官。

【检查指导】

1. 检查项目　血常规、生化全项、凝血功能、感染筛查、尿常规、钡灌肠、CT/MRI 检查。

2. 检查目的及注意事项

（1）血常规、生化全项、凝血功能、血型、感染筛查、尿常规的目的及注意事项详见"临床常见疾病健康教育手册——外科分册"总论部分。

（2）钡灌肠

1）目的：即从排泄口插进一个肛管、灌入钡剂再通过 X 线检查，显示直肠尿道瘘及直肠盲端位置。

2）注意事项：①造影前 2 日不要服含铁、碘、钠、铋、银等药物。②造影前 1 日不宜多吃纤维类和不易消化的食物。③造影前 1 日晚上，吃少渣饮食如豆浆、面条、稀饭等。④造影当日早晨禁食，包括开水、药品。⑤检查前排空大便，并做清洁洗肠，再去做钡灌肠。⑥有结肠活动性大出血暂不做钡灌肠检查。

（3）MRI 检查

1）目的：MRI 能多平面准确显示 ARM 闭锁水平、有无瘘管，清楚显示盆底 SMC 的发育情况及与远端直肠的关系、骶尾椎、骶髓等及泌尿生殖系统的发育异常，明确术后新直肠与 SMC 关系及两者之间有无异常组织等，是迄今为止能同时发现这些异常的唯一影像学检查方法。

2）注意事项：不配合者遵医嘱可给予 10% 水合氯醛口服。

（4）CT 检查

1）目的：CT 扫描可清楚地显示耻骨直肠肌和外括约肌的解剖结构。

2）注意事项：检查时脱掉厚衣服，取正确体位。陪同者穿铅衣。

【围术期指导】

1. 术前准备及注意事项

（1）给予高热量、高蛋白、高维生素、少渣易消化的食物，术前 3 日给予流质饮食。同时，应对电解质和酸碱平衡紊乱的患儿进行液体疗法，以纠正水电解质与酸碱平衡紊乱。术前 1 日开始禁食可饮水，术前 6 小时禁食水。禁食期间给予静脉营养支持。

（2）每日清洁洗肠 1~2 次，根据大便性状及大便常规检查遵医嘱给予甲硝唑保留灌肠。

洗肠方法：生理盐水 3000ml，水温 39~41℃，肛管插入深度为 20~30cm。选择型号适宜的肛管，置管时顺瘘口放入，切勿用力过度。若大便顺肛管流出，证明已放入直肠，可以开始洗肠。如果有尿液流出，或无液体流出并置管不畅，则考虑误入尿道或阴道，切勿灌洗。洗肠时注意：使用球式灌注器抽吸生理盐水，每次灌入量小于 50ml。灌入后按摩腹部并移动肛管把第一次灌入的盐水及大便放出后再开始洗下一次。反复灌洗后，直至沉积大便排出干净，腹部柔软，腹胀明显减轻方可。洗肠循序渐进，直至排出的洗肠水中无大便残渣。

（3）术前遵医嘱给予抗生素治疗及静脉补液。

（4）完善术前相关检查，完善患儿心、肝、肾、凝血功能及血常规、血型、人类免疫缺陷病毒（HIV）、电解质等常规检查，做好交叉配血、备血工作。

（5）术前晚、术日晨各洗肠 1 次，要求洗至排出液体清澈无大便。术前留置胃管。

（6）备好手术用物（尿管、自粘性弹力绷带、防压疮贴等）及手术带药。

2. 术后注意事项

（1）体位：麻醉未清醒的患儿，为避免呕吐物进入气管引起窒息，取去枕平卧位，头偏向一侧；麻醉清醒后取平卧位或侧卧位交替，平卧位时用软垫抬高臀部，避免切口受压和被大便或尿液污染。

（2）保持呼吸道通畅，及时清除口腔分泌物，必要时给予雾化、拍背、吸痰。

（3）持续心电监护，监测患儿血氧饱和度、心率、呼吸变化，观察患儿意识情况，皮肤黏膜颜色及温度、四肢末梢循环等情况，1 小时巡视记录 1 次至病情平稳。

（4）禁食水静脉抗炎补液，禁食期间静脉高营养支持。待肠蠕动恢复后，先尝试进食少量流质饮食，若无腹胀、呕吐等不良反应，可逐渐改为半流质饮食，并逐渐过渡到正常饮食。

（5）胃肠减压，并保证胃肠减压通常，观察并记录胃液的颜色、性质、量。

（6）高位一穴肛患儿一经确诊后均要进行一期造瘘术，造口术后密切观察造瘘口的颜色，有无水肿、回缩、出血、坏死等，及时给予造口护理。术后早期应根据患儿病情选择合适的造口袋，正确使用造口袋，以保护造口周围皮肤。

（7）行造口术后 6 个月后可行尿道、阴道、肛门成形术，就是二期手术，患儿二期手术术后会阴部放置尿道支架管、阴道纱条，保持尿道口及阴道口油纱条固定好，防止大便污染伤口。做好会阴护理。（会阴护理方法：配制 0.05% 的碘伏液 20ml，浸湿棉球后从上往下擦拭会阴部，禁忌上下来回擦拭，防止引起泌尿系统感染。

（8）保持尿管支架管通畅，准确记录尿液的颜色，性质及量。

（9）保持伤口引流管通畅，固定好。准确记录引流液的颜色，性质及量。

（10）准确记录出入量，合理进行补液。

（11）定时翻身，促进肠蠕动。

（12）保持腹部伤口敷料清洁干燥，观察伤口有无渗血渗液，及时通知医生换药。

（13）做好肛门护理，及时清洁肛周，随时清洁大便，防止肛周红肿，若出现红肿，糜烂应及时给予处理（同先天性无肛的护理）。

（14）术后禁食期间完全胃肠外营养，饮食注意高营养高热量易消化的饮食。

（15）尿管支架管 10～14 日拔除，阴道纱条 14 日后取出。

（16）术后两周左右根据患儿情况遵医嘱开始扩阴道、扩肛。（扩肛同先天无肛患儿扩肛）

（17）术后第 2 日即可开始肛门功能锻炼。①手指捏肛法：适用于无法配合的婴儿，即用大拇指和食指同时有节奏的捏挤肛门周围，刺激肛周皮肤，使其引起缩肛，每次 10～20 个动作，每日 3 次。②生物反馈疗法：适宜于能听懂并配合指导，能自主收缩肛门括约肌和臀大肌的患儿。每次连续做 30 次缩肛运动，每日 2 次，每日记录排便次数和程度。

【用药指导】

1. 抗生素

（1）目的：预防、控制感染。

（2）方法：遵医嘱静脉输液。

（3）不良反应：少数情况下发生过敏反应、毒性反应。

（4）注意事项：输液时如有不适，如胸闷，恶心，皮疹等，及时告知医护人员。

2. 术前、术后禁食期间完全胃肠外营养支持（静脉高营养）

（1）目的：是通过静脉供给患儿所需的营养物质，使患儿在不能进食的情况下仍保持正氮平衡，维持良好的营养状态，有利于伤口愈合，降低死亡率。

（2）方法：遵医嘱静脉输液。

（3）注意事项：输液时如有不适，如胸闷，恶心，皮疹等，及时告知医护人员。

（4）不良反应：少数情况下发生过敏反应。

【出院指导】

1. 告知家长给予患儿高营养高热量易消化的食物。

2. 教会家长扩肛，指导家长于术后 2 周开始持续性扩肛，每日 1 次，每次 2~3 分钟，持续 3~6 个月。告知家长每日坚持扩肛的重要性及注意事项，以确保手术治疗的效果。

（1）扩肛时动作要轻柔，不能来回进出，以防捅破肠吻合口或肠管。

（2）术后 1 个月、3 个月、半年、1 年均应来院复查，如发现大便异常、排便困难等情况应及时来院就诊。根据情况更改扩肛器型号。

（3）发现异常情况应及时就诊。

第十节　脊髓脊膜膨出

【概述】

脊髓脊膜膨出（myelomeningocele，MMC）是一种先天性神经系统发育畸形，由于先天性椎板发育不全，同时存在脊髓、脊膜通过椎板缺损处向椎管外膨出。全球发病率约 0.05%~0.1%，是新生儿致残和致死重要原因之一，我国为高发区，发病率大约 0.1%~1.0%。

【临床表现】

1. 局部包块　患儿出生时，背部中线，颈、胸或腰骶部可见一囊性肿物。从如"枣"大小至巨大不等。包块呈圆形或椭圆形，多数基底较宽，少数为带状。表面皮肤正常，也有时为瘢痕样，而且菲薄。曾发生破溃者，表面呈肉芽状或有感染。已破溃者，包块表面有脑脊液流出。婴儿哭闹时包块增大，压迫包块则前囟门膨隆。显示膨出包块与蛛网膜下腔相通。包块透光试验，单纯的脊膜膨出，透光程度高，而内含脊髓与神经根者，有时可见包块内有阴影。此类脊膜膨出与脊髓脊膜膨出合并脂肪瘤者，其外表为脂肪包块，其深面为脊膜膨出囊。

2. 神经损害症状　单纯的脊膜膨出，可以无神经系统症状。脊髓脊膜膨出并有脊髓末端发育畸形、变性，形成脊髓空洞者，症状多较严重，有不同程度的双下肢瘫痪及大小便失禁。腰骶部病变引起的严重神经损害症状，远远多于颈、胸部病变。脊髓脊膜膨出本身构成脊髓栓系，随年龄、身长增长，脊髓栓系综合征也更加重。脊髓外露通常都表现严重神经症状，并且也决定于脊髓畸形的程度。

3. 其他症状　少数脊膜膨出向胸腔、腹腔、盆腔内伸长，出现包块及压迫内脏的症状。一部分脊膜膨出患儿合并脑积水和其他畸形，出现相应症状。

【检查指导】

1. 检查项目　血常规、生化全项、凝血功能、感染筛查、尿常规、MRI 检查。

2. 检查目的及注意事项

（1）血常规、生化全项、凝血功能、血型、感染筛查、尿常规的目的及注意事项详见"临床常见疾病健康教育手册——外科分册"总论部分。

（2）MRI 检查

1）检查目的：明确椎板缺损的部位、膨出物的种类、与椎管内外结构的关系、有无脊髓低位、脊髓栓系、合并脑积水以及其他占位，如脂肪瘤、皮样囊肿等。

2）检查前准备及注意事项：①检查前一日洗头，勿擦头油等护发品。②发热的患儿：体温需降至 37.5℃ 以下，以防止检查过程中出现灼伤。③对不能配合的（年龄小于 10 岁）患儿：检查前 8 小时内剥夺睡眠，遵医嘱按每公斤体重给予10% 水合氯醛检查前口服，药物的具体服用时间由 MRI 检查医师告知。

3）检查时配合及注意事项：①去除身上的金属物品，如头饰、耳环、项链、手链、手表、别针等，不要穿戴有金属饰物的衣服，因为这些物品在扫描时会造成金属伪影，会影响图像质量。②确保患儿头部稳定，不晃动。必要时给予约束带约束。③确保患儿除照射部位以外的部位有铅衣保护，防止辐射影响患儿的生长发育。

4）检查后注意事项：①告知患儿多饮水。②密切观察患儿的神志、呼吸，避免因服用10%水合氯醛影响对患儿神志的判断。

【围术期指导】

1. 术前准备及注意事项

（1）完善术前各项检查，遵医嘱抽血查化验项目、备血，行抗生素过敏试验，做好健康教育。

（2）防止肿物受压，治疗翻身时避免拖、拉、拽等动作，避免摩擦，防止皮肤破溃。

（3）保持床单位的干净、整洁、干燥、无渣屑，患儿排尿、排便后及时清理，做好肛周护理，发现衣服、床单潮湿后及时更换。

（4）尽量侧卧或俯卧，俯卧位时头偏向一侧，保持呼吸道通畅，并注意呼吸的变化。在给患儿喂奶时，应将患儿抱起或头偏向一侧，以免发生误吸。

（5）皮肤准备：术前3日，每日清洗患处皮肤，避免大小便污染，术前1日备皮，剃去包块及包块外15cm周围皮肤的毛发，动作要轻柔，注意不要损伤皮肤。

（6）合并脑积水的患儿密切观察患儿生命体征、神志、瞳孔变化及有无恶心、呕吐等颅内压增高的表现，及时通知医师给予相应的处理。

（7）患处皮肤有溃疡和（或）合并感染者，局部加强换药，待感染控制后再手术。

（8）手术前常规准备：洗澡、更衣、禁食水，佩戴腕带等。

（9）术晨留置套管针。

2. 术后注意事项

（1）密切观察患儿的意识、瞳孔、生命体征的变化及肢体活动、语言的情况，有无恶心、呕吐等颅内压增高的表现。

（2）密切观察伤口敷料有无液体外渗，保持敷料的清洁干燥并固定好。年幼患儿适当给予约束双上肢，防止抓挠敷料及伤口。

（3）术后体温不宜过高，可给予物理降温，必要时给予药物降温，0.5小时后复测体温，遵医嘱监测血常规、白细胞计数。

（4）保持呼吸道通畅：及时清理呼吸道分泌物，氧流量为2~4L/min，必要时给予雾化吸入，预防呼吸道感染。

（5）继续保持俯卧位5~7日，头偏向一侧，局部可用沙袋加压，减少发生脑脊液漏的可能，以利伤口愈合。

（6）避免大小便污染伤口，必须保持切口清洁、干燥，合理应用抗生素预防感染，发现污染，及时换药。

（7）术后留置尿管的患儿，每日做尿管护理2次，及时更换尿袋，防止泌尿系感染。

（8）术后禁食、水期间遵医嘱给予营养物质，6小时后可给予流食，逐渐过渡到普食，提供高蛋白、高维生素食物，提高机体抵抗力。

（9）采取俯卧位和侧卧位交替更换。注意皮肤的保护，防止压疮的发生。

（10）避免长时间压迫手术部位导致局部组织缺血、缺氧致皮肤抵抗力下降而发生坏死。

（11）预防术后并发症，加强巡视，及时发现问题并告知医师做相应的处理。

3. 康复指导及康复训练

（1）有下肢瘫痪者，术后第2日始给予被动肌肉按摩。

（2）主动或被动做下肢运动，活动关节，并逐步增加活动量，须持续进行。

（3）术后绝对卧床 2 周后可辅助患儿行走，只牵拉，勿拖行。

【用药指导】

1. 抗生素

（1）目的：预防、控制感染。

（2）方法：遵医嘱静脉输液。

（3）不良反应：少数情况下发生过敏反应；毒性反应。

（4）注意事项：输液时如有不适，如胸闷，恶心，皮疹等，及时告知医护人员。

2. 抗癫痫和抗惊厥类药　如丙戊酸钠；苯巴比妥钠；卡马西平；苯妥英钠。

（1）目的：消除或减轻癫痫发作，预防抽搐发作。

（2）方法：口服、静脉。

（3）不良反应

1）偶有肝损害。

2）致畸胎危险。

3）消化道紊乱（恶心、胃痛、呕吐等）。

4）皮疹、皮炎。

5）其他非特异性症状：头晕、乏力、嗜睡、疲劳。

（4）注意事项

1）遵医嘱按时、按量服用，不能私自停药、换药、减量。

2）如有漏服，不能两次剂量同时服用，应按剂量顺延。

3）服药期间如临时加用其他药物应向医生咨询有无交互作用。

4）服药时若出现不适，如出现皮疹、恶心、呕吐等应及时就诊。

5）定期复查血尿常规和肝肾功能，必要时查血药浓度。

3. 促进脑功能恢复药　如单唾液酸四己糖神经节苷脂钠。

（1）目的：脑代谢改善及促进中枢神经系统损伤的功能恢复。

（2）方法：静脉。

（3）不良反应：皮疹。

（4）注意事项

1）遵医嘱使用。

2）使用本品前，应仔细阅读药物说明书。

3）输液时，若出现皮疹，及时告知医师。

4）已证实对本品过敏者禁用。

5）遗传性糖脂代谢异常（神经节苷脂累积病，如：家族性黑蒙性痴呆、视网膜变性病）禁用。

【出院指导】

1. 嘱家属保持患儿伤口清洁、干燥，拆线后伤口避水 1 个月。

2. 注意休息，保持睡眠充足，适度活动，增加抵抗力。

3. 术后复查时间一般是术后 3 个月，以后根据医嘱可半年到 1 年复查 1 次，复查时请带好 CT、MRI 胶片和病历资料。

4. 循序渐进地进行功能锻炼，如出现头痛、恶心、呕吐、肢体活动障碍、二便失禁等症状，及时到医院就诊。

5. 尽量少去公共场所，防止交叉感染。

6. 合理饮食，进食易消化的食物，多食蔬菜、水果、保持大便通畅。

7. 避免剧烈活动，可进行适当的体育锻炼，以利于身体尽快康复。

8. 出院后定时、定量按医嘱给患儿服药，不可擅自停药或加减药量。服用抗癫痫药的需注意：（常用抗癫痫药有苯妥英钠、苯巴比妥、卡马西平、丙戊酸钠等)。

(1) 遵医嘱按时、按量服用，不能私自停药、换药、减量。

(2) 如有漏服，不能两次剂量同时服用，应按剂量顺延。

(3) 服药期间如临时加用其他药物应向医生咨询有无交互作用。

(4) 服药时若出现不适，如出现皮疹、恶心、呕吐等应及时就诊。

(5) 定期复查血尿常规和肝肾功能，必要时查血药浓度。

第十一节　颅咽管瘤

【概述】

颅咽管瘤 (craniopharyngioma) 是从胚胎期颅咽管的残余组织发生的良性先天性肿瘤，又称鞍上囊肿，垂体管瘤和釉质细胞瘤。颅咽管瘤大部分位于鞍上，其中大多数突入第三脑室，极少数可局限于鞍内，其发病有明显的区域发病特点，以亚洲为高发区，在儿童期其占鞍区肿瘤的 54% 左右，发病高峰年龄为 5~10 岁，是儿童 (15 岁以下) 最常见的非胶质细胞性肿瘤。男性多于女性，男女比例约 1.4 : 1。

【临床表现】

1. 颅内压增高症状　颅内压增高症状主要表现为头痛，是儿童颅咽管瘤的主要症状，发病率约 70%~80%，病程从数周到数年不等。其他颅内压增高的症状有恶心和 (或) 呕吐。对于囟门未闭合的患儿，可有囟门张力高的表现，也可引起视乳头水肿以及一侧或双侧展神经麻痹，晚期可出现嗜睡乃至昏迷。

2. 内分泌功能紊乱　约 60%~90% 的患儿有内分泌功能低下的表现，主要的临床表现有：身材矮小、多饮多尿、肥胖、甲状腺功能低下、第二性征发育迟缓（男孩尤为突出）等。对于年龄较大的患儿，身高发育低于正常儿童，是导致患儿就医的主要原因。

3. 视觉障碍 视力和视野障碍表现有：双颞侧偏盲、视力下降、甚至失明、复视。

4. 其他表现 偏瘫、眼外肌麻痹、共济失调、眼震、精神症状、嗅觉丧失等。

【检查指导】

1. 检查项目 血常规、生化全项、凝血功能、血型、感染筛查、尿常规、CT/MRI 检查。

2. 检查目的及注意事项

（1）血常规、生化全项、凝血功能、血型、感染筛查、尿常规的目的及注意事项详见"临床常见疾病健康教育手册——外科分册"总论部分。

（2）CT 检查

1）检查目的：判定肿瘤的囊变和钙化，此两个特点是诊断颅咽管瘤的关键点。CT 扫描有助于对实性肿瘤和囊性肿瘤进行分类。

2）检查准备及注意事项：做 CT 平扫的患儿无特殊准备要求，检查时摘下帽子，取正确体位。陪同者穿铅衣。

（3）MRI 检查

1）检查目的：MRI 可以很好的显示肿瘤与周围组织的关系。MRI 的矢状位像明确前交通动脉，依次确定视交叉的位置，对手术入路的选择有指导意义。

2）检查前准备及注意事项：①检查前一日洗头，勿擦头油等护发品。②发热的患儿：体温需降至 37.5℃ 以下，以防止检查过程中出现灼伤。③对不能配合的（年龄小于 10 岁）患儿：检查前 8 小时内剥夺睡眠，遵医嘱按每公斤体重给予 10%水合氯醛检查前口服，药物的具体服用时间由 MRI 检查医师告知。

3）检查时配合及注意事项：①去除身上的金属物品，如头饰、耳环、项链、手链、手表、别针等，不要穿戴有金属饰物的衣服，因为这些物品在扫描时会造成金属伪影，会影响图像质量。②确保患儿头部稳定，不晃动。必要时给予约束带约束。③确保患儿除照射部位以外的部位有铅衣保护，防止辐射影响患儿的生长发育。

4）检查后注意事项：①告知患儿多饮水。②密切观察患儿的神志、呼吸，避免因服用 10% 水合氯醛影响对患儿神志的判断。

【围术期指导】

1. 术前准备及注意事项

（1）完善术前各项检查：血常规、尿常规、生化全项、凝血功能、血型、感染筛查、心电图、胸片等，完善内分泌检查，必须详细检查垂体和视力功能。

（2）加强营养，给予高热量、高蛋白、高维生素的饮食，以提高机体抵抗力和术后组织的修复能力。

（3）皮肤准备：术前一日按开颅常规备皮，清洁头部皮肤。

（4）按时监测患儿神志、瞳孔、生命体征的变化，观察患儿头痛程度、精神状况、视力视野等情况，有无恶心、呕吐等，准备好急救物品、药品。

（5）观察患儿血生化、尿比重等化验指标，重点注意血清钠数值的变化，每日记录患儿 24 小时出入量，注意观察单位时间内尿量、尿色，当患儿出现多饮多尿、疲乏无力、意识模糊等症状时，注意是否发生电解质平衡紊乱，遵医嘱给予补充各种电解质及液体。

（6）病房内布局合理有序，地面清洁、干燥、无水迹，指导患儿穿着防滑拖鞋，走路慢，入睡时病房加床档，防止坠床。

（7）心理护理：缓解患儿因病程长、发育障碍、视力障碍等原因引起的焦虑状态，加强沟通与交流，及时满足患儿的基本生活需求，保证患儿情绪稳定。

（8）手术前常规准备：皮试、备血、洗澡、更衣、术前8小时禁食水、佩戴腕带等。

（9）术晨留置静脉留置针。

2. 术后注意事项

（1）了解麻醉和手术方式、术中情况、切口和引流情况。

（2）严密观察患儿神志、瞳孔、语言、肢体活动情况，给予持续心电监护、低流量吸氧、血压监测，每2小时监测体温、心率、呼吸、血压、血氧饱和度，并记录。

（3）准确记录24小时出入量，严密观察尿量及尿液的颜色，当尿量1小时大于200ml，颜色浅白时立即报告医生，因此时有可能发生尿崩症。

（4）术后常规查血常规及电解质变化，并监测血电解质变化，维持术后电解质的平衡。当患儿出现低钠或低钾症状时，应指导进食咸蛋、榨菜等含钠高的食物或香蕉、土豆等含钾丰富的食物；如高钠或高钾时，需每日限制食盐的摄入，多饮温水，进食鸡蛋、苹果等含钾低的食物。

（5）癫痫发作的患儿，要确定无低钠血症后才可使用抗癫痫药，手术当日不能口服时，应静脉或肌内注射抗癫痫药。

（6）及时送检患儿的血生化、尿液标本并根据血生化的化验指标，及时纠正低钠血症/高钠血症，高钠可诱发昏迷，遵医嘱给予患儿口服或鼻饲白开水。低钠可诱发癫痫，遵医嘱按时补钠。

（7）输液管路保持通畅，留置针妥善固定并注意留置时间，注意观察穿刺部位皮肤有无红肿。

（8）随时观察患儿的皮肤弹性、及早发现脱水指征。

（9）禁止摄入含糖高的食物，以免使血糖升高，产生渗透性利尿，使尿量增加。尿量增多期间进食含钾高的食物，如荞麦、玉米、大豆、菠菜、油菜、香蕉、芹菜等。要加强营养，促进切口愈合。

（10）保持伤口敷料清洁干燥并妥善固定，观察有无渗血渗液，切口周围皮肤有无红肿热痛现象。

（11）体温高热患儿尽量使用物理降温，遵医嘱给予药物降温。

（12）并发尿崩症者必要时遵医嘱给予醋酸去氨加压素口服，并观察用药后的效果。

（13）遵医嘱及时准确给予激素治疗并注意用药后反应。

（14）动态观察脑室引流液的情况，总结单位时间内引流量，评价引流量的颜色、性质，观察引流管是否通畅，防止打折、扭曲、受压、管路滑脱。搬动患儿时，先夹闭引流管再搬动，防止引流液逆流。

（15）短期内不能下地的患儿，预防深静脉血栓形成，需要睡气垫床和穿弹力袜，并使用气血循环泵，每日一次。

（16）有尿管的患儿，进行尿管护理每日2次，一般清醒患儿术后第1日可拔除尿管，拔管后注意观察患儿自行排尿情况。

【用药指导】

1. 抗生素

（1）目的：预防、控制感染。

（2）方法：遵医嘱静脉输液。

（3）不良反应：少数情况下发生过敏反应；毒性反应。

（4）注意事项：输液时如有不适，如胸闷、恶心、皮疹等，及时告知医护人员。

2. 激素类

（1）目的：抗炎、抗过敏、减轻脑水肿、增强应激反应。

（2）方法：遵医嘱静脉入壶。

（3）不良反应

1）长期使用可引起心源性库欣综合征、创口愈合不良、痤疮、月经紊乱、骨或股骨头缺血性坏死、骨质疏松及骨折、低血钾综合征、胃肠道刺激、消化性溃疡或穿孔等。

2）物质代谢和水盐代谢紊乱。

3）诱发和加重感染，以真菌、结核菌、葡萄球菌、变形杆菌、铜绿假单胞菌和各种疱疹病毒为主。

（4）注意事项

1）遵医嘱给药。

2）急性细菌性或病毒性感染患儿慎用。

3）停药前逐渐减量。

4）有过敏史患儿禁用。

5）高血压、糖尿病、青光眼、肾功能异常、精神病、电解质代谢异常慎用。

6）小儿使用需十分慎重，并观察颅内压的变化。

3. 抗癫痫和抗惊厥类药 如丙戊酸钠、苯巴比妥钠、卡马西平、苯妥英钠。

（1）目的：消除或减轻癫痫发作，预防抽搐发作。

（2）方法：口服、静脉。

（3）不良反应

1）偶有肝损害。

2）致畸胎危险。

3）消化道紊乱（恶心、胃痛）。

4）皮疹、皮炎。

5）其他非特异性症状：头晕、乏力、嗜睡、疲劳。

（4）注意事项

1）遵医嘱按时、按量服用，不能私自停药、换药、减量。

2）如有漏服，不能两次剂量同时服用，应按剂量顺延。

3）服药期间如临时加用其他药物应向医生咨询有无交互作用。

4）服药时若出现不适，如出现皮疹、恶心、呕吐等应及时就诊。

5）定期复查血尿常规和肝肾功能，必要时查血药浓度。

4. 促进脑功能恢复药　如单唾液酸四己糖神经节苷脂钠。

（1）目的：脑代谢改善及促进中枢神经系统损伤的功能恢复。

（2）方法：静脉。

（3）不良反应：皮疹。

（4）注意事项

1）遵医嘱使用。

2）使用本品前，应仔细阅读药物说明书。

3）输液时，若出现皮疹，及时告知医师。

4）已证实对本品过敏者禁用。

5）遗传性糖脂代谢异常（神经节苷脂累积病，如：家族性黑蒙性痴呆、视网膜变性病）禁用。

5. 止血药

（1）目的：加速血液凝固或降低毛细血管通透性，止血。

（2）方法：静脉。

（3）注意事项：输液时，若出现不适，如心悸，出汗，恶心，腹痛等，及时告知医护人员。

（4）不良反应：可能出现面色苍白、心悸、出汗、恶心、腹痛、呼吸困难等不良反应。

6. 消化系统药　如奥美拉唑。

（1）目的：预防应激性溃疡和出血。

（2）方法：静脉。

（3）注意事项

1）对本品过敏者禁用。

2）肝肾功能不全者慎用。

3）不良反应：头痛、腹泻、恶心、呕吐、便秘、腹痛、腹胀、头晕、嗜睡、乏力、皮疹、瘙痒、荨麻疹等。

（4）遵医嘱给药，注意药物配伍禁忌。

【出院指导】

1. 注意休息，保证睡眠充足，根据身体恢复情况，劳逸结合，适度活动，增加机体抵抗力。

2. 保持伤口清洁干燥，术后 1 个月应避免水洗。如果伤口局部出现红肿、渗液、渗血、肿胀等情况应及时就医。

3. 如果患儿视力、视野无明显好转，在活动时应注意安全，外出时应有家人陪同。

4. 手术累及下丘脑，可出现尿崩，记录 24 小时出入量。

5. 注意加强营养，增进机体免疫力，促进机体早日康复，多食高蛋白、高营养、易消化的食物，如牛奶、鸡蛋、鱼、瘦肉等，避免辛辣刺激干硬食物，多食水果、蔬菜，保持大便通畅，避免排便时多度用力。每日饮水量保持正常，少饮咖啡、浓茶、碳酸饮料等。

6. 术后复查时间一般是术后 3 个月，以后根据医嘱可半年到 1 年复查 1 次，复查时请带好 CT、MRI 胶片和病历资料。

7. 出院后定时、定量按医嘱给患儿服药，不可擅自停药或加减药量。

（1）遵医嘱按时、按量服用，不能私自停药、换药、减量。

（2）如有漏服，不能两次剂量同时服用，应按剂量顺延。

（3）服药期间如临时加用其他药物应向医生咨询有无交互作用。

（4）服药时若出现不适，如出现皮疹、恶心、呕吐等应及时就诊。

（5）定期复查血尿常规和肝肾功能。

8. 出院后尽量少去公共场所，防止交叉感染。出院后随时观察全身状况，如出现原有症状加重或头痛、呕吐、抽搐等异常情况，应及时就诊。

9. 鼓励患儿尽快适应社会及身体器官功能和外观的改变，学会自我照顾，在身体条件允许的情况下最大程度的恢复生活和劳动能力，提高生活质量。

第十二节　下丘脑错构瘤

【概述】

下丘脑错构瘤（hypothalamic hamartoma）是一种罕见的脑组织先天性发育异常，又称为灰结节错构瘤，起源于乳头体或灰结节，亦可起源于垂体柄，是一种中线神经管闭合不全综合征，由正常脑组织所形成的异位肿块，本身不具有生长性，生后多年乃至终生体积不变。常见于婴幼儿及儿童，发病率约为百万分之一。

【临床表现】

1. 性早熟　是婴幼儿中枢性性早熟的最常见原因，发病年龄较早，多数在新生儿期男孩外生殖器大或女孩有阴道出血。

2. 痴笑性癫痫　以发笑为主要发作形式的一种单纯性部分发作。表现为发作性傻笑，持续数秒或数十秒而突然停止，发作时无神志丧失，每日可发作数十次，无任何诱因，随病情的发展，可逐渐出现其他类型的癫痫。

3. 其他类型癫痫　如复杂部分性发作、强直阵挛发作、跌倒发作、失神发作等。

4. 行为异常、智力障碍等　脾气暴躁、攻击性行为、伤人毁物等。

5. 无症状。

6. 合并畸形或其他疾病　合并蛛网膜囊肿、大脑发育不全等。

【检查指导】

1. 检查项目　血常规、生化全项、凝血功能、血型、感染筛查、尿常规、MRI 检查。

2. 检查目的及注意事项

（1）血常规、生化全项、凝血功能、血型、感染筛查、尿常规的目的及注意事项详见"临床常见疾病健康教育手册——外科分册"总论部分。

（2）MRI 检查

1）检查目的：可准确提供肿物形态和与垂体柄及周围结构的关系。

2）检查前准备及注意事项：①检查前一日洗头，勿擦头油等护发品。②发热的患儿：体温需降至 37.5℃以下，以防止检查过程中出现灼伤。③对不能配合的（年龄小于 10 岁）患儿：检查前 8 小时内剥夺睡眠，遵医嘱按每公斤体重给予 10%水合氯醛检查前口服，药物的具体服用时间由 MRI 检查医师告知。

3）检查时配合及注意事项：①去除身上的金属物品，如头饰、耳环、项链、手链、手表、别针等，不要穿戴有金属饰物的衣服，因为这些物品在扫描时会造成金属伪影，会影响图像质量。②确保患儿头部稳定，不晃动。必要时给予约束带约束。③确保患儿除照射部位以外的部位有铅衣保护，防止辐射影响患儿的生长发育。

4）检查后注意事项：①告知患儿多饮水。②密切观察患儿的神志、呼吸，避免因服用 10%水合氯醛影响对患儿神志的判断。

【围术期指导】

1. 术前准备及注意事项

（1）完善术前各项检查：血常规、尿常规、生化全项、凝血功能、血型、感染筛查、心电图、胸片等，完善内分泌检查。

（2）按照医嘱准时、准量地给予抗癫痫药物。

（3）术前注意增加营养，补充蛋白质、维生素，增强体质，多食蔬菜、水果，预防便秘，注意增减衣服，预防感冒。

（4）手术前给予备皮、备血以及抗生素皮试及术中用药的准备。

（5）术前向家属讲明保持管路通畅、防止拔管的重要性，术后需要保护性约束，以取得家属理解和配合。

（6）病房内布局合理有序，地面清洁、干燥、无水迹，指导患儿穿着防滑拖鞋，走路慢，入睡时病房加床档，防止坠床。

（7）心理护理：缓解患儿因病程长、发育障碍等原因引起的焦虑状态，加强沟通与交流，及时满足患儿的基本生活需求，保证患儿情绪稳定。

（8）安全指导：叮嘱患儿家长不要带患儿外出离开病房。

（9）手术前常规准备：洗澡、更衣、术前 6~8 小时禁食水、佩戴腕带等。

（10）术晨留置静脉留置针。

2. 术后注意事项

（1）了解麻醉和手术方式、术中情况、切口和引流情况。患儿全麻术后给予去枕平卧，头偏向一侧，给予保护性约束。

（2）严密观察患儿神志、瞳孔、语言、肢体活动情况，给予持续心电监护、低流量吸氧、血压监测，每 2 小时监测体温、心率、呼吸、血压、血氧饱和度，并记录。注意观察患儿是否出现头痛、恶心、呕吐等颅内压增高的症状，及时通知医师给予相应处理。

（3）保持呼吸道通畅，持续低流量吸氧，以保证大脑的氧供应，防止因缺氧加重脑水肿。

（4）严密观察肢体活动情况，及时有效地控制癫痫发作，遵医嘱给予预防性用药。

（5）各项护理操作应尽可能在集中时间内进行，保持病室安静，使患儿情绪平稳，降低颅内出血的发生率。

（6）发热患儿应密切监测体温的变化，首选物理降温，可采用冰袋降温、冷湿敷、75%乙醇擦浴、温水擦浴等，同时要保证患儿机体的入量，同时提供高蛋白、高维生素饮食，以提高机体免疫力。

（7）输液管路保持通畅，留置针妥善固定并注意留置时间，注意观察穿刺部位皮肤有无红肿。

（8）遵医嘱及时留取血标本并送检，监测血生化指标，静脉补钠速度不可过快，防止脑组织广泛脱髓鞘改变出现的假性延髓性麻痹和痉挛性四肢瘫，补钠后需复查电解质，以了解治疗效果。

（9）低钠患儿的饮食护理干预：鼓励患儿多饮淡盐水及橘汁，食咸菜、腐乳等高钠食物。

（10）保持病室清洁，每日通风；减少探视，避免交叉感染。

（11）保持伤口敷料清洁干燥并妥善固定，观察有无渗血渗液，切口周围皮肤有无红肿热痛现象。

（12）遵医嘱给予抗生素预防感染。

（13）观察脑室引流液的性质和颜色，若引流液中有大量鲜红色或血性颜色逐渐加深，常提示脑室出血，若引流液浑浊、有絮状物，表示存在感染。观察引流管是否通畅，防止打折、扭曲、受压、管路滑脱。

（14）搬动患儿时，先夹闭引流管再搬动，防止引流液逆流。

（15）短期内不能下地的患儿，预防深静脉血栓形成，需要睡气垫床和穿弹力袜，并使用气血循环泵，每日一次。

（16）有尿管的患儿，进行尿管护理每日 2 次，一般清醒患儿术后第 1 日可拔除尿管，拔管后注意观察患儿自行排尿情况。

【用药指导】

1. 抗生素

（1）目的：预防、控制感染。

（2）方法：遵医嘱静脉输液。

（3）不良反应：少数情况下发生过敏反应；毒性反应。

（4）注意事项：输液时如有不适，如胸闷，恶心，皮疹等，及时告知医护人员。

2. 激素类

（1）目的：抗炎、抗过敏、减轻脑水肿、增强应激反应。

（2）方法：遵医嘱静脉入壶。

（3）注意事项

1）遵医嘱给药。

2）急性细菌性或病毒性感染患儿慎用。

3）停药前逐渐减量。

4）有过敏史患儿禁用。

5）高血压、糖尿病、青光眼、肾功能异常、精神病、电解质代谢异常慎用。

6）小儿使用需十分慎重，并观察颅内压的变化。

（4）不良反应

1）长期使用可引起心源性库欣综合征、创口愈合不良、痤疮、月经紊乱、骨或股骨头缺血性坏死、骨质疏松及骨折、低血钾综合征、胃肠道刺激、消化性溃疡或穿孔等。

2）物质代谢和水盐代谢紊乱。

3）诱发和加重感染，以真菌、结核菌、葡萄球菌、变形杆菌、铜绿假单胞菌和各种疱疹病毒为主。

3. 抗癫痫和抗惊厥类药　如丙戊酸钠、苯巴比妥钠、卡马西平、苯妥英钠。

（1）目的：消除或减轻癫痫发作，预防抽搐发作。

（2）方法：口服、静脉。

（3）不良反应

1）偶有肝损害。

2）致畸胎危险。

3）消化道紊乱（恶心、胃痛）。

4）皮疹、皮炎。

5）其他非特异性症状：头晕、乏力、嗜睡、疲劳。

（4）注意事项

1）遵医嘱按时、按量服用，不能私自停药、换药、减量。

2）如有漏服，不能两次剂量同时服用，应按剂量顺延。

3）服药期间如临时加用其他药物应向医生咨询有无交互作用。

4）服药时若出现不适，如出现皮疹、恶心、呕吐等应及时就诊。

5）定期复查血尿常规和肝肾功能，必要时查血药浓度。

4.促进脑功能恢复药 如单唾液酸四己糖神经节苷脂钠。

（1）目的：脑代谢改善及促进中枢神经系统损伤的功能恢复。

（2）方法：静脉。

（3）不良反应：皮疹。

（4）注意事项

1）遵医嘱使用。

2）使用本品前，应仔细阅读药物说明书。

3）输液时，若出现皮疹，及时告知医师。

4）已证实对本品过敏者禁用。

5）遗传性糖脂代谢异常（神经节苷脂累积病，如：家族性黑蒙性痴呆、视网膜变性病）禁用。

5. 止血药

（1）目的：加速血液凝固或降低毛细血管通透性，止血。

（2）方法：静脉。

（3）注意事项：输液时，若出现不适，如心悸，出汗，恶心，腹痛等，及时告知医护人员。

（4）不良反应：可能出现面色苍白、心悸、出汗、恶心、腹痛、呼吸困难等不良反应。

6. 消化系统药　如奥美拉唑。

（1）目的：预防应激性溃疡和出血。

（2）方法：静脉。

（3）注意事项

1）对本品过敏者禁用。

2）肝肾功能不全者慎用。

3）不良反应：头痛、腹泻、恶心、呕吐、便秘、腹痛、腹胀、头晕、嗜睡、乏力、皮疹、瘙痒、荨麻疹等。

（4）遵医嘱给药，注意药物配伍禁忌。

【出院指导】

1. 注意休息，不可过度劳累，保证睡眠充足，可进行散步、体操等运动量较小的身体锻炼，增加机体抵抗力，促进身体早日康复。

2. 保持伤口清洁干燥，术后 1 个月应避免水洗。如果伤口局部出现红肿、渗液、渗血、肿胀等情况应及时就医。

3. 患儿在活动时应注意安全，外出时应有家人陪同。

4. 出院后每周复查血生化 1 次，连续 2 次正常后，遵医嘱停止复查或延长复查时间。

5. 若出现意识障碍、表情淡漠、癫痫发作，尿量每日大于 4000ml，应及时到医院就诊。

6. 注意加强营养，增进机体免疫力，促进机体早日康复，多食高蛋白、高营养、高维生素、易消化的食物，如牛奶、鸡蛋、鱼、瘦肉等，避免辛辣刺激干硬食物，多食水果、蔬菜，保持大便通畅，避免排便时多度用力。每日饮水量保持正常，少饮咖啡、浓茶、碳酸饮料等。

7. 术后复查时间一般是术后 3 个月，以后根据医嘱可半年到 1 年复查 1 次，复查时请带好 CT、MRI 胶片和病历资料。

8. 出院后定时、定量按医嘱给患儿服药，不可擅自停药或加减药量。服用抗癫痫药的需注意：（常用抗癫痫药有苯妥英钠、苯巴比妥、卡马西平、丙戊酸钠等）。

（1）遵医嘱按时、按量服用，不能私自停药、换药、减量。需服用抗癫痫药物半年，半年后遵医嘱逐渐减药、停药。

（2）如有漏服，不能两次剂量同时服用，应按剂量顺延。

（3）服药期间如临时加用其他药物应向医生咨询有无交互作用。

（4）服药时若出现不适，如出现皮疹、恶心、呕吐、眼球震颤、共济失调等为药物副作用，请到医院及时纠正。

（5）定期复查血药浓度和肝肾功能。

9. 出院后尽量少去公共场所，防止交叉感染。出院后随时观察全身状况，如出现原有症状加重或头痛、呕吐、抽搐等异常情况，应及时就诊。

10. 加强患儿的心理疏导，鼓励患儿多接触同龄人，多参加社会活动，尽早进入学校学习。

第十三节　小儿癫痫外科术

【概述】

癫痫（epilepsy）是一种由多种病因引起的慢性脑部疾病，以神经元过度放电导致反复、发作性和短暂性的中枢神经系统功能失常为特征。是神经科常见疾病，患病率约为 0.5%。

【临床表现】

1. 部分性发作

（1）单纯部分性发作：不伴意识障碍，发作时间短，不超过1分钟，包括有感觉性发作、运动性发作和自主神经性发作。

（2）复杂部分性发作：伴有意识障碍。发作常伴有精神、意识、运动、感觉等症状，病灶多位于颞叶。

2. 全身性发作

（1）失神发作：以小儿多见，包括有典型失神发作和非典型失神发作。发作时突然停止原有活动，两眼直视，茫然若失，阵挛性眼肌抽动，点头动作或上肢颤动，手中所持物品坠落，每次发作持续5~10秒。

（2）强直-阵挛性发作（GTCS）：又称为大发作，典型大发作分为先兆期、强直期、阵挛期、恢复期。以意识丧失及全身抽搐发作为特征，常伴有尖叫，四肢抽搐，双目凝视，口吐白沫，强直-阵挛性发作在短期内频繁发作，间歇期意识持续昏迷者为癫痫持续状态。

3. 特殊类型发作　包括在新生儿癫痫、腹型癫痫、小儿良性癫痫、婴儿痉挛症等。

【检查指导】

1. 检查项目　血常规、生化全项、凝血功能、血型、感染筛查、尿常规、MRI、视频脑电（V-EEG）检查。

2. 检查目的及注意事项

（1）血常规、生化全项、凝血功能、血型、感染筛查、尿常规的目的及注意事项详见"临床常见疾病健康教育手册——外科分册"总论部分。

（2）MRI检查

1）检查目的：MRI能够发现引起癫痫发作的一些结构和病理性改变。

2）检查前准备及注意事项：①检查前一日洗头，勿擦头油等护发品。②发热的患儿：体温需降至 37.5℃ 以下，以防止检查过程中出现灼伤。③对不能配合的（年龄小于 10 岁）患儿：检查前 8 小时内剥夺睡眠，遵医嘱按每公斤体重给予 10%水合氯醛检查前口服，药物的具体服用时间由 MRI 检查医师告知。

3）检查时配合及注意事项：①去除身上的金属物品，如头饰、耳环、项链、手链、手表、别针等，不要穿戴有金属饰物的衣服，因为这些物品在扫描时会造成金属伪影，会影响图像质量。②确保患儿头部稳定，不晃动。必要时给予约束带约束。③确保患儿除照射部位以外的部位有铅衣保护，防止辐射影响患儿的生长发育。

4）检查后注意事项：①告知患儿多饮水。②密切观察患儿的神志、呼吸，避免因服用 10%水合氯醛影响对患儿神志的判断。

（3）视频脑电（V-EEG）

1）检查目的：V-EEG 确定癫痫发作的类型；确定癫痫在大脑中的起源部位；确定手术切除范围。

2）检查前准备及注意事项：①对正在服用抗癫痫药物治疗的患儿进行 V-EEG 检查时，一般不应减药或停药。②患儿应在进餐后 1~3 小时内接受脑电图检查，以避免产生低血糖而影响正确判断。

3）检查时配合及注意事项：确保患儿头部稳定，不晃动。必要时给予约束带约束。

4）检查后注意事项：及时清理导电糊，保持局部皮肤清洁。

【围术期指导】

1. 术前准备及注意事项

（1）完善术前各项检查，遵医嘱抽血查化验项目、备血，行抗生素过敏试验，做好健康教育。

（2）加强营养，给予高热量、高蛋白、高维生素的饮食，以提高机体抵抗力和术后组织的修复能力。

（3）皮肤准备：术前 10～12 小时按开颅常规剃头。

（4）为配合术中脑电监测，确定癫痫灶，术日晨停用抗癫痫药物。

（5）保持病室环境安静，避免引起患儿情绪激动的一切因素。

（6）患儿床旁备好抢救物品、药品，如压舌板、开口器、舌钳、吸氧装置、负压吸引装置、抗癫痫药品等。

（7）术前 6～8 小时禁食水。

（8）癫痫发作的护理

1）立即让患儿躺下，迅速解开衣扣，头偏向一侧，及时清除呼吸道分泌物，防止误吸引起窒息或吸入性肺炎。口腔内置牙垫或压舌板、软物垫，以防咬伤舌和颊部；如患儿面部肌肉痉挛，牙关紧闭，则不必硬行撬开牙齿，以免造成其他损伤。床档保护，给予保护性约束，防止坠床。

2）给予心电监护、吸氧。

3）患儿癫痫发作时不可用手按压抽动的肢体，以免造成骨折或脱臼。

4）遵医嘱给予抗癫痫药物，必要时遵医嘱多种药物交替使用。

5）密切观察患儿的意识、瞳孔、面色、呼吸、血压的变化。特别是呼吸的变化。

6）减少对患儿的刺激，一切动作要轻，保持安静，避免强光刺激。详细记录发作的表现形式、持续时间、发作类型。

7）抽搐后让患儿安静休息，避免声光刺激。

（9）手术前常规准备：洗澡、更衣、佩戴腕带等。

（10）术晨留置套管针。

2. 术后注意事项

（1）密切观察患儿的神志、瞳孔、生命体征的变化及肢体活动的情况。特别注意血压的变化，警惕颅内高压发生，严密观察有无癫痫，并详细记录癫痫发作的时间、持续时间及表现形式。

（2）严密观察头部伤口敷料有无液体外渗，保持敷料的清洁干燥并固定好。年幼患儿适当给予约束，防止抓挠敷料及伤口。

（3）对术后放置引流管者，向医生了解引流管种类，并书写引流标识，妥善固定引流管，保持引流管通畅，防止管路滑脱、反折、扭曲、受压，观察引流液颜色、性质、量的变化，观察切口敷料有无渗出，保持敷料清洁干燥。

（4）保持呼吸道通畅：及时清理口鼻分泌物，氧流量为2~4L/min，必要时给予雾化吸入，指导患儿做有效咳嗽及深呼吸锻炼，预防肺部感染。

（5）饮食护理：术后次日可进流食，逐步过渡到普食，进食高蛋白、高维生素、易消化食物，避免辛辣、刺激性食物，切忌过饥或过饱，勿暴饮暴食，勿饮浓茶、或含咖啡因饮料。

（6）癫痫发作的护理：由于手术对脑组织损伤较大，是短期内癫痫复发的主要原因，遵医嘱给予预防性用药，护理时应注意环境安静，定时开窗通风，避免噪声及强光刺激。遵医嘱定时定量给予抗癫痫药，并注意其毒副作用。一旦发生癫痫，立即去枕平卧，头偏向一侧保持呼吸道通畅，给予氧气吸入，及时解开衣领和裤带，遵医嘱用药，躁动者适当给予保护性约束，防止坠床，但不能强制按压抽搐的肢体，以免骨折。

（7）术后并发症护理

1）缄默综合征时，应加强翻身、叩背、吸痰，防止肺炎发生。

2）术后患儿可出现精神改变，此时加强安全、心理护理等。

3）术后出现偏瘫、失语，应加强心理护理和肢体、语言的康复训练。

（8）做好口腔护理、尿管护理，定时翻身，注意皮肤保护，防止压疮，不能下地的患儿，需要预防深静脉血栓形成，让患儿睡气垫床、穿弹力袜，并使用气血循环泵，每日1次。

（9）搬动患儿时，先夹闭引流管再搬动，防止引流液逆流。

（10）输液管保持通畅，留置针妥善固定，注意观察穿刺部位皮肤。

【用药指导】

1. 抗生素

（1）目的：预防、控制感染。

（2）方法：遵医嘱静脉输液。

（3）不良反应：少数情况下发生过敏反应；毒性反应。

（4）注意事项：输液时如有不适，如胸闷，恶心，皮疹等，及时告知医护人员。

2. 激素类

（1）目的：抗炎、抗过敏、减轻脑水肿、增强应激反应。

（2）方法：遵医嘱静脉入壶。

（3）不良反应

1）长期使用可引起心源性库欣综合征、创口愈合不良、痤疮、月经紊乱、骨或股骨头缺血性坏死、骨质疏松及骨折、低血钾综合征、胃肠道刺激、消化性溃疡或穿孔等。

2）物质代谢和水盐代谢紊乱。

3）诱发和加重感染，以真菌、结核菌、葡萄球菌、变形杆菌、铜绿假单胞菌和各种疱疹病毒为主。

（4）注意事项

1）遵医嘱给药。

2）急性细菌性或病毒性感染患儿慎用。

3）停药前逐渐减量。

4）有过敏史患儿禁用。

5）高血压、糖尿病、青光眼、肾功能异常、精神病、电解质代谢异常慎用。

6）小儿使用需十分慎重，并观察颅内压的变化。

3. 抗癫痫和抗惊厥类药　如丙戊酸钠、苯巴比妥钠、卡马西平、苯妥英钠。

（1）目的：消除或减轻癫痫发作，预防抽搐发作。

（2）方法：口服、静脉。

（3）不良反应

1）偶有肝损害。

2）致畸胎危险。

3）消化道紊乱（恶心、胃痛）。

4）皮疹、皮炎。

5）其他非特异性症状：头晕、乏力、嗜睡、疲劳。

（4）注意事项

1）遵医嘱按时、按量服用，不能私自停药、换药、减量。

2）如有漏服，不能两次剂量同时服用，应按剂量顺延。

3）服药期间如临时加用其他药物应向医生咨询有无交互作用。

4）服药时若出现不适，如出现皮疹、恶心、呕吐等应及时就诊。

5）定期复查血尿常规和肝肾功能，必要时查血药浓度。

4. 促进脑功能恢复药　如单唾液酸四己糖神经节苷脂钠。

（1）目的：脑代谢改善及促进中枢神经系统损伤的功能

恢复。

（2）方法：静脉。

（3）不良反应：皮疹。

（4）注意事项

1）遵医嘱使用。

2）使用本品前，应仔细阅读药物说明书。

3）输液时，若出现皮疹，及时告知医师。

4）已证实对本品过敏者禁用。

5）遗传性糖脂代谢异常（神经节苷脂累积病，如：家族性黑蒙性痴呆、视网膜变性病）禁用。

5. 止血药

（1）目的：加速血液凝固或降低毛细血管通透性，止血。

（2）方法：静脉。

（3）注意事项：输液时，若出现不适，如心悸，出汗，恶心，腹痛等，及时告知医护人员。

（4）不良反应：可能出现面色苍白、心悸、出汗、恶心、腹痛、呼吸困难等不良反应。

6. 消化系统药 如奥美拉唑。

（1）目的：预防应激性溃疡和出血。

（2）方法：静脉。

（3）注意事项

1）对本品过敏者禁用。

2）肝肾功能不全者慎用。

3）不良反应：头痛、腹泻、恶心、呕吐、便秘、腹痛、腹胀、头晕、嗜睡、乏力、皮疹、瘙痒、荨麻疹等。

（4）遵医嘱给药，注意药物配伍禁忌。

【出院指导】

1. 生活有规律，睡眠要充足，增加抵抗力，适度活动，避免登山、游泳等，以免发生意外。

2. 伤口应注意 伤口一般术后 10 日拆线，拆线后伤口可以不必包扎。需要保持伤口清洁干燥，术后 1 个月后可洗澡、洗头，避免局部抓破感染，如果伤口局部出现红肿、渗液、渗血、肿胀等情况应及时就医。

3. 保持心情愉快，避免过度劳累，禁止感情冲动，减少独自外出活动。

4. 合理饮食，进食清淡、易消化的食物，多食蔬菜、水果，避免过饱、过饥、饮浓茶或食用含咖啡因的食物，因可诱发癫痫发作。

5. 鼓励患儿解除精神压力，参与社会活动，提高生活质量。

6. 术后复查时间一般是术后 3 个月，以后根据医嘱可半年到 1 年复查 1 次，复查时请带好 MRI 胶片、24 小时视频脑电监测报告和病历资料。如出现症状加重或病情变化，应及时就医。

7. 术后 1~2 年还需遵照医师指导继续服用抗癫痫药，严格定时、定量服药，不可擅自停药或加减药量。服用抗癫痫药物期间需注意：（常用抗癫痫药有苯妥英钠、苯巴比妥、卡马西平、丙戊酸钠等）。

（1）遵医嘱按时、按量服用，不能私自停药、换药、减量。

（2）如有漏服，不能两次剂量同时服用，应按剂量顺延。

（3）服药期间如临时加用其他药物应向医生咨询有无交互作用。

（4）服药时若出现不适，如出现皮疹、恶心、呕吐等应及时就诊。

（5）定期复查血尿常规和肝肾功能，必要时查血药浓度，及时调整药物剂量，预防药物中毒。

（6）抗癫痫药可在饭后服用以减少胃肠道反应。

8. 尽量少去公共场所，防止交叉感染。如有感染应迅速就医，因感染可诱发癫痫持续状态。

9. 患儿外出时要避免刺激，保持情绪稳定，以免引起癫痫发作并造成受伤，要有家属陪伴，并随身携带抗癫痫药物，以保障安全。

10. 如出现意识障碍，体温高热伴头痛、呕吐，癫痫发作频繁发作形式改变等情况时，及时到医院就诊。

11. 康复指导及康复训练　康复治疗原则是除对症处理外，应尽早进行个体化、综合性的康复训练，提高患儿的生活质量。

（1）运动疗法要在癫痫发作控制平稳后，进行康复训练，运动方式以有氧运动为主。运动量的安排要适宜，避免参加剧烈和大运动量的体育项目，避免强制完成计划。

（2）认知功能训练应及早进行，注重目的性、实用性及趣味性，可采用再训练法和补偿法，在恢复记忆法中包括练习学习数字串、背诵等练习来强化记忆。

（3）心理治疗是癫痫康复的重要治疗方法。方法有：支持性心理治疗、催眠术、松弛训练、生物反馈疗法等。松弛训练对倾向于焦虑的患儿可以显著减少惊厥的发生频率。避免患儿精神紧张激动、悲伤、忧郁、恐惧、生气、过度兴奋、情绪不稳等。

（4）家庭康复是癫痫治疗中重要的一环。关心、帮助爱护患儿，鼓励患儿早期接受教育和学习。

第十四节　迷走神经刺激器植入术

【概述】

癫痫（epilepsy）是一种由多种病因引起的慢性脑部疾病，以神经元过度放电导致反复、发作性和短暂性的中枢神经系统功能失常为特征。是神经科常见疾病，患病率约为 0.5%。对于药物控制不佳的癫痫患儿，可以考虑使用其他非药物治疗方式，来控制癫痫。一种是传统的癫痫灶切除治疗，它要求致痫灶部位准确，通过致痫灶切除以达到治疗癫痫的目的，但是在难治性癫痫病例中，致痫灶不确定，则可通过迷走神经刺激术（VNS）可使发作次数减少，甚至可以完全控制。迷走神经刺激术产生的基础是迷走神经传入纤维通过脑干孤束核和上行网状系统所形成的广泛分布。

【临床表现】

1. 部分性发作

（1）单纯部分性发作：不伴意识障碍，发作时间短，不超过1分钟，包括有感觉性发作、运动性发作和自主神经性发作。

（2）复杂部分性发作：伴有意识障碍。发作常伴有精神、意识、运动、感觉等症状，病灶多位于颞叶。

2. 全身性发作

（1）失神发作：以小儿多见，包括有典型失神发作和非典型失神发作。发作时突然停止原有活动，两眼直视，茫然若失，阵挛性眼肌抽动，点头动作或上肢颤动，手中所持物品坠落，每次发作持续5~10秒。

（2）强直-阵挛性发作（GTCS）：又称为大发作，典型大发作分为先兆期、强直期、阵挛期、恢复期。以意识丧失及全身抽搐发作为特征，常伴有尖叫，四肢抽搐，双目凝视，口吐白沫，强直-阵挛性发作在短期内频繁发作，间歇期意识持续昏迷者为癫痫持续状态。

3. 特殊类型发作 包括在新生儿癫痫、腹型癫痫、小儿良性癫痫、婴儿痉挛症等。

【检查指导】

1. 检查项目 血常规、生化全项、凝血功能、血型、感染筛查、尿常规、MRI、视频脑电（V-EEG）检查。

2. 检查目的及注意事项

（1）血常规、生化全项、凝血功能、血型、感染筛查、尿常规的目的及注意事项详见"临床常见疾病健康教育手册——外科分册"总论部分。

（2）MRI 检查

1）检查目的：MRI 能够发现引起癫痫发作的一些结构和病理性改变。

2）检查前准备及注意事项：①检查前一日洗头，勿擦头油等护发品。②发热的患儿：体温需降至 37.5℃ 以下，以防止检查过程中出现灼伤。③对不能配合的（年龄小于 10 岁）患儿：检查前 8 小时内剥夺睡眠，遵医嘱按每公斤体重给予 10% 水合氯醛检查前口服，药物的具体服用时间由 MRI 检查医师告知。

3）检查时配合及注意事项：①去除身上的金属物品，如头饰、耳环、项链、手链、手表、别针等，不要穿戴有金属饰物的衣服，因为这些物品在扫描时会造成金属伪影，会影响图像质量。②确保患儿头部稳定，不晃动。必要时给予约束带约束。③确保患儿除照射部位以外的部位有铅衣保护，防止辐射影响患儿的生长发育。

4）检查后注意事项：①告知患儿多饮水。②密切观察患儿的神志、呼吸，避免因服用 10% 水合氯醛影响对患儿神志的判断。

（3）视频脑电（V-EEG）

1）检查目的：V-EEG 确定癫痫发作的类型；确定癫痫在大脑中的起源部位；确定手术切除范围。

2）检查前准备及注意事项：①对正在服用抗癫痫药物治疗的患儿进行 V-EEG 检查时，一般不应减药或停药。②患儿应在进餐后 1~3 小时内接受脑电图检查，以避免产生低血糖而影响正确判断。

3）检查时配合及注意事项：确保患儿头部稳定，不晃动。必要时给予约束带约束。

4）检查后注意事项：及时清理导电糊，保持局部皮肤清洁。

【围术期指导】

1. 术前准备及注意事项

（1）完善术前各项检查，遵医嘱抽血查化验项目、备血，行抗生素过敏试验，做好健康教育。

（2）加强营养，给予高热量、高蛋白、高维生素的饮食，以提高机体抵抗力和术后组织的修复能力。

（3）皮肤准备：术前 10~12 小时按开颅常规剃头。

（4）为配合术中脑电监测，确定癫痫灶，术日晨停用抗癫痫药物。

（5）保持病室环境安静，避免引起患儿情绪激动的一切因素。

（6）患儿床旁备好抢救物品、药品，如压舌板、开口器、舌钳、吸氧装置、负压吸引装置、抗癫痫药品等。

（7）术前 6~8 小时禁食水。

（8）癫痫发作的护理

1）立即让患儿躺下，迅速解开衣扣，头偏向一侧，及时清除呼吸道分泌物，防止误吸引起窒息或吸入性肺炎。口腔内置牙垫或压舌板、软物垫，以防咬伤舌和颊部；如患儿面部肌肉痉挛，牙关紧闭，则不必硬行撬开牙齿，以免造成其他损伤。床档保护，给予保护性约束，防止坠床。

2）给予心电监护、吸氧。

3）患儿癫痫发作时不可用手按压抽动的肢体，以免造成骨折或脱臼。

4）遵医嘱给予抗癫痫药物，必要时遵医嘱多种药物交替使用。

5）密切观察患儿的意识、瞳孔、面色、呼吸、血压的变化。特别是呼吸的变化。

6）减少对患儿的刺激，一切动作要轻，保持安静，避免强光刺激。详细记录发作的表现形式、持续时间、发作类型。

7）抽搐后让患儿安静休息，避免声光刺激。

（9）手术前常规准备：洗澡、更衣、佩戴腕带等。

（10）术晨留置套管针。

2. 术后注意事项

（1）密切观察患儿的神志、瞳孔、生命体征的变化及肢体活动的情况。特别注意血压的变化，警惕颅内高压发生，严密观察有无癫痫，并详细记录癫痫发作的时间、持续时间及表现形式。

（2）严密观察头部伤口敷料有无液体外渗，保持敷料的清洁干燥并固定好。年幼患儿适当给予约束，防止抓挠敷料及伤口。

（3）对术后放置引流管者，向医生了解引流管种类，并书写引流标识，妥善固定引流管，保持引引流管通畅，防止管路滑脱、反折、扭曲、受压，观察引流液颜色、性质、量的变化，观察切口敷料有无渗出，保持敷料清洁干燥。

（4）保持呼吸道通畅：及时清理口鼻分泌物，氧流量为2~4L/min，必要时给予雾化吸入，指导患儿做有效咳嗽及深呼吸锻炼，预防肺部感染。

（5）饮食护理：术后次日可进流食，逐步过渡到普食，进食高蛋白、高维生素、易消化食物，避免辛辣、刺激性食物，切忌过饥或过饱，勿暴饮暴食，勿饮浓茶、或含咖啡因饮料。

（6）癫痫发作的护理：由于手术对脑组织损伤较大，是短期内癫痫复发的主要原因，遵医嘱给予预防性用药，护理时应注意环境安静，定时开窗通风，避免噪声及强光刺激。遵医嘱定时定量给予抗癫痫药，并注意其毒副作用。一旦发生癫痫，立即去枕平卧，头偏向一侧保持呼吸道通畅，给予氧气吸入，及时解开衣领和裤带，遵医嘱用药，躁动者适当给与保护性约束，防止坠床，但不能强制抽搐的肢体，以免骨折。

（7）注意皮肤保护，防止压疮，不能下地的患儿，需要预防深静脉血栓形成，让患儿睡气垫床、穿弹力袜，并使用气血循环泵，每日1次。

（8）术后应避免电灼手术、电除颤和超声波治疗，进行磁共振检查时，应当关闭迷走神经刺激发生器。

（9）输液管保持通畅，留置针妥善固定，注意观察穿刺部位皮肤。

（10）由于迷走神经刺激装置是植入体内的外来异物，因此有感染的风险，遵医嘱应用抗生素，防止感染。

（11）迷走神经刺激器一般置于患儿左侧锁骨下皮肤的皮下，局部皮肤勿受压、撞击等，避免巨大外力作用。

（12）植入侧上肢尽量避免剧烈活动，以免伤口愈合困难。

【用药指导】

1. 抗生素

（1）目的：预防、控制感染。

（2）方法：遵医嘱静脉输液。

（3）不良反应：少数情况下发生过敏反应；毒性反应。

（4）注意事项：输液时如有不适，如胸闷，恶心，皮疹等，及时告知医护人员。

2. 激素类

（1）目的：抗炎、抗过敏、减轻脑水肿、增强应激反应。

（2）方法：遵医嘱静脉入壶。

（3）不良反应

1）长期使用可引起心源性库欣综合征、创口愈合不良、痤疮、月经紊乱、骨或股骨头缺血性坏死、骨质疏松及骨折、低血钾综合征、胃肠道刺激、消化性溃疡或穿孔等。

2）物质代谢和水盐代谢紊乱。

3）诱发和加重感染，以真菌、结核菌、葡萄球菌、变形杆菌、铜绿假单胞菌和各种疱疹病毒为主。

（4）注意事项

1）遵医嘱给药。

2）急性细菌性或病毒性感染患儿慎用。

3）停药前逐渐减量。

4）有过敏史患儿禁用。

5）高血压、糖尿病、青光眼、肾功能异常、精神病、电解质代谢异常慎用。

6）小儿使用需十分慎重，并观察颅内压的变化。

3. 抗癫痫和抗惊厥类药 如丙戊酸钠、苯巴比妥钠、卡马西平、苯妥英钠。

（1）目的：消除或减轻癫痫发作，预防抽搐发作。

（2）方法：口服、静脉。

（3）不良反应

1）偶有肝损害。

2）致畸胎危险。

3）消化道紊乱（恶心、胃痛）。

4）皮疹、皮炎。

5）其他非特异性症状：头晕、乏力、嗜睡、疲劳。

（4）注意事项

1）遵医嘱按时、按量服用，不能私自停药、换药、减量。

2）如有漏服，不能两次剂量同时服用，应按剂量顺延。

3）服药期间如临时加用其他药物应向医生咨询有无交互作用。

4）服药时若出现不适，如出现皮疹、恶心、呕吐等应及时就诊。

5）定期复查血尿常规和肝肾功能，必要时查血药浓度。

4. 促进脑功能恢复药 如单唾液酸四己糖神经节苷脂钠。

（1）目的：脑代谢改善及促进中枢神经系统损伤的功能恢复。

（2）方法：静脉。

（3）不良反应：皮疹。

（4）注意事项

1）遵医嘱使用。

2）使用本品前，应仔细阅读药物说明书。

3）输液时，若出现皮疹，及时告知医师。

4）已证实对本品过敏者禁用。

5）遗传性糖脂代谢异常（神经节苷脂累积病，如：家族性黑蒙性痴呆、视网膜变性病）禁用。

5. 止血药

（1）目的：加速血液凝固或降低毛细血管通透性，止血。

（2）方法：静脉。

（3）注意事项：输液时，若出现不适，如心悸、出汗、恶心、腹痛等，及时告知医护人员。

（4）不良反应：可能出现面色苍白、心悸、出汗、恶心、腹痛、呼吸困难等不良反应。

【出院指导】

1. 生活有规律，睡眠要充足，增加抵抗力，适度活动，避免登山、游泳等，以免发生意外。

2. 伤口应注意：伤口一般术后 10 日拆线，拆线后伤口可以不必包扎。需要保持伤口清洁干燥，术后 1 个月后可洗澡、洗头，避免局部抓破感染，如果伤口局部出现红肿、渗液、渗血、肿胀等情况应及时就医。

3. 保持心情愉快，避免过度劳累，禁止感情冲动，减少独自外出活动。

4. 合理饮食，进食清淡、易消化的食物，多食蔬菜、水果，避免过饱、过饥、饮浓茶或食用含咖啡因的食物，因可诱发癫痫发作。

5. 鼓励患儿解除精神压力，参与社会活动，提高生活质量。

6. 术后复查时间一般是术后 3 个月，以后根据医嘱可半年到 1 年复查 1 次，复查时请带好 CT、MRI 胶片、24 小时视频脑电监测报告和病历资料。如出现症状加重或病情变化，应及时就医。

7. 术后 1~2 年还需遵照医师指导继续服用抗癫痫药，严格定时、定量服药，不可擅自停药或加减药量。服用抗癫痫药物期间需注意：（常用抗癫痫药有苯妥英钠、苯巴比妥、卡马西平、丙戊酸钠等）。

（1）遵医嘱按时、按量服用，不能私自停药、换药、减量。

（2）如有漏服，不能两次剂量同时服用，应按剂量顺延。

（3）服药期间如临时加用其他药物应向医生咨询有无交互作用。

（4）服药时若出现不适，如出现皮疹、恶心、呕吐等应及时就诊。

（5）定期复查血尿常规和肝肾功能，必要时查血药浓度，及时调整药物剂量，预防药物中毒。

（6）抗癫痫药可在饭后服用以减少胃肠道反应。

8. 尽量少去公共场所，防止交叉感染。如有感染应迅速就医，因感染可诱发癫痫持续状态。

9. 患儿外出时要避免刺激，保持情绪稳定，以免引起癫痫发作并造成受伤，要有家属陪伴，并随身携带抗癫痫药物，以保障安全。

10. 如出现意识障碍，体温高热伴头痛、呕吐，癫痫发作频繁发作形式改变等情况时，及时到医院就诊。

11. 左胸部皮肤伤口处避免被撞击，以免造成刺激器损坏。避免剧烈运动，减少刺激器与局部皮肤的摩擦力。

12. 远离高热环境，远离磁场环境 15cm 以上，如磁带、计算机、磁盘、冰箱、音响、微波炉等。

13. 外出活动时携带植入识别卡，以便在需要时及时获得帮助。

14. 在进行其他治疗及检查前（如磁共振、超声、X 线、电凝、除颤等），应告知医生。

15. 遵医嘱及时更换电池。

16. 康复指导及康复训练　康复治疗原则是除对症处理外，应尽早进行个体化、综合性的康复训练，提高患儿的生活质量。

（1）运动疗法要在癫痫发作控制平稳后，进行康复训练，运动方式以有氧运动为主。运动量的安排要适宜，避免参加剧烈和大运动量的体育项目，避免强制完成计划。

（2）认知功能训练应及早进行，注重目的性、实用性及趣味性，可采用再训练法和补偿法，在恢复记忆法中包括练习学习数字串、背诵等练习来强化记忆。

（3）心理治疗是癫痫康复的重要治疗方法。方法有：支持性心理治疗、催眠术、松弛训练、生物反馈疗法等。松弛训练对倾向于焦虑的患儿可以显著减少惊厥的发生频率。避免患儿精神紧张激动、悲伤、忧郁、恐惧、生气、过度兴奋、情绪不稳等。

（4）家庭康复是癫痫治疗中重要的一环。关心、帮助爱护患儿，鼓励患儿早期接受教育和学习。

（曲建楠　陈志霞　郝源　张大双）

参考文献

1. 洪黛玲，张玉兰. 儿科护理学. 北京：北京大学医学出版社，2008.
2. 杨锡强，易著文. 儿科学. 北京：人民卫生出版社，2006.
3. 吴希如，李万镇. 临床儿科学. 北京：科学出版社，2005.
4. 胡亚美，江载芳，诸福堂. 实用儿科学. 北京：人民卫生出版，2002.
5. 邵晓梅，叶鸿瑁. 实用新生儿学. 北京：人民卫生出版社，2012.
6. 沈晓明，王卫平. 儿科学. 北京：人民卫生出版，2010.
7. 崔焱. 儿科护理学. 北京：人民卫生出版社，2006.
8. 吴希如，秦炯. 儿科学. 北京：北京大学医学出版社，2008.
9. 田芸芳. 儿科护理学. 北京：科学出版社，2007.
10. 丁洁. 实用儿科肾脏病学. 北京：北京大学医学出版社，2007.
11. 申昆玲，陈永红. 儿科学. 北京：北京大学医学出版社，2009.
12. 张玉侠，钱培芬. 新编儿科护理学. 上海：复旦大学出版社，2013.
13. 陈涤民，刘一丁. 儿科护理学. 北京：北京大学出版社，2011.
14. 王卫平，陈超. 儿科学. 北京：高等教育出版社，2008.
15. 楼建华. 儿科护理. 北京：人民卫生出版社，2012.

16. 邵肖梅，丘小汕. 实用新生儿学. 北京：人民卫生出版社，2011.

17. 郑显兰，符州. 新编儿科护理常规. 北京：人民卫生出版社，2010.

18. 封至纯，祝益民，肖昕. 实用儿童重症医学. 北京：人民卫生出版社，2012.

19. 温韬雪. 危重症临床护理指南. 北京：人民卫生出版社．2013.

20. 徐丽华，钱培芬. 重症护理学. 北京：人民卫生出版社．2014.

21. 周良辅，赵继宗. 神经外科学. 第3版. 北京：人民卫生出版社，2014.

22. 张延玲，吴肇汉. 实用外科学. 第3版. 北京：人民卫生出版社，2014.

23. 赵晓辉，陈海花. 神经外科常见疾病护理流程. 北京：军事医学科学出版社，2013.

24. 何冰娟，赵毅. 神经外科护理查房手册. 北京：人民军医出版社，2014.

25. 王彩云，贾金秀. 神经外科临床护理思维与实践. 北京：人民卫生出版社，2013.

26. 陈孝平. 外科学. 第2版. 北京：人民卫生出版社，2014.

27. 蔡威，孙宁. 小儿外科学. 第5版. 北京：人民卫生出版社，2014.

28. 陈茂君，姜艳. 神经外科护理手册. 北京：科学出版社，2015.

29. 王世平，辛文琼. 小儿外科护理手册. 第2版. 北京：人民卫生出版社，2013.

30. 刘磊，夏慧敏. 新生儿外科学. 第2版. 北京：人民卫生出版社，2013.

31. 李仲智，申昆玲. 外科诊疗常规. 北京：人民卫生出版社，2010.

32. 王世平，辛文琼. 小儿外科护理手册. 第 2 版. 北京：人民卫生出版社，2013.

33. 马太著，李龙. 小儿外科指南. 上海：第二军医大学出版社，2006.

34. 倪朝民. 神经康复学. 第 2 版. 北京：人民卫生出版社，2014.